Dorothea Lewitz (Hrsg.)

Das **M**ündliche **EX**amen

Gynäkologie und Geburtshilfe

In der Reihe MEX – Das **M**ündliche **EX**amen sind bislang diese weiteren Titel erschienen:

AINS – Anästhesie, Intensivmedizin, Notfallmedizin, Schmerztherapie

Allgemeinmedizin

Bildgebende Verfahren in der Medizin

Innere Medizin und Chirurgie

Neurologie

Orthopädie und Unfallchirurgie

Pädiatrie

Psychiatrie

Dorothea Lewitz (Hrsg.)

Das Mündliche EXamen

Gynäkologie und Geburtshilfe

2. Auflage

Mit Beiträgen von:
Dr. Lisa Link (➤ Kap. 1)
Prof. Dr. Bettina Kuschel (➤ Kap. 2)
Dr. Yvonne Fahmüller, Dr. Lisa Link, Dr. Doris Oberle, Tina Schwarz, Dr. Sophia Wachner (➤ Kap. 3)
Dr. Lisa Kreysa, Dr. Manuela Tavares de Sousa (➤ Kap. 4)
Dr. Doris Stöckl, Dr. Manuela Tavares de Sousa, Dr. Matthias Nörtemann (➤ Kap. 5)

ELSEVIER

Elsevier GmbH, Bernhard-Wicki-Str. 5, 80636 München, Deutschland
Wir freuen uns über Ihr Feedback und Ihre Anregungen an: kundendienst@elsevier.com

ISBN 978-3-437-41082-6
eISBN 978-3-437-05488-4

2. Auflage 2024

Wichtiger Hinweis
Die medizinischen Wissenschaften unterliegen einem sehr schnellen Wissenszuwachs. Der stetige Wandel von Methoden, Wirkstoffen und Erkenntnissen ist allen an diesem Werk Beteiligten bewusst. Sowohl der Verlag als auch die Autorinnen und Autoren und alle, die an der Entstehung dieses Werkes beteiligt waren, haben große Sorgfalt darauf verwandt, dass die Angaben zu Methoden, Anweisungen, Produkten, Anwendungen oder Konzepten dem aktuellen Wissensstand zum Zeitpunkt der Fertigstellung des Werkes entsprechen.
Der Verlag kann jedoch keine Gewähr für Angaben zu Dosierung und Applikationsformen übernehmen. Es sollte stets eine unabhängige und sorgfältige Überprüfung von Diagnosen und Arzneimitteldosierungen sowie möglicher Kontraindikationen erfolgen. Jede Dosierung oder Applikation liegt in der Verantwortung der Anwenderin oder des Anwenders. Die Elsevier GmbH, die Autorinnen und Autoren und alle, die an der Entstehung des Werkes mitgewirkt haben, können keinerlei Haftung in Bezug auf jegliche Verletzung und/oder Schäden an Personen oder Eigentum, im Rahmen von Produkthaftung, Fahrlässigkeit oder anderweitig übernehmen.

Für die Vollständigkeit und Auswahl der aufgeführten Medikamente übernimmt der Verlag keine Gewähr.
Geschützte Warennamen (Warenzeichen) werden in der Regel besonders kenntlich gemacht (®). Aus dem Fehlen eines solchen Hinweises kann jedoch nicht automatisch geschlossen werden, dass es sich um einen freien Warennamen handelt.

Bibliografische Information der Deutschen Nationalbibliothek
Die Deutsche Nationalbibliothek verzeichnet diese Publikation in der Deutschen Nationalbibliografie; detaillierte bibliografische Daten sind im Internet über https://www.dnb.de abrufbar.

26 27 28 29 5 4 3 2

In ihren Veröffentlichungen verfolgt die Elsevier GmbH das Ziel, genderneutrale Formulierungen für Personengruppen zu verwenden. Um jedoch den Textfluss nicht zu stören sowie die gestalterische Freiheit nicht einzuschränken, wurden bisweilen Kompromisse eingegangen. Selbstverständlich sind **immer alle Geschlechter** gemeint.

Planung: Veronika Rojacher, München
Projektmanagement: Sibylle Hartl, München
Redaktion: Dr. Nikola Schmidt, Berlin
Rechteklärung: Lisa Neulinger, München
Herstellung: Dietmar Radünz, Leipzig; Sibylle Hartl, München
Satz: STRAIVE, Puducherry, Indien
Druck und Bindung: Drukarnia Dimograf Sp. z o. o., Bielsko-Biała, Polen
Umschlaggestaltung: SpieszDesign, Neu-Ulm
Titelfotografie: © retrorocket – istockphoto.com

Aktuelle Informationen finden Sie im Internet unter www.elsevier.de

Vorwort

Liebe Studierende!
Ich hoffe, dass wir zusammen mit dem Autorinnenteam für Sie und Ihren absoluten Endspurt vor dem Examen ein auf unterschiedliche Lerntypen abgestimmtes Kurzlehrbuch zusammengestellt haben. Das Buch kann, muss aber nicht chronologisch durchgearbeitet werden. Texte, Bildmaterial, tabellarische Übersichten sowie klinische Fälle sollen Ihnen die häufig gefragten Krankheitsbilder aus unserem spannenden Fach nahebringen und Sie auf die mündliche Prüfungssituation vorbereiten.

Wir wünschen Ihnen Spaß, neue Einsichten und viel Erfolg beim Lernen und bei der Umsetzung des gelernten Wissens im mündlichen Examen!

Hamburg, im Januar 2024
Dorothea Lewitz

Abkürzungen

AF	Atemfrequenz
AIS	Amnioninfektionssyndrom
AK	Antikörper
AMH	Anti-Müller-Hormone
APD	abdominaler Anterior-posterior-Durchmesser
ART	assistierte reproduktionsmedizinische Therapie
ATD	Abdomen-transversal-Durchmesser
AU	Abdomenumfang
AZ	Allgemeinzustand
BB	Blutbild
bds.	beidseits, beidseitig
BEL	Beckenendlage
BET	brusterhaltende Therapie
BGA	Blutgasanalyse
BMI	Body-Mass-Index
bpm	Beats per Minute
BPD	biparietaler Durchmesser
BS	Blasensprung
BSG	Blutkörperchensenkungsgeschwindigkeit
cc	k(c)raniok(c)audal
CED	chronisch-entzündliche Darmerkrankungen
cfDNA	zellfreie fetale DNA
CIN	zervikale intraepitheliale Neoplasie
CIS	Carcinoma in situ
CRP	C-reaktives Protein
CT	Computertomografie
CTG	Kardiotokogramm/-grafie
d	Tag/e
DCIS	duktales Carcinoma in situ
DIC	disseminierte intravasale Gerinnung
EK	Erythrozytenkonzentrat
EP	Eröffnung (der Geburt)
ER	Östrogenrezeptoren
ESWL	extrakorporale Stoßwellenlithotripsie
EUG	Extrauteringravidität
EZ	Ernährungszustand
FBA	Fetalblutanalyse
FISH	Fluoreszenz-in-situ-Hybridisierung
FL	Femur(diaphysen)länge
FOD	fronto-okzipitaler Durchmesser
FSBA	fetale Skalpblutanalyse
FSH	follikelstimulierendes Hormon
GBS	Guillain-Barré-Syndrom
GDM	Gestationsdiabetes mellitus
GFR	glomeruläre Filtrationsrate
GnRH	Gonadoliberin
GV	Geschlechtsverkehr
Gy	Gray
HB	Hämoglobin
HC	Head Circumference
hCG	humanes Choriongonadotropin
HE	Hysterektomie
HELLP	Hemolysis, Elevated Liver Enzymes and Low Platelets (Hämolyse, erhöhte Leberenzymwerte und niedrige Thrombozytenzahlen)
HF	Herzfrequenz
HHL	Hinterhauptslage
HL	Humeruslänge
HMG	humanes menopausales Gonadotropin
HNPCC	Hereditary Non-Polyposis Colorectal Cancer
HPL	humanes plazentares Laktogen
HPV	humane Papillomaviren
HSt	Hirnstamm
HUS	hämolytisch-urämisches Syndrom
HWI	Harnwegsinfektion
ICSI	intrazytoplasmatische Spermieninjektion
IE	Interspinalebene
i. m.	intramuskulär
i. v.	intravenös
IUD	intrauterine Device
IUGR	intra-uterine Growth Reduction
IUI	intrauterine Insemination
IUP	Intrauterinpessar
IVF	In-vitro-Fertilisation
-JÜR	-Jahresüberlebensrate
KG	Körpergewicht
KM	Kontrastmittel
KSE	Kopfschwartenelektrode
KU	Kopfumfang
LDH	Laktatdehydrogenase
LGA	Large for Gestational Age
LH	luteinisierendes Hormon
LIN	lobuläre intraepitheliale Neoplasie
Lj.	Lebensjahr/e
LK	Lymphknoten
LMP	Low Malignant Potential
MBU	Mikroblutanalyse
MG	Mammografie
mind.	mindestens
MM	Muttermund
MNP	Mastitis nonpuerperalis
MPA	Medroxyprogesteronacetat
MRT	Magnetresonanztomografie
NIPT	nichtinvasiver Pränataltest
NW	Nebenwirkung/en
oGTT	oraler Glukosetoleranztest
OP	Operation

PAP	(nach) Papanicolaou
p. c.	post conceptionem
PCO	Polycystic Ovaries, polyzystische Ovarien
PCR	Polymerase-Kettenreaktion
PE	Probeexzision
PET	Positronenemissionstomogramm/-tomografie
PID	Pelvic Inflammatory Disease
PKM	Phasenkontrastmikroskopie
p. m.	post menstruationem
p. o.	per os, peroral
p. p.	post partum
PR	Progesteronrezeptoren
PROM	Pre-labour Rupture of the Membranes, vorzeitiger Blasensprung
PPROM	Premature Pre-labour Rupture of the Membranes
RIA	Radioimmunassay
RR	Blutdruck
s. c.	subkutan
SGA	Small for Gestational Age
SHBG	Sexual Hormon Binding Globulin
SIH	schwangerschaftsassoziierte Hypertonie
SIL	Squamous Intraepithelial Lesion
SSl	Scheitel-Steiß-Länge
SSW	Schwangerschaftswoche/n
STD	Sexually Transmitted Desease/s
STIKO	Ständige Impfkommission am Robert Koch-Institut
TDF	Testis-determinierender Faktor
TOT	Transobturator Tape
TSS	Toxic Shock Syndrome, toxisches Schocksyndrom
TTP	thrombotisch-thrombozytopenische Purpura
US	Ultraschall
V. a.	Verdacht auf
vHHL	vordere Hinterhauptslage
VIN	vulväre intraepitheliale Neoplasie
z. A.	zum Ausschluss (von)
Z. n.	Zustand nach

Fehler gefunden?

An unsere Inhalte haben wir sehr hohe Ansprüche. Trotz aller Sorgfalt kann es jedoch passieren, dass sich ein Fehler einschleicht oder fachlich-inhaltliche Aktualisierungen notwendig geworden sind.
Sobald ein relevanter Fehler entdeckt wird, stellen wir eine Korrektur zur Verfügung. Mit diesem QR-Code gelingt der schnelle Zugriff:

https://else4.de/978-3-437-41082-6

Wir sind dankbar für jeden Hinweis, der uns hilft, dieses Werk zu verbessern. Bitte richten Sie Ihre Anregungen, Lob und Kritik an folgende E-Mail-Adresse: kundendienst@elsevier.com

Abbildungsnachweis

Der Verweis auf die jeweilige Abbildungsquelle befindet sich bei allen Abbildungen im Werk am Ende des Legendentextes in eckigen Klammern. Die Flussdiagramme in ➤ Kap. 3 wurden von Stefan Dangl, München (Abb. 3.1 bis Abb. 3.9) und von Henriette Rintelen, Velbert (Abb. 3.10 bis Abb. 3.12) erstellt.

A400	Reihe Pflege konkret, Elsevier/Urban & Fischer
E329-002	Pretorius E S, Solomon J A. Radiology Secrets Plus. Elsevier/Mosby, 3. Aufl. 2011.
E655	Hockenberry MJ, Wilson D. Wong's Essentials of Pediatric Nursing. Mosby, 8. Aufl. 2008.
E1010	Phillips J, Mehta RJ, Stavro AT. Diagnostic Ultrasound, 2-Volume Set. Elsevier, 5. Aufl. 2018.
E1011	Carver E. Medical Imaging. Churchill Livingstone Elsevier, 2. Aufl. 2012.
E1213	Kunstein A et al. Programm zur Früherkennung von Zervixkarzinomen. Springer Nature, 2021.
F533-003	Chandraharan E et al. Prevention of birth asphyxia: responding appropriately to cardiotocograph (CTG) traces. Best Practice & Research Clinical Obstetrics & Gynaecology; 2007, 21(4): 609–624.
F797-007	Munro MG et al. Disorders FWGoM. FIGO classification system (PALM-COEIN) for causes of abnormal uterine bleeding in nongravid women of reproductive age. International Journal of Gynecology & Obstetrics; 2011, 113(1): 3–13. Wolters Kluwer Health Inc., 2011.
F797-008	Piver MS, Rutledge F, Smith JP. Five classes of extended hysterectomy for women with cervical cancer. International Journal of Gynecology & Obstetrics; 1974, 40(2): 265–272. Wolters Kluwer Health.
F799-001	Griesser H et al. Gynäkologische Zytodiagnostik der Zervix. Münchner Nomenklatur III. Frauenarzt; 2013, 54(11): 1042–1048.
F875-003	Bishop EH. Pelvic Scoring for Elective Induction. Obstetrics & Gynecology; 1964, 24(2): 266–268.
H006-002	Connors AM et al. Invasive ductal carcinoma of the breast with large central acellular zones (ring carcinoma): imaging and clinical findings in eight cases. The Breast; 2005, 14(5): 419–424.
L106	Henriette Rintelen, Velbert.
L138	Martha Kosthorst, Borken.
L141	Stefan Elsberger, Planegg.
L157	Susanne Adler, Lübeck.
L190	Gerda Raichle, Ulm.
L231	Stefan Dangl, München.
L234	Helmut Holtermann, Dannenberg.
M436	Prof. Dr. med. Reinhard Hackenberg, SLK-Kliniken.
M438	Prof. Dr. Marion B. Kiechle, München.
M441	Prof. Dr. med. Eiko Petersen, Freiburg (†).
M452	Prof. Dr. med. Daniel Surbek, Bern (CH).
M453	Dr. med. Axel Valet, Frauenklinik Dillenburg.
O700	Madita Voß, Universitätsklinikum Hamburg-Eppendorf.
P531	Klinikum rechts der Isar der TU München, Ismaninger Straße 22, 81675 München.
P802	PD Dr. med. Manuela Tavares de Sousa, Universitätsklinikum Hamburg-Eppendorf.
P803	Sophia Poppe, München.
R417	Timor-Tritsch I, Goldstein S. Ultraschalldiagnostik in der Gynäkologie. Elsevier/Urban & Fischer, 1. Aufl. 2008.
R418	Kainer F. Sonografie-Atlas Geburtsmedizin/Gynäkologie. Elsevier/Urban & Fischer, 1. Aufl. 2020.
T156	M. Köller, Kreiskrankenhaus Kirchheim/Teck.
W244-001	Berliner AIDS-Hilfe e.V.
W257	Gemeinsamer Bundesausschuss (G-BA), Berlin
W1146	International Federation of Gynecology and Obstetrics
W1146/G924	International Federation of Gynecology and Obstetrics, Wittekind C, Brierley J, Gospodarowicz M. TNM classification of malignant tumours. published by UICC. John Wiley & Sons, 8. Aufl. 2017.
W1147	American College of Radiology.

Inhaltsverzeichnis

KAPITEL

1 Mündliche Prüfung: Fakten und Tipps

Lisa Link

1.1 Fakten zur Mündlichen Prüfung

Das letzte Staatsexamen bildet den krönenden Abschluss Ihres Studiums: Ein Jahr praktische Erfahrung führt nun hin auf die finale Prüfung, in der die ärztliche Kompetenz unter Beweis gestellt werden muss. Für die meisten zählt in der Vorbereitung einfach nur das Bestehen der Ärztlichen Abschlussprüfung. Und doch gelingt es vielen, hier ihre Gesamtnote zu verbessern. Das Lernen für diese Prüfung unterscheidet sich deutlich von den bisherigen Prüfungen: Alles, was Sie nun lernen und üben, werden Sie auch in der Klinik benötigen. Nichts ist umsonst. Geprüft werden soll (entsprechend dem Masterplan Medizinstudium 2020) in Zukunft weniger Theorie und mehr praktisch-orientiertes Wissen auf dem Boden der Evidenz. Entscheidend wird sein, wie die Kandidat*innen dieses Wissen anwenden (Verständnis, Beurteilung, Problemlösung, Therapieplanung) und mit den Patient*innen, Angehörigen und dem Team kommunizieren. Alles zusammen ergibt die „ärztliche Kompetenz", die so im besten Fall quantifizierbar und fair abgebildet wird.

Die Universitäten werden ihren Prüfungsablauf in den nächsten Jahren entsprechend ändern, sodass der ein oder andere schon mit standardisierten OSCEs oder zumindest gepoolten, randomisierten Fragen (und festgelegten Erwartungshorizonten) geprüft wird, während andere Universitäten noch etwas „altmodischer" unterwegs sind. Ab 2025 tritt die neue Approbationsordnung in Kraft und damit auch eine komplett neue Prüfungsordnung.

Aktuell wird die Prüfung an zwei aufeinanderfolgenden Tagen abgehalten und umfasst für jeden Prüfling 45 bis 60 Minuten. Am ersten Tag erfolgt die Prüfung als Patientenvorstellung (meist direkt am Krankenbett), anschließend werden klinisch-praktische Aufgaben (z. B. einzelne Organsysteme voruntersuchen) und patientenbezogene Fragen aus den vier Fächern gestellt. Anamnese und körperliche Untersuchung werden mit standardisierten Checklisten bewertet. Am zweiten Tag erwartet Sie eine fallbezogene Prüfung (meist in einem Seminarraum), in der Fragen und Fälle meist anhand von mitgebrachten Befunden diskutiert werden.

PLUS

Anforderungen laut aktueller Approbationsordnung

1. Diagnosegang inklusive Differenzialdiagnostik:
   - Anamneseerhebung
   - Klinische Untersuchung
   - Ärztliche Gesprächsführung
   - Interpretation von Laborergebnissen
2. Kenntnisse der Pathophysiologie
3. Therapieprinzipien:
   - Indikationen zu konservativer oder operativer Therapie
   - Pharmaka und Regeln des Rezeptierens
   - Gesundheitsökonomische Aspekte
   - Koordinierung von Behandlungsabläufen
4. Prävention, Rehabilitation und Medizinethik

1.2 Was bedeutet die Prüfung formal?

Für die Ermittlung der Gesamtnote werden die Zahlenwerte für den Ersten, den Zweiten und den Dritten Abschnitt der Ärztlichen Prüfung addiert und die Summe wird durch drei geteilt. Die Gesamtnote wird bis auf die zweite Stelle hinter dem Komma ohne Rundung errechnet.

1.3 Was bedeutet die Prüfung persönlich?

Während man sich auf die schriftlichen Examina mittels Altfragen des IMPP bestens vorbereiten kann, erwartet einen bei mündlichen Prüfungen immer zunächst ein großes schwarzes Loch. Wer wird die Prüferin oder der Prüfer sein; was wird fachlich, formal, persönlich verlangt? Wie setzt sich die Prüfungsgruppe zusammen? Ist sie gut gemischt, hat man Sorgenkinder dabei oder muss man sich an Überfliegern messen lassen? Wie verhalte ich mich selbst in der Prüfung: Bin ich souverän, ängstlich oder völlig blockiert?

Gleichzeitig ist die Ärztliche Abschlussprüfung die letzte Möglichkeit, Einfluss auf die Note und damit den weiteren Karriereverlauf zu nehmen. Für viele Student*innen wird erst im PJ wirklich klar, welche Ziele sie ansteuern möchten – sie haben nun die Gelegenheit, diesen auch ein Stück näher zu kommen. Wer eine Unikarriere anstrebt, hat naturgemäß ein großes Interesse an einer guten Abschlussnote; wer eine Stelle im Wahlfach sucht, möchte vielleicht die Chance auf ein Vorstellungsgespräch bei der entsprechenden Prüferin erhöhen. Und viele wollen nach sechs bis sieben Jahren Studium einfach eine gute Note als Beweis dafür, was sie geleistet haben. Es schadet sicher nicht, sich einmal mit den eigenen Ansprüchen auseinanderzusetzen und einen realistischen Blick walten zu lassen – oft lässt sich der große persönliche Druck dadurch reduzieren.

Darüber hinaus ist die Mündliche Prüfung der letzte Check vor dem Eintritt ins Berufsleben. Bei den allermeisten wird das Ergebnis gut ausfallen und sie können mit Stolz auf dieses Feedback von meist sehr erfahrenen und kompetenten Kolleg*innen zurückblicken.

1.4 Die Prüfungsvorbereitung

Der Brief kommt

Die wirklich heiße Phase der Prüfungsvorbereitung beginnt mit Eintreffen der schriftlichen Einladung. Je nach Universität erfahren Sie etwa zehn Tage vor dem Prüfungstermin die Namen der Prüfer*innen. Die Namen der Mitprüflinge erhalten Sie über die entsprechenden Webseiten der Universität bzw. der Fachschaft. Gegen Zahlung einer Kaution holen Sie sich in der Fachschaft die Prüfungsprotokolle. Wer nach der Prüfung sein eigenes Protokoll abliefert, bekommt die Kaution wieder ausbezahlt. Das sichert die Solidarität unter den Jahrgängen.

Prüferauswahl

Die Prüfungskommission setzt sich aus einer oder einem Vorsitzenden und drei weiteren Prüfer*innen zusammen, die jeweils ihr Fach vertreten und vom Landesprüfungsamt bestimmt wurden. Dieses bestimmt auch eine Vertretung, falls ein Prüfer nicht erscheinen kann. An beiden Prüfungstagen müssen dieselben Personen prüfen, ansonsten ist die Prüfung ungültig und muss wiederholt werden. Die oder der Vorsitzende trägt die Organisationsverantwortung und führt die Niederschrift.

In großen Fakultäten kann es vorkommen, dass sich die Kolleg*innen kaum kennen; vor der Prüfung sprechen sie sich allerdings in der Regel ab (oder greifen auf einen vorab erstellten Fragenpool zurück).

Kontaktaufnahme mit den Prüfern

Sobald alle Kandidat*innen untereinander kommuniziert haben, sollten Sie Kontakt zu den Prüfer*innen aufnehmen und klären, ob ein Vorgespräch gewünscht ist.

Mit etwas Glück werden Ihnen „Vorlieben" zum Ablauf sowie Umgang mit Hilfsmitteln, Outfit, Kittel etc. verraten und erläutert, wie die Akteneinsicht von statten gehen wird. Außerdem ist es durchaus legitim zu besprechen, in welchem Umfang und Modus der Patientenbericht angefertigt werden soll (handschriftlich vs. digital, ein/e Patient*in oder mehrere) und ob es Schwerpunkte/Subdisziplinen gibt, auf die Sie sich vorbereiten sollten. Die gegebenen Hinweise gilt es dann, selbstverständlich auch in der Prüfung zu beherzigen.

Die Prüfungsgruppe

Ob die Vorbereitung lieber allein oder gemeinsam stattfindet und ob es die Prüfungsgruppe sein muss oder lieber eine selbst gewählte Konstellation, ist natürlich Geschmacksache.

Die Vorteile der Vorbereitung in der Prüfungsgruppe liegen jedoch klar auf der Hand:

1. Man kennt sich und hat so im Idealfall ein paar sympathische Leidensgenoss*innen als moralische Stütze im Rücken, wenn es losgeht.
2. Acht Augen sehen mehr als zwei: Sie werden überrascht sein, wie viele Schwerpunkte, Themen und/oder Tipps Sie gemeinsam zusammentragen, auf die Sie allein nicht gekommen wären. Meist haben alle einen individuellen Wissensschwerpunkt, von dem die anderen profitieren können.
3. Sie trainieren Ihre Präsentation und Ausdrucksweise in einer realistischen Prüfungssimulation. Die wenigsten von uns beherrschen das wirklich zufriedenstellend – nutzen Sie diese Chance!

Die Vorbereitung

Je nachdem, wie viele Prüfungen die Prüfer*innen bereits bestritten haben, bekommen Sie mehr oder weniger Material von Ihren Vorgänger*innen. Alte Hasen können schon mal einen dicken Stapel Protokolle im Archiv haben, junge Prüfer*innen haben gegebenenfalls noch gar keine „Akte".

Lassen Sie sich von Altfragen nicht verunsichern: Die Prüfungssituation hat sich in den letzten Jahren sehr verändert und wird es in den nächsten Jahren noch weiter tun. Die Prüfer*innen werden mittlerweile geschult, um Ihnen eine objektive, reliable und valide Prüfung zu bieten und verzerrende Faktoren zu vermeiden. Bei der Erstellung der Fragen werden verschiedene Ebenen des Wissens berücksichtigt. Sie bewegen sich von der Wissensebene („Nennen Sie mir Differenzialdiagnosen …", „Erläutern Sie die Wirkung von …") über die Analyse („Wo sehen Sie mögliche Komplikationen? „Wie kommt es zu diesem Befund?") zur Bewertung („Diskutieren Sie die Therapieoptionen in diesem Fall.", „Welche Diagnostik halten Sie für sinnvoll?"). Die Schwierigkeit der Fragen wird solange gesteigert, bis die Kandidat*innen „passen", im Anschluss wird wieder eine leichtere Aufgabe gestellt, falls die Prüfungszeit noch nicht ausgeschöpft oder das Notenbild noch unklar ist. Auch die Bewertung wird vorab schriftlich festgelegt, sodass während der Prüfung anhand von Punkten oder Erwartungshorizonten abgehakt werden kann, welche Teilnote sich ergibt.

MERKE

Bedenken Sie bei der Lektüre der Protokolle, dass diese teilweise erheblich weit zurückreichen und die Prüfungskultur im Wandel ist. Viele Fragen, die Sie dort lesen, haben an Relevanz verloren; andere Themen wie Patientensicherheit, Evidenz-basierte Medizin und partizipative Entscheidungsfindung rücken in den Vordergrund.

In Anbetracht dieser Änderungen sollten die Altfragen eigentlich an Bedeutung verlieren. Es schadet aber sicher nichts, vor allem bei älteren Prüfer*innen einen Blick hinein zu werfen – wer jahrelang in einem bestimmten Stil geprüft hat, wird diesen auch nach den neuen Vorgaben vermutlich nicht ganz verlassen.

Ihre Prüfungsvorbereitung sollte darauf abzielen, „Anwender-Kompetenz" abrufen zu können. Führen Sie sich Fälle aus dem PJ vor Augen und versuchen Sie, Ihr theoretisches Wissen darauf anzuwenden, in dem Sie sich oben genannte Fragen dazu stellen. Die Auswahl der Themen ergibt sich aus den Häufigkeiten: Das Ausbildungsziel des Medizinstudiums ist in erster Linie die Allgemeinmedizin. Auch eine Chirurgin muss im Nachtdienst einen Infarkt erkennen und ein Internist eine Wunde korrekt beurteilen; eine HNO-Ärztin sollte ein Delir auf Station managen und ein Dermatologe bei plötzlicher Vigilanzminderung die Glasgow Coma Scale erheben können. Die Liste ließe sich weit fortführen, aber das Prinzip ist klar: Für alle Menschen außerhalb des medizinischen Sektors sind Sie nach dem Bestehen der Prüfung vor allem: eine Ärztin bzw. ein Arzt. Unabhängig vom angestrebten Fachgebiet.

MERKE

Als Faustregel gilt: **Notfälle und Definitionen müssen sitzen.** Wer der Unfallchirurgin nichts zur Appendizitis sagen kann oder sich vor dem Kardiologen mühsam Definition und Management des akuten Abdomens zusammenreimt, hat schnell schlechte Karten – da helfen auch Details zur dynamischen Hüftschraube oder den Antiarrhythmika nichts.

Für die Prüfer*innen sind Sie zukünftige Kolleg*innen und dieser Eindruck zählt: Wenn diese Person nächste Woche auf meiner Station anfängt, muss ich um meine Patient*innen fürchten oder kann ich mich über diesen Glücksgriff freuen? Versuchen Sie also, Ihre Gedanken klinisch orientiert und strukturiert vorzubringen.

Vorbereitung der Präsentation

Was wäre der Worst Case in der Prüfung? Definitiv ein Blackout, da kann auch ein netter Prüfer nichts daraus basteln. Aber auch den Faden zu verlieren oder wichtige Fakten zu vergessen, ist nicht unbedingt hilfreich.

Um dieses Szenario zu vermeiden, hilft eine **klare Struktur.** Wer ein Thema strukturiert vortragen kann, vergisst nichts, wirkt souverän und kann gegebenenfalls manche Schwachstelle unauffällig umschiffen. Gleichzeitig geht man den Prüfer*innen nicht mit unzusammenhängenden Fakten auf die Nerven und vermeidet auch, Angriffsfläche durch fehlerhafte oder ungenaue Aussagen zu bieten.

Was zählt, ist also die **Art und Weise, wie Sie sich präsentieren.** Arrogant, selbstsicher, schüchtern? Ausschweifend, präzise, zu knapp? Schätzen Sie sich selbst ein und bitten Sie um ehrliches Feedback Ihrer Mitprüflinge. Und dann üben: allein, vor dem Spiegel, in der Lerngruppe – egal. Packen Sie die Themen, die potenziell drankommen, in ein Gerüst (z. B. Definition und knappe Ätiologie, Symptomatik, Diagnostik, Therapie) und halten Sie sie als kleine Kurzvorträge, bis Sie sich sicher fühlen.

MERKE

Am Ende sollten Sie in der Lage sein, präzise auf die Fragen Ihrer Prüfer*innen einzugehen, ohne starr im Korsett Ihres Schemas hängen zu bleiben. Bleiben Sie flexibel und lassen Sie sich nicht verunsichern: Wenn Sie auf eine Frage gar nicht antworten können, bitten Sie um Hilfestellung. Werden Aufzählungen verlangt, fassen Sie sich kurz; kommt eine offene Frage, nutzen Sie die Chance und präsentieren Sie Ihr Hintergrundwissen. Geben Sie im Zweifel auch einmal zu, etwas nicht zu wissen – das kommt oft besser an und ist geschickter als sich selbst um Kopf und Kragen und die Prüfenden um ihre Zeit und ihre Nerven zu reden.

1.5 Die Prüfung

Je nach Universität und Prüfungsvorsitz werden Ihnen die Patient*innen einige Stunden vor der Prüfung zugeteilt, manchmal auch erst direkt in der Prüfung. Regelhaft handelt es sich um Patient*innen, die die Prüfungsvorsitzende in ihrem Bereich betreut. Gelegentlich sind die Patient*innen der Prüfung andere als die von Ihnen bereits untersuchten. Die Vorbereitungszeit beeinflusst dementsprechend das Niveau der Fragen: Wer sich einen ganzen Tag in die Diagnosen einlesen konnte, muss mehr liefern als spontan befragte Kandidat*innen.

Nach Anamnese und körperlicher Untersuchung geht es an die Akteneinsicht und schließlich an das Verfassen des Berichts. Am ersten Tag wird die Prüfung maßgeblich von Ihrem Fall handeln, bereiten Sie sich also möglichst gut auf die Diagnosen Ihrer Patient*innen vor, falls Sie die Möglichkeit dazu haben.

In **Anamnese und Untersuchung** sollten Sie gezielt alle vier Fachbereiche abfragen, um Ihren Prüfer*innen schöne Stichworte liefern zu können. Vor allem im vierten Fach können Sie so die Chancen auf ein von Ihnen vorbereitetes Thema erhöhen und kaschieren damit die eventuell bestehenden Lücken. Ihr chirurgischer Patient hat eine Tochter mit Mammakarzinom und Ihr zugelostes Fach ist Gynäkologie? Sehr schön, das kommt gleich in die Familienanamnese.

Die **Patientenakte** hat der Prüfungsvorsitz normalerweise schon herausgesucht; je nachdem, in welchem Zustand sich diese befindet, ist sie mehr oder weniger hilfreich. Lassen Sie sich aber nicht verunsichern: Nicht Ihre Aktenkenntnis wird beurteilt, sondern vor allem Ihre Anamnese und Untersuchung. Bei Patient*innen, die Sie in der Prüfung zum ersten Mal sehen, gilt das natürlich ganz besonders. Sie sollten in diesen Fällen nicht versuchen, Aktenwissen von den Patient*innen zu erfragen, sondern sich auf Ihre originäre Anamnese und Untersuchung konzentrieren. Die Prüfer*innen können Ihnen natürlich ausgewählte Befunde der Akte zur Beurteilung vorlegen. Sie interessieren sich ausnahmsweise weniger für die Patient*innen und mehr für Ihre Fachkompetenz. Und sie haben jeweils nur 15 Minuten, um diese zu beurteilen.

Mit etwas Glück haben Sie noch genug Zeit, sich vor der Prüfung ein wenig mit Ihren Mitprüflingen abzusprechen. Da sich die Nebendiagnosen häufig überschneiden, können Sie z. B. deren Reihenfolge ändern und so die Chancen auf Ihr Lieblingsthema erhöhen. Es werden kaum alle vier etwas zum arteriellen Hypertonus oder der Appendektomie in der Vorgeschichte erzählen dürfen; wenn sich also auch noch ein Diabetes, eine Fettstoffwechselstörung oder eine Cholezystektomie findet, können Sie Ihre Patientenvorstellung im besten Fall entsprechend anpassen.

Den **Bericht** verfassen Sie, wie es der Prüfungsvorsitz im Vorfeld gewünscht hat. Haben Sie dazu keine Informationen, schreiben Sie einen normalen Arztbrief. Dieser wird zu Beginn der Prüfung von der Prüfungsvorsitzenden entgegengenommen und unterzeichnet, er geht in die Note mit ein. Manchmal ist er Ausgangspunkt für die Prüfung des zweiten Tages.

Der erste Tag

Am Tag der Prüfung erscheinen Sie natürlich überpünktlich, seriös gekleidet und mit frisch gebügeltem Kittel. Hände, Frisur, Bart und Schuhe sollten sauber und gepflegt sein; der Kleidungsstil sollte Ihren persönlichen Vorlieben entsprechen und dabei professionell sein. Wer gegen Hygienevorschriften verstößt (Ringe, Schmuck/Uhren am Handgelenk, über dem Patienten baumelnder Schmuck/Krawatten, künstliche Nägel) darf keine Gnade erwarten und auch starkes Parfüm, extravagantes Make-Up oder Accessoires führen zu unnötiger Polarisierung.

Zur praktischen Prüfung am Krankenbett tragen Sie Ihren Kittel geschlossen und führen Ihr Stethoskop, einen Reflexhammer, Spatel und Untersuchungstaschenlampe mit sich.

Am ersten Tag werden Sie nacheinander eine Stunde am Stück bei Ihren Patient*innen geprüft. Sie beginnen mit Ihrer Fallvorstellung, anschließend werden Sie dazu aufgefordert, die Untersuchung eines Organs oder eine Funktionsprüfung vorzuführen. Zwischen die praktischen Aufgaben werden immer wieder Fragen eingestreut.

TIPP

Mit einer guten Präsentation haben Sie den größten Teil geschafft – diese sollten Sie also wirklich gut einstudieren. Auch Ihr Umgang mit den Patient*innen wird in die Bewertung mit einfließen.

Nachdem sich die gesamte Prüfungsgruppe eingefunden hat und ihre Identität anhand ihrer Personalausweise bestätigt wurde, wird der/die Vorsitzende Sie zum/zur ersten Patient*in geleiten. Nach einer kurzen Begrüßung und Dank für die Mithilfe wird dem/der ersten Kandidat*in das Wort überlassen. Nun sind Sie gefragt: Auch Sie begrüßen die Patient*innen persönlich, und sollten sich die Prüfer*innen nicht bereits vorgestellt haben, ist nun der Moment sie kurz und knapp vorzustellen. Dieses unbedingt vorher üben. Anschließend führen Sie die Patient*innen freundlich und klar durch die Untersuchung. Die Gesprächsführung übernehmen Sie, und auch wenn die Situation mit mehreren Zuschauer*innen etwas artifiziell wirkt, sprechen Sie mit den Patient*innen so, wie Sie es sonst auch alleine zu tun pflegen. Sie kündigen den nächsten Schritt an („als nächstes höre ich Ihre Lunge ab"), geben klare Anweisungen („Jetzt tief mit offenem Mund ein- und ausatmen. … Danke.") und beschreiben im Anschluss Ihren Befund („ich höre ein endinspiratorisches Knisterrasseln beidseits basal").

Die Systematik Ihrer Untersuchung sollte nachvollziehbar und routiniert sein. Grundsätzlich führen Sie einen kompletten Untersuchungsgang aller Organsysteme durch und fokussieren sich dabei auf die relevanten Befunde. Wenn Sie auf einzelne Schritte bewusst verzichten, kommentieren Sie dieses: „Auf eine ausführliche neurologische Untersuchung würde ich an dieser Stelle zunächst verzichten."

Im Laufe des PJs haben Sie sicher viele Patient*innen untersucht und den Untersuchungsbefund Ihren Supervisor*innen präsentiert. Diese Routine können Sie jetzt abrufen; stellen Sie sich einfach vor, Sie würden die nächste Aufnahme vorbereiten. Verhalten Sie sich authentisch und empathisch gegenüber Ihren Patient*innen und zeigen Sie souverän ihr Können. Viele von Ihnen haben hervorragende Untersuchungs-Skills, die sie auch vor langjährig erfahrenen Prüfer*innen nicht verstecken müssen. Wer allerdings leise nuschelt, die Patient*innen nicht anschaut, unklare Anweisungen erteilt, eher streichelt als perkutiert oder zwischendurch lange nachdenken muss, welcher Schritt nun folgt, macht es den Prüfer*innen schwer, fähige zukünftige Kolleg*innen in Ihnen zu erkennen. Nach 60 Minuten ist der Spuk vorüber und Sie haben es geschafft.

TIPP

Geben Sie Irritationen keinen Raum: Trainieren Sie Ihr Untersuchungssystem im Vorfeld so lange, bis Sie es buchstäblich im Schlaf können (und auch bei jeder Stelle wieder einsteigen können). So bleiben Sie auch bei Unterbrechungen in Ihrer Systematik, wirken souverän, und bestreiten den Großteil der Zeit selbst.

Falls der/die Patient*in Ihnen unbekannt ist: Halten Sie sich mit frühzeitigen Verdachtsdiagnosen zurück. Beenden Sie zunächst Anamnese und Untersuchung, bevor Sie sich zu einer Einschätzung hinreißen lassen. Das Gleiche gilt für die Entscheidung über weiterführende Diagnostik oder gar therapeutische Ansätze.

TIPP

Vergessen Sie nicht, sich nach Betreten des Zimmers und nach Abschluss der Untersuchung die Hände zu desinfizieren!

Der zweite Tag

Der zweite Prüfungstag findet meist in einem Seminarraum statt und widmet sich mehr der Theorie. Prüfer*innen und Kandidat*innen sitzen sich in der Regel an einem Tisch gegenüber und die Fragen werden abwechselnd gestellt, sodass Pausen für alle Beteiligten entstehen.

Die Prüfungszeit beträgt 45–60 Minuten pro Kandidat*in, jedes Fach hat also maximal 15 Minuten zur Verfügung. Keine lange Zeit, um sich ein umfassendes Bild zu machen und mehrere Themengebiete anzureißen. Die Fragen zielen auf verschiedene Wissensebenen ab: Kurz und präzise Fragen erfordern klar definierte Antworten (z. B. Aufzählungen, Beschreibungen), offen formulierte Fragen evaluieren eher Ihr konzeptionelles Verständnis (z. B. Bewerten, Abwägen). Viele Prüfer*innen geben kleine Fallbeispiele, anhand derer man den gesamten Ablauf Symptome – Diagnostik – Therapie durchspielen kann. Häufig steigt man mit einem Befund ein. Hier bieten sich EKG, Spirometrie, Elektrophorese, BGA, weitere Laborbefunde, Röntgenbilder, CT, MRT, CTGs und Bilder von Haut-/Augenbefunden etc. besonders an. Sie können mit den absoluten Klassikern rechnen. Weiter zu fragen, bis die Kandidat*innen ins Stocken geraten, gehört zum Explorieren Ihres Wissens dazu und muss Sie in keinster Weise beunruhigen. Feedback während der Prüfung (Loben, positive Mimik) ist zwar angenehm, wird aber zunehmend verlassen, um Verzerrungseffekte zu vermeiden.

TIPP

Am zweiten Tag wird nur in Einzelfällen auf den vorherigen Tag Bezug genommen – falls Sie aber am ersten Tag etwas nicht gewusst haben, schauen Sie es unbedingt abends noch einmal nach!

Am Ende müssen alle Kandidat*innen den Raum verlassen und werden nach kurzer Beratungszeit zur Notenverkündung wieder hereingerufen.

Allen Beteiligten ist die große Bedeutung dieser Abschlussprüfung in Hinblick auf ihre weitere Karriere bewusst. In den nichtstandardisierten Bewertungssettings der Vergangenheit kam es auch deswegen zu einer Verzerrung des Notenbildes in immer bessere Gefilde; die mündliche Prüfung drohte unglaubhaft zu werden. Aus diesem Grund wurden im Masterplan Medizinstudium die bereits erwähnten Änderungen angeregt. Um eine objektive Bewertung zu erreichen, werden die Antworten von den Prüfer*innen anhand vorab festgelegter Erwartungshorizonte oder Punkte bewertet. Die Note ergibt sich dann als Mittelwert aus den Teilleistungen der einzelnen Fachgebiete sowie dem Gesamteindruck. Elementare Kenntnismängel in einem Fach rechtfertigen keinen Ausgleich (Patientenschutz). Im Klartext: Wer einem/r Patient*in im Fallbeispiel Schaden zufügt, fällt durch, egal wie herausragend die Leistungen in anderen Fächern gewesen sein mögen. Die Prüfer*innen entscheiden über die Note nach dem Mehrheitsprinzip, bei Stimmgleichheit gibt der/die Vorsitzende den Ausschlag.

Der/Die Vorsitzende verkündet die Noten und verliert meist noch ein paar Worte zur Begründung. Sollte die Prüfung nicht bestanden worden sein, empfiehlt die Kommission eine Wiederholung der praktischen Ausbildung von vier bis sechs Monaten, über die das Landesprüfungsamt dann offiziell nach §3 ÄAppO entscheidet. Drei Prüfungsversuche sind möglich. Die Kommission tagt nie wieder in gleicher Sache, beim nächsten Versuch sind die Karten also neu gemischt.

Zu guter Letzt bedanken Sie sich bei der Kommission und verabschieden sich.

KAPITEL

2

Dorothea Lewitz

Diagnose und Differenzialdiagnose, wichtige Untersuchungsmethoden

Bei der gynäkologischen Untersuchung ist besonders die Rücksicht auf die Intimsphäre der Patientin wichtig. Klären Sie im Vorfeld mit der Person – die morgens den Erstkontakt zur Patientin herstellt – ob überhaupt eine gynäkologische Untersuchung an der Patientin erwartet wird und wo diese durchgeführt wird. Auch mit der Patientin sollte dies vor Beginn Ihrer Anamnese klar kommuniziert werden. Das baut Ängste gleich zu Beginn der Prüfung ab und wird Ihnen die Sympathien der Patientin zuspielen. Eine gynäkologische (Spekulum-)Untersuchung auf dem Stuhl, die Brustuntersuchung in Gegenwart mehrerer Prüfer*innen, das Offenbaren von z. B. lange verschwiegenen Tumoren im Intimbereich sowie das kräftige Zugreifen an einem schwangeren Bauch (z. B. Leopold-Handgriffe) können von der Patientin als extrem unangenehm empfunden werden. Daher glänzen Sie durch Kommunikation, bitten Sie um Zustimmung zur Untersuchung und erklären Sie Ihre Schritte nicht nur den Prüfer*innen, sondern auch ihrem Gegenüber: „Ist es für Sie in Ordnung, wenn ich Ihren Bauch jetzt abtaste?“ „Ich werde Sie berühren, dies sollte Ihnen keine Schmerzen bereiten.“ „Bitten sagen Sie Bescheid, wenn etwas wehtut oder Ihnen unangenehm ist.“

Sonderfälle wie männliche Patienten sollten Sie nicht aus der Ruhe bringen. Sie können oft sogar eine Chance sein. So wird beispielsweise eine Mammauntersuchung oft als weniger intim empfunden. Also nicht verunsichern lassen.

Auch fachfremde Patient*innen bieten die Möglichkeit, die Prüfung zu ihren Gunsten zu lenken, da sich bei genauer Anamnese meist Anknüpfungspunkte finden lassen. Dabei eignet sich nicht nur die Eigenanamnese (z. B. Infertilität) als auch die Familienanamnese (familiäre Tumorerkrankungen).

Bei der körperlichen Untersuchung können Prüfer*innen auf Differenzialdiagnosen zur Gynäkologie eingehen (z. B. Appendizitis: DD Adnexitis → was sind die entscheidenden Untersuchungstechniken?), allgemeine Operationsrisiken abfragen, die Untersuchung auf Beinvenenthrombosen oder eine systematische Untersuchung der Brust/Axilla anfordern.

2.1 Anamnese

Üben Sie bereits in Famulaturen/im praktischen Jahr Anamnesen, **ohne** den üblicherweise in jeder Klinik vorhandenen vorgedruckten Anamnesebogen anzufertigen. Trainieren Sie, ein eigenes Schema in Ihrem Kopf zu haben. Auch wenn Sie im Staatsexamen einen Vordruck benutzen dürfen, ist es in jeder klinischen Alltagssituation von großem Vorteil, sein eigenes Schema abrufen zu können.

1. Grund der Einweisung/Notfallaufnahme
2. Aktuelle Hauptsymptome
3. Medizinische Vorgeschichte:
   a) Akute/chronische Erkrankungen
   b) Krankenhausaufenthalte
4. Chirurgische Vorgeschichte:
   a) Operationen
   b) Unfälle
5. Gynäkologisch-geburtshilfliche Vorgeschichte:
   a) Zyklusanamnese, Menarche, Menopause
   b) Antikonzeption, Hormonersatztherapie
   c) Letzte Krebsvorsorgeuntersuchung (PAP-Abstrich), letzte Mammografie
   d) Kinderwunsch
   e) Geburten (Art der Entbindung, reifgeborene/frühgeborene Kinder), Fehl-/Totgeburten
   f) Miktion (Inkontinenz? Frequenz: tags/nachts), Stuhlgang
   g) Ausfluss, atypische Blutungen

6. Medikamente
7. Allergien
8. Familienanamnese:
   a) Unbedingt an familiäre Tumorerkrankungen denken (v. a. BRCA1/2-, aber auch HNPCC-Familien bieten ein breites gynäkologisches und nichtgynäkologisches Tumorspektrum bei oft sehr jungen Familienmitgliedern)
   b) An thrombembolische und Blutungsereignisse denken
9. Sozialanamnese:
   a) Nikotin-, Alkohol-, Drogenabusus
   b) Familienstand, häusliches Umfeld
   c) Reise-, Sexualanamnese

MERKE

Über die genaue Erhebung einer Geburtenanamnese (Wie geboren? Sind die Kinder gesund? Was machen die Kinder jetzt?) kann man die meisten Frauen für sich und seine weiteren speziellen Anamnesefragen (z. B. Tabuthema Inkontinenz) gut öffnen.

Als **Grundlage** für eine allgemeine und gynäkologisch-geburtshilfliche Vorstellung kann folgendes **Schema** dienen:

Frau „Chen", Name, Alter

a) Gravida (= Anzahl aller Schwangerschaften einschließlich Aborten, Abruptiones)

MERKE

Interruptio bedeutet Unterbrechung – formal korrekt ist daher Abruptio graviditatis.

b) Para (Anzahl Geburten > 24. + 0 SSW); bei Schwangeren Angabe der Schwangerschaftswoche (z. B. in 32. + 4 SSW)

TIPP

Üben Sie den sicheren Umgang mit Gravidarien und der üblichen Nomenklatur („Frau Chen, eine 35-Jährige IIG IP in 32. + 4 SSW mit …"). Sie sollten wissen, dass der Gesetzgeber eine SSW nach Konzeptionsdatum berechnet, der Gynäkologe nach Angabe des ersten Tages der letzten Regelblutung (L. P.).

2.2 Körperliche Untersuchung

Bei der körperlichen Untersuchung sollte nach **eigens trainiertem Schema** vorgegangen werden, z. B. von Kopf bis Fuß.

Die spezielle gynäkologische Untersuchung umfasst eine ausführliche Untersuchung der Mamma und ihrer Lymphabflussgebiete sowie die Untersuchung des Abdomens und des äußeren und inneren Genitales. Zu jeder gynäkologischen Untersuchung gehört ebenfalls die orientierende Untersuchung der Blase (Urin-Schnelltest, z. B. Combur-Test, ggf. Schwangerschaftstest) und – je nach Klinik – auch das Abklopfen der Nierenlager.

Wichtig für die gynäkologische Untersuchung ist, dass sich die Patientin hierfür **nicht komplett ausziehen** muss, sondern eins nach dem anderen untersucht wird: z. B. zuerst die Brust bei bekleidetem Unterkörper untersuchen, dann oben herum wieder ankleiden und unten herum entkleiden lassen zur Untersuchung auf dem gynäkologischen Stuhl.

Im Examen wird die Untersuchung auf dem gynäkologischen Stuhl (in sog. Steinschnittlage) – wenn überhaupt – nur extrem selten gefordert. Dennoch ist es wichtig zu wissen und zu erwähnen, dass man **niemals eine komplett entkleidete Frau untersuchen** sollte, falls dies gefragt wird. Es kommt aber durchaus vor, dass ein gynäkologisches Untersuchungsphantom mitgebracht wird und die gynäkologische Untersuchung samt Spekulumeinstellung und bimanueller Palpation erklärt und demonstriert werden muss (z. B. DD Adnexitis/Appendizitis; PAP-Entnahme).

2.2.1 Mamma

Die **Mammauntersuchung** lässt sich bei den meisten Patient*innen – ob männlich oder weiblich – auch in der Prüfungssituation abfragen und sollte sicher beherrscht werden. Manche Prüfer*innen benutzen auch Mammauntersuchungsmodelle, bei denen vielfach pathologische Tastbefunde eingebaut sind. Die Kaskade der weiteren Abklärung von auffälligen Befunden (Ultraschall, Mammografie, ggf. MRT, Stanzbiopsie) sollte beschrieben und vorgelegte Befunde interpretiert werden können.

Die Palpation der Mamma hat keine besonders hohe Sensitivität: Etwa 50–70 % aller Tastbefunde werden von Patient*innen selbst erhoben und kommen so erst zur weiteren Abklärung. Deshalb sollte Frauen zur monatlichen **Selbstuntersuchung** geraten werden. Bei der geschlechtsreifen Frau eignet sich die Zeit unmittelbar nach der Periodenblutung am besten, da das Brustgewebe in diesem Zeitraum am weichsten zu tasten ist. Auch die Bildgebung **(Mammografie/MRT)** ist im Zeitraum **zwischen dem 7–17. Zyklustag** am wenigsten durch hormonell bedingte Artefakte beeinflusst. Vor diesen bildgebenden Verfahren sollte eine postmenopausale hormonelle Substitutionstherapie idealerweise 4 Wochen lang abgesetzt sein.

Die Patientin sollte hierfür den Oberkörper komplett entkleidet haben. **Ziehen Sie sich Handschuhe an** – die Achselhöhle ist oft verschwitzt.

- **Inspektion** (mit herabhängenden und erhobenen Armen): Größe, Form, Seitendifferenzen, Hautphänomene (Einziehungen, Vorwölbungen, Peau d'orange, Ulzerationen, Ekzem/Retraktion der Mamille, Rötung) sollten genauso wie Absonderungen aus der Mamille (blutig, serös, milchig, ein-/beidseitig) beschrieben werden.
- **Palpation** (im Stehen oder aufrechtem Sitzen bei herabhängenden Armen):
  - Man teilt die **Brust in vier Quadranten** ein und palpiert sie bimanuell und systematisch. Die Thoraxwand (oder bei großen Brüsten auch die gegenüberliegende Hand) wird als Widerlager benutzt. Starten Sie Ihre Tastuntersuchung direkt unterhalb der Claviculae – es kann dort sowie in den axillären Ausläufern akzessorisches Brustdrüsengewebe sitzen.
  - Zur Palpation der Achselhöhlen muss der Arm locker herunterhängen oder in liegender Position locker auf der Liege abgespreizt sein. Palpieren Sie ebenfalls die Supra- und Infraklavikularregion.
  - Tastbare Gewebeverdichtungen beschreiben Sie nach:
    - Lokalisation (Seite, Quadrant, Abstand zu Mamille)
    - Größe
    - Abgrenzbarkeit (glatt, unscharf)
    - Verschieblichkeit gegenüber Haut/Thoraxwand
    - Druckschmerzhaftigkeit
    - Hauteinziehung über dem Tastbefund provozierbar?
- **Ultraschall (US):** ➤ Abb. 2.1, ➤ Abb. 2.2
- **Mammografie (MG):**
  - Indikation:
    - **Screening** – bei allen Frauen zwischen dem 50. und 69. Lj. in 2-jährlichen Abständen

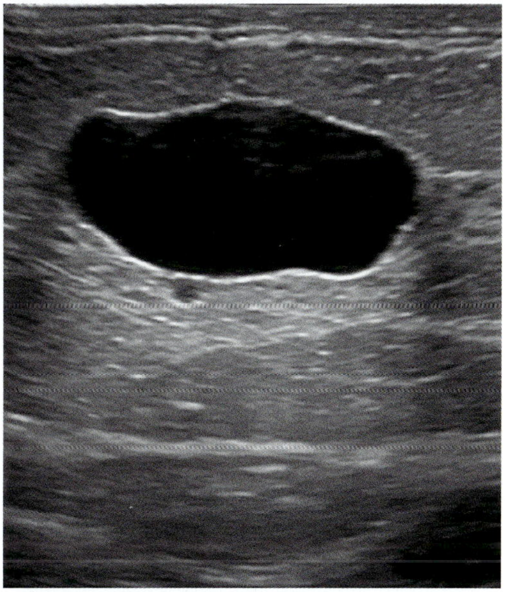

Abb. 2.1 Glatt berandete echoleere Zyste mit zentraler Schallverstärkung [E1010]

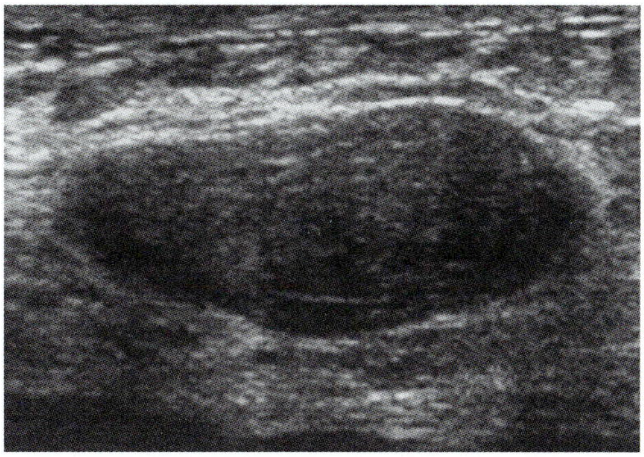

Abb. 2.2 Glatt begrenzte Raumforderung eines Fibroadenoms mit homogenen Binnenechos [T1017]

– **Gezielt** als Ergänzung zur Sonografie und/ oder Abklärung z. B. eines Tastbefundes
Die MG wird in der klinischen Routine in zwei Ebenen durchgeführt: **kraniokaudal** (cc auf dem Röntgenbild) und **mediolateral** (ml). Die Kompression der Brust (schmerzhaft!) ist unabdingbar, da sich gesundes Drüsengewebe besser auseinanderspreizen lässt als krankes. Durch die geringere Dicke können der Kontrast verbessert und die Strahlendosis verringert werden. Die Domäne der MG ist die Darstellung von Tumoren, insbesondere von Mikroverkalkungen – oft ein Kennzeichen von In-situ-Karzinomen. Eine röntgendichte und damit mammografisch oft schwer beurteilbare Brust findet sich häufiger bei jungen Frauen. Bei der älteren Frau ist der Hauptanteil des Brustgewebes in Fettgewebe umgebaut – hier lassen sich mammografisch oft einfacher Befunde erheben.
Es können durchaus zwei oder vier Mammografiebilder mitgebracht werden, woran Sie die Lokalisation eines Befundes herleiten sollen (z. B. links oben außen, glatt berandet, röntgendicht, ca. 2 cm im Durchmesser, etwa 3 cm vom Mamillenareolarkomplex entfernt). Hierbei ist die **Kenntnis der Strahlengänge** unabdingbar. Üben Sie das anhand der Bilder: ➤ Abb. 2.3.
Die röntgenologische Darstellung von Milchgängen nennt man **Galaktografie** (Abbruch von Gangstrukturen sichtbar?), die **Pneumozystografie** wird nur sehr selten durchgeführt (hierbei entleert man Zystenflüssigkeit und füllt die Zyste mit Luft – radiologisch schwarz – so kann man Zystenwände unter Umständen besser beurteilen).

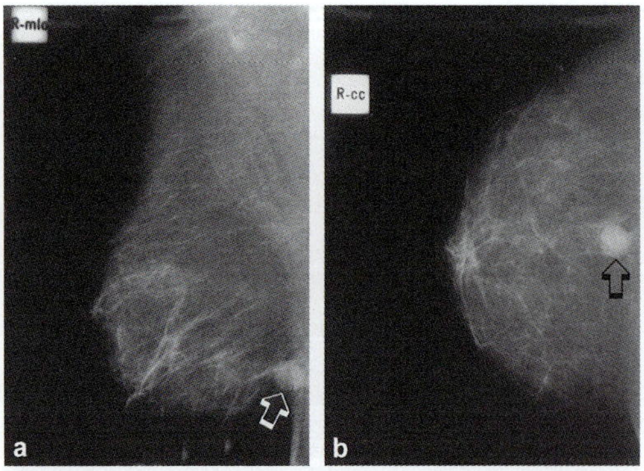

Abb. 2.3 Strahlengänge der Mammografie: a) rechts-mediolateral-oblique (R-mlo), b) rechts-k(c)ranio-k(c)audal (R-cc) [H006-002]

- **Magnetresonanzmammografie:**
  - Indikation:
    - Differenzierung von Narbengewebe und Rezidiv nach brusterhaltender Therapie
    - Nach Wiederaufbauplastiken
    - Zur Primärtumorsuche, wenn sich klinisch, palpatorisch, sonografisch und mammografisch kein Primärtumor identifizieren lässt
    - Zum Ausschluss/besserer OP-Planung bei Multizentrizität von Tumoren
    - Bei (häufig jungen) Frauen aus Hochrisikofamilien
  - Die Mammae werden in einer Dünnschichttechnik mit geeigneten Pulssequenzen vor und nach intravenöser KM-Gabe (KM) untersucht. Tumoren reichern das KM oft stark und schnell an – die Sensitivität bei der Erkennung maligner, invasiver Tumoren ist hoch. Das In-situ-Karzinom wird jedoch oftmals besser durch die mammografische Beschreibung von Mikrokalk erkannt.
- **Stanz-/Vakuumbiopsie** (➤ Abb. 2.4): Wenn eine derartige Biopsie erfolgt ist, vergewissern Sie sich, wie der Befund lokalisiert wurde. War er palpatorisch eindeutig zu identifizieren und/oder musste er sonografisch, mammografisch oder magnetresonanztomografisch gesteuert punktiert werden?

2.2.2 Gynäkologische Untersuchung

Wird nur die abdominale Untersuchung am Krankenbett geprüft, achten Sie darauf, dass die Bauchdecke entspannt ist (**klassischer Fehler:** Patient*in liegt im Examen mit hinter dem Kopf verschränkten Armen im Bett und schaut sich das Geschehen an! – So ist die Bauchdecke niemals entspannt!). Die Untersuchungssystematik und Technik der abdomi-

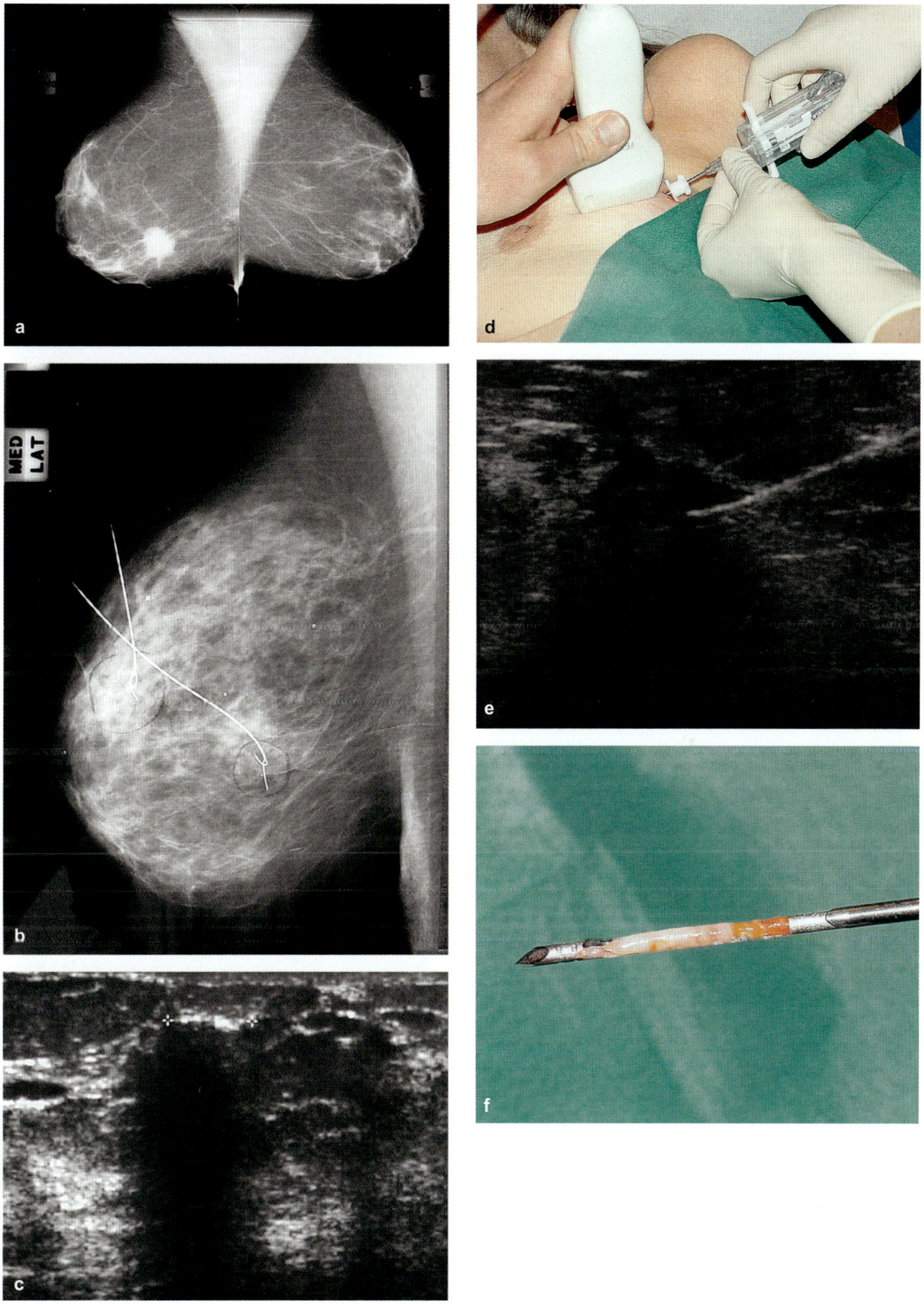

Abb. 2.4 Mammastanzbiopsie: a) mammografische Darstellung, b) radiologische Drahtmarkierung zweier Befunde, c) und d) sonografische Darstellung, e) sonografisch geleitete Biopsie, f) gewonnenes Gewebe in Stanzbiopsienadel [M438]

nalen Untersuchung sollte sicher beherrscht werden (➤ Tab. 2.1, ➤ Abb. 2.5).

MERKE

Die Arme liegen neben dem Körper, die Beine sind leicht angewinkelt!

Tab. 2.1 Abdomenuntersuchung

Inspektion		
Allgemein	• Ernährungszustand (Kachexie/Übergewicht/Adipositas) • Bauchumfang • Aszites • Ikterus • Striae, Exanthem, Behaarung • Venenzeichnung	
Narben	• Laparotomie, Laparoskopie • Oberbauchquerschnitt • Rippenbogenrandschnitt (offene Cholezystektomie) • Pararektalschnitt (Rektumresektion) • Flankenschnitt (Niereneingriffe) • Pfannenstielschnitt (Sectio, offene Hysterektomie) • McBurney-Schnitt (offene Appendektomie) • Inguinalschnitt (Hernien, Hydrozele)	
Verfärbungen	• Ikterus • Cullen-/Grey-Turner-Zeichen (Zeichen für eine schwere akute Pankreatitis)	
Hernien	• Nabelhernie, Narbenhernie, Inguinalhernie, Schenkelhernie • Rektusdiastase	
Auskultation		
Darmgeräusche	• Lebhaft/spärlich, hochgestellt/metallisch, Totenstille • Alle vier Quadranten	
Strömungsgeräusch	Bauchaorta, Nierenarterienstenose	
Kratzauskultation	Leber	
Perkussion		
Klopfschallqualität	Tympanitisch/gedämpft	
Größenbestimmung	Leber, Milz	
Aszitesbestimmung	Wandernde Flankendämpfung, Wanderwelle	
Palpation		
Alle Quadranten	Abwehrspannung, Resistenzen, Druckschmerz	
Peritonismus	Unwillkürliche Abwehrspannung, Loslassschmerz, Erschütterungsschmerz (Husten, Springen, Klopfen)	
Organe	• Größe, Form, Konsistenz • Tiefe Leber- und Milzpalpation • Kapseldehnungsschmerz	
Leiste	Hernien und Lymphknoten	
Spezielle Tests		
Appendizitis-Zeichen	McBurney	5 cm von Spina iliaca ant. sup. → Nabel
	Lanz	⅓ von Spina iliaca ant. sup. rechts → links
	Blumberg	Gekreuzter Loslassschmerz
	Rovsing	Schmerz beim Ausstreichen des Kolons nach proximal
	Psoas-Zeichen	Schmerz bei Anheben des rechten Beines
	Douglas-Schmerz	Schmerz bei rektaler Palpation
Courvoisier-Zeichen	Schmerzloser Ikterus + prall-elastische Gallenblase tastbar bei Kompression des Ductus choledochus, z. B. durch Pankreaskarzinom	
Murphy-Zeichen	Tiefe Palpation der Gallenblase bei tiefer Inspiration → schmerzbedingter Inspirationsstopp bei Cholezystolithiasis	
Hernien	1. Inspektion am stehenden Patienten, husten lassen 2. Palpation der äußeren Öffnung des Leistenkanals, Bailey-Anpralltest 3. Auskultation des Bruchsacks → Darmgeräusche?	

Wie oben bereits angesprochen, macht es Eindruck, wenn Ihnen bewusst ist, in welcher unangenehmen Situation sich die Patientin bei der gynäkologischen Untersuchung in Steinschnittlage befindet. Aus diesem Grund schadet es nicht, wenn Sie (auch in der nachgestellten Prüfungssituation an einem Untersuchungsphantom) kurz darauf hinweist, dass er die Patientin bei der Lagerung auf dem gynäkologischen Stuhl begleitet und darauf achtet, dass sie einigermaßen bequem und

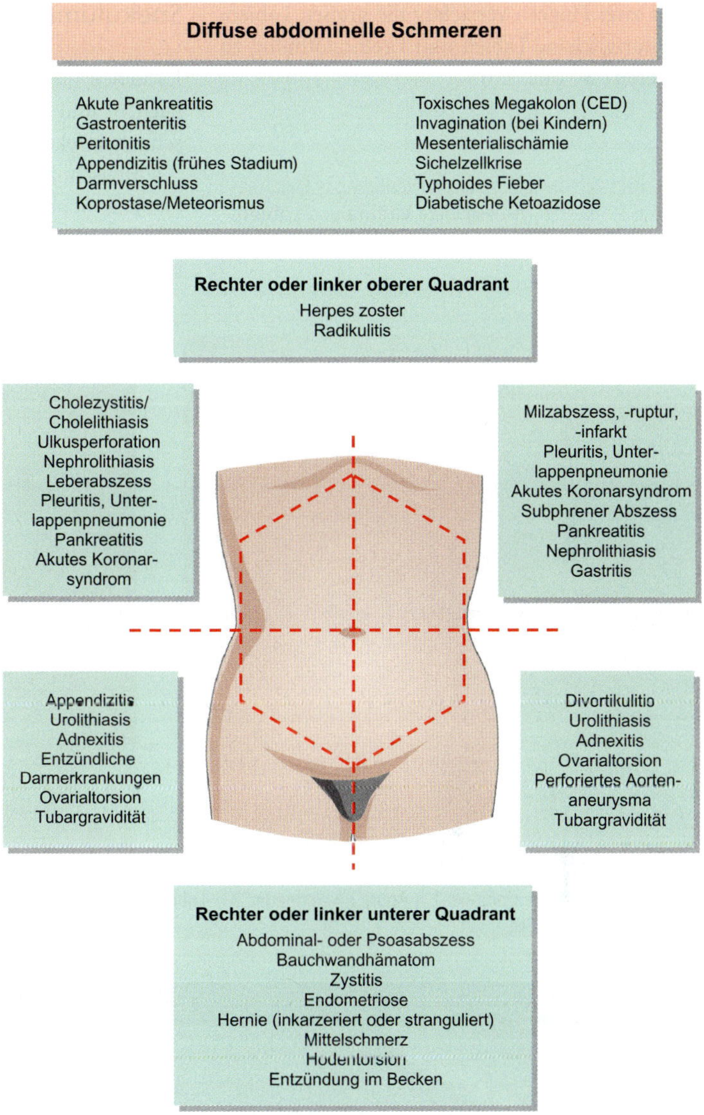

Abb. 2.5 Differenzialdiagnose akutes Abdomen [L157]

(wichtig!) mit dem Becken etwas über die Stuhlkante hinaus liegt (sonst hat man mit den Spekula keinen geeigneten Untersuchungswinkel).

NOTFALL

Denken Sie daran es ist kein Notfall in der Prüfung! Auch wenn die Schilderung dramatisch ist, behalten Sie einen kühlen Kopf und bleiben Sie bei Ihren eingeübten Schemata.

Bei gynäkologischen Notfällen bietet sich an damit einzuleiten, dass Sie davon ausgehen, die Pflege habe bereits **Vitalparameter** gemessen, einen **U-Stix** und **β-HCG-Test** durchgeführt, einen **i. v.-Zugang** gelegt und ein **Labor** (mind. bb, CRP, ggf. Kreuzblut) abgenommen. Damit lässt sich die Situation sofort besser einschätzen und Sie übersehen nicht die EUG, weil sie vor Aufregung den Schwangerschaftstest vergessen haben.

Inspektion des äußeren Genitale

Achten Sie auf **Hautveränderungen** in den Leisten, der Vulva, des Perineums und Anus. Nun spreizen

Sie mit zwei Fingern vorsichtig die großen Labien, um Klitoris, kleine Labien und Urethralöffnung zu inspizieren (➤ Abb. 2.6).

TIPP

Machen Sie sich die anatomischen Verhältnisse klar. Anatomische Strukturen, insbesondere **Vagina** und **Labien,** sollten korrekt benannt werden!

Spekulumuntersuchung

Es stehen hierfür getrennte Spekula mit vorderem, flachem und hinterem konkaven Blatt oder Entenschnabelspekula zur Verfügung (➤ Abb. 2.7).

Entenschnabelspekula sind selbsthaltend. Man kann damit ohne weitere Hilfe Abstriche entnehmen, aber aufgrund ihrer Starrheit die Vaginalwände nicht besonders flexibel beurteilen. Die Untersuchung ist

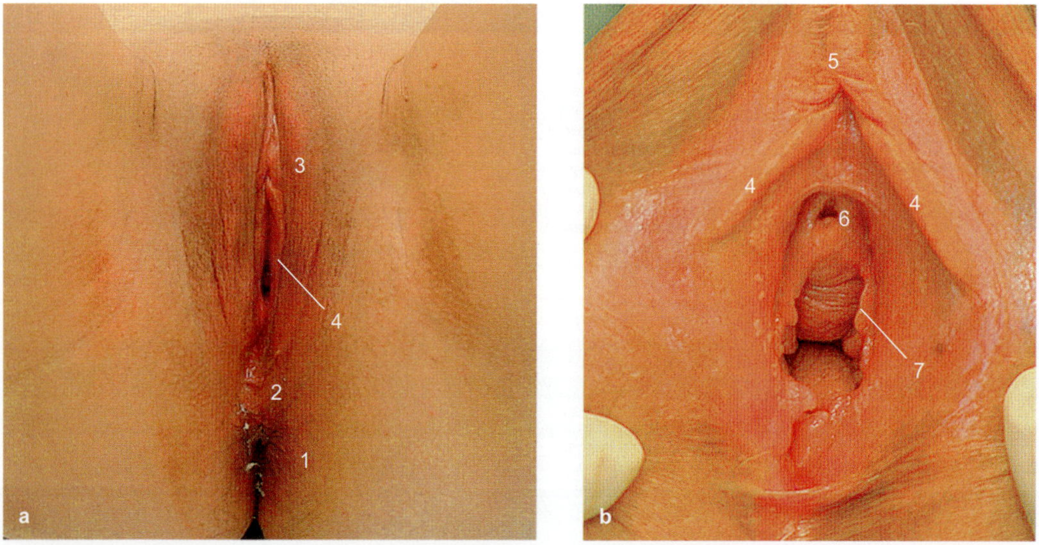

Abb. 2.6 Das weibliche Genitale: 1 = Anus, 2 = Perineum, 3 = Labia majora, 4 = Labia minora, 5 = Klitoris, 6 = Urethra, 7 = Hymenalsaum [M438]

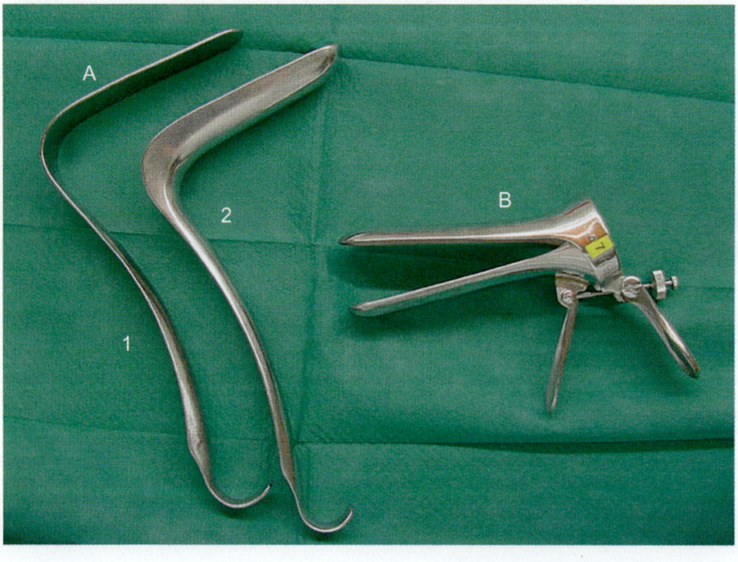

Abb. 2.7 Verschiedene Spekula: A = getrennte Spekula (1 vorderes Blatt, 2 hinteres Blatt), B = Entenschnabelspekulum [M438]

beim gesunden Genitale nicht schmerzhaft, wenn sie sachgerecht durchgeführt wird (man sollte wissen, dass die Region um Klitoris und Urethra extrem schmerzempfindlich ist):

- Mit der linken Hand werden die Labia majora gespreizt und der Introitus vaginae dargestellt.

TIPP

An dieser kleinen, wichtigen Bewegung sehen Prüfer*innen sofort, ob Sie die Untersuchung beherrschen! Mit dem Blick auf den Introitus wird entschieden, welche Spekulumgröße verwendet wird.

- Nun wird mit der rechten Hand das hintere Blatt schräg bis zur Mitte der Vagina eingeführt und senkrecht nach hinten gedreht.
- Mithilfe des vorderen Blattes wird nun vorsichtig die Portio angehoben und die Vaginalwand entfaltet.
- Das hintere Blatt kann nun in das hintere Scheidengewölbe vorgeschoben werden und die Aufsicht auf die Portio vaginalis hergestellt werden.

TIPP

Cave: Niemals die Vaginalwand zwischen den Blättern einquetschen! Ziehen Sie das hintere Blatt im ca. 45°-Winkel Richtung Rektum nach unten, hinten.

- Entfernt wird zumeist vorsichtig und langsam erst das hintere Blatt, dann das vordere – hierbei kann man die Vaginalwände zu allen Seiten inspizieren.

Diagnostik

Die Spekulumuntersuchung ermöglicht neben der Inspektion von Portio vaginalis und Vaginalwänden verschiedene Diagnostiken und Differenzialdiagnostiken.

- **Inspektion** (➤ Tab. 2.2):
  - Rötung
  - Tumoren
  - Fluor – Geruch?
  - Blutung
- **Zytologischer Abstrich (PAP-Abstrich):**
  - Zwei Abstriche werden entnommen:
    - Ektozervix (die Transformationszone, also der Übergang vom Plattenepithel in Zylinderepithel sollte erfasst werden – hier entstehen die meisten Zervixkarzinome): Mit einem Wattetupfer oder Spatel wird rundherum Zellmaterial entnommen.
    - Endozervix: Mit einem Wattetupfer oder einem kleinen Bürstchen wird in den

Tab. 2.2 Inspektion äußeres Genitale/Vagina/Portio vaginalis

Äußeres Genitale		
Behaarung	• Weiblich • Hirsutismus	Hinweis auf hormonelle Störungen
Entzündliche Veränderungen	• Herpetiforme Läsionen • Follikulitis/Abszesse • Rötungen • Schmerzlose Ulzera*	• Herpes genitalis – Immunlage? • Diabetes mellitus? Drogen? • Lues*
Tumoren	• Condylomata accuminata • Lymphogranuloma venerum* • Ulcus molle*	
Harnabgang beim Pressen/Husten	Inkontinenz	
Inneres Genitale		
Vaginalwände	Gerötet	• Altersatrophie • Entzündung = Kolpitis
	Verletzung/Blutung	• Geburtsverletzung • Verletzung nach Fremdkörper/Geschlechtsverkehr
	Descensus vaginae	• Inkontinenz? Fremdkörpergefühl?

Tab. 2.2 Inspektion äußeres Genitale/Vagina/Portio vaginalis *(Forts.)*

Inneres Genitale		
Portio vaginalis	Spiegelnd glatt	Normalbefund
	Transformationszone sichtbar	Normalbefund geschlechtsreifer Frau
	Transformationszone nicht sichtbar	Normalbefund präpubertärer/postmenopausaler Frau
	Blutung	Oberflächlich nach Kontakt in vulnerabler Transformationszone – zumeist harmlos
		Tumoröse Läsion (Zervixkarzinom?)
		„ex cervice" – z. B. Menstruationsblutung, DD atypische intrauterine Blutung (z. B. bei Endometriumkarzinom)
	Rötung/eitriger Belag	Zervizitis
	Descensus uteri	Inkontinenz? Fremdkörpergefühl?
Fluor vaginalis	Weißlich, klar, schleimig	Normalbefund
	Gelblich eitrig	Infektion (oft Mischinfektionen mit Darmbakterien/Chlamydien) der Vagina, Zervix, ggf. Endomyometritis und Adnexitis

* sehr seltene Befunde („Kolibris")

Zervikalkanal eingegangen und durch eine kurze Drehbewegung Zellmaterial entnommen. Beide Abstriche werden zumeist getrennt auf Objektträgern ausgestrichen und zur Fixierung der Zellen über ca. 15 min in 96-prozentigen Alkohol getaucht. Danach werden sie in einem zytologischen Labor nach Papanicolaou (PAP) gefärbt. Alternativ kann das Material in ein Gefäß mit Fixierlösung gegeben werden und dieses später mittels Dünnschicht-Zytologie aufgearbeitet werden.
Im Examen kann es passieren, dass Sie einen Abstrichbefund vorgelegt bekommen und ihn interpretieren sollen: Achten Sie darauf, dass sowohl Platten- (blau bis zart rosa, vieleckige Form) als auch Zylinderepithelien (meist kleiner, blaues Plasma und mitunter auch Fimbrien) erfasst und untersucht wurden (Qualitätskriterium für Abstrichqualität und Auswertung). Eine Übersicht Zytologischer Abstrich (modifiziert nach Münchener Nomenklatur III, 2014) finden sie in ➤ Kap. 5.1.5.
- Bei unklaren Läsionen im Vaginal-/Vulvabereich kann ebenfalls ein zytologischer Abstrich oder eine Biopsie entnommen werden.

TIPP

Verwechseln Sie nicht den zytologischen Abstrich (PAP-Befunde, die abgestrichene Zellen beurteilen) mit den histologischen Befunden, die durch Biopsie- oder OP-Präparate angefertigt werden: Diese werden mit zervikaler intraepithelialer Neoplasie (CIN) nach Grad 1/2/3 = leichte/mittlere/schwere Dysplasie eingeteilt.

- **Abstriche zur mikrobiologischen Untersuchung:** Wenn V. a. eine entzündliche Erkrankung besteht, kann man aus dem Sekret und/oder Fluor vaginalis und/oder Zervikalkanal folgende Untersuchungen durchführen:
  - **Nativuntersuchung (Phasenkontrastmikroskopie):** Aus dem zu untersuchenden Sekret etwas Material auf einen Objektträger aufgebringen und mit 0,1 % Methylenblaulösung versetzen. Deckglas auflegen, dann unter das Mikroskop legen: Hier lassen sich bei Gesunden Vaginalepithelien und Döderlein-Bakterien sehen. Im pathologischen Präparat können zusätzlich z. B. Pilzhyphen, Granulozyten, Clue Cells (mit Bakterienrasen übersäte Vaginalepithelien), selten Trichomonaden entdeckt werden.

MERKE

Die Nativuntersuchung wird sofort im Untersuchungsraum durchgeführt und ist ein wichtiges differenzialdiagnostisches Werkzeug.

PLUS

Diese Technik ist ein wichtiges Differenzialdiagnostikum bei der DD Adnexitis (Clue Cells/keine Laktobazillen/Leukozyten meist unverändert) zur Appendizitis (hier häufig Normalbefund)!

- **Spezifischer Keimnachweis im mikrobiologischen Labor:** Auf einem Abstrich in spezielles Nährmedium eingebracht, kann ein Antibiogramm angefertigt werden. **Cave:** Gonokokken und Chlamydien erfordern ein Spezialmedium und zusätzlich Abstriche aus Zervix und Urethra.
- **Spezifischer Keimnachweis im virologischen Labor:** z. B. bei V. a. Herpes-genitalis-Infektion (auch Spezialmedium)

- **Kolposkopie** (Lupenaufsicht auf die Portio vaginalis, 6- bis 40-fache Vergrößerung):
  - Lupenaufsicht nativ, danach
  - 3 % Essigsäure (atypisch veränderte Zellen werden weißlich)
  - Danach 4 % Lugol-Jod-Lösung (gesunde Epithelien nehmen das Jod auf und färben sich einheitlich braun)

Histologie/Knipsbiopsie: Unter kolposkopischer Sicht kann man während einer gynäkologischen Untersuchung gezielt histologische Gewebeproben (Knipsbiopsien) entnehmen und zusätzlich zu den zumeist schon angefertigten zytologischen Befunden (s. o.), histologische Präparate anfertigen und befunden lassen.

Palpation des weiblichen Genitale

Wieder wird mit der linken Hand der Introitus vaginae dargestellt, indem man die Labia majora vorsichtig spreizt. Nun geht man mit einem Gleitgel-benetzten, später (falls toleriert) mit einem zweiten Finger der rechten Hand über den Damm in die Vagina ein (**Cave:** Möglichst nicht an der Klitoris/Urethra entlang – nach dorsal, zum Damm hin ist dieser Bereich schmerzunempfindlicher!). Gewebe, Resistenzen sowie eine eventuelle Schmerzhaftigkeit werden von unten nach oben bis hin zur Portio ertastet. Die Portio kann hin- und herbewegt werden – dies ist bei einer Endomyometritis und/oder Adnexitis sehr schmerzhaft.

MERKE

Wird gern in Prüfungen gefragt: Differenzialdiagnose Appendizitis/Adnexitis bei (rechtsseitigem) Unterbauchschmerz:

Adnexitis:
- In Phasenkontrastmikroskopie (PKM/nativ): Schlüsselzellen/keine Laktobazillen/Leukozyten meist unverändert
- Portiodislokationsschmerz auslösbar (entzündeter Uterus/Adnexe lassen sich nicht gern bewegen!)

Im Anschluss wird die zweite Hand hinzugenommen **(bimanuelle Untersuchung):** Während die innere Hand an der Portio vaginalis verbleibt, wird die andere Hand auf die Bauchdecke aufgelegt und in Richtung inneres Genitale bewegt. Mit der inneren Hand wird vom hinteren Scheidengewölbe aus die Portio (und damit der Uterus) in Richtung Bauchdecke bewegt. Damit kann man Lage, Größe und Konsistenz des Uterus – wenn man rechts und links seitlich des Uterus palpiert –, die Adnexe und die Parametrien beidseits beurteilen. Im Normalfall ist der Uterus nach vorn gekippt (anteflektiert); beim retroflektierten Uterus kann man ihn meist nur durch eine zusätzliche rektovaginale Untersuchung ertasten.

Bei der rektovaginalen Austastung des kleinen Beckens (Douglas-Raum) bleibt der vordere Finger in der Vagina, während der hintere (zumeist Mittelfinger) ins Rektum eingeführt wird.

Ultraschall/Doppler

In der Prüfung wird (in der Regel) keine Durchführung einer gynäkologischen oder pränataldiagnostischen Sonografie verlangt. Aber es kann passieren, dass Sie Bilder von malignen oder benignen gynäkologischen, Nierensonografien oder diverse pränataldiagnostische Befunde vorgelegt bekommen. Deshalb sollten Sie sich mit den sonografischen Kennzeichen derartiger Befunde vertraut machen.

Abdominaler Ultraschall

Pränataldiagnostik ab ca. 12./14. SSW angewandt (vorher vaginal). Wichtigste Maße: ➤ Abb. 5.12, ➤ Kap. 5.2.3.

TIPP

Betrachten Sie die Perzentilenkurven aufmerksam, ob sich hier Ausreißer nach unten/oben zeigen! Beschreiben Sie die Ausreißer.

- **Erster Blick** auf **Schätzgewicht** (das sagen Sie aber nicht gleich, damit können Sie erahnen, worauf es vielleicht hinausläuft):
  - < 10. Perzentile = Kind zu klein; *small for gestational age* (SGA, zumeist: Plazentainsuffizienz/Syndrom)
  - < 10. Perzentile **und/oder** nicht perzentilengerechtes Wachstum im Verlauf **und** pathologischer Doppler/Oligohydramnion; mangelversorgter Fetus; *intrauterine growth restriction* (IUGR)
  - > 90. Perzentile = Kind zu schwer; *large for gestational age* (LGA, zumeist: Diabetes)
- Biparietaler Durchmesser (BPD/BIP)
- Kopfumfang/Head Circumference (KU/HC)
- Bis etwa 16. SSW entspricht der Zerebellumquerdurchmesser in Millimeter der Schwangerschaftswoche.
- Abdomenumfang (AU)
- Femurlänge (FL)
- Fruchtwassermenge
- Beschreibung des Plazentasitzes (Placenta praevia?)
  - **A. umbilicalis:** Es sollte ein positiver enddiastolischer Fluss darstellbar sein. Wenn nicht → Widerstandserhöhung in plazentarem Strombett = zumeist **Plazentainsuffizienz.**
  - **A. cerebri media:** hoher systolischer Einstrom, dann starker Abfall, enddiastolisch fast 0 – das Gefäß ist eng gestellt. Nur wenn das Kind aus einem Nährstoffmangel heraus zentralisiert, stellt sich dieses Gefäß weit und der enddiastolische Fluss nimmt zu **(Brain Sparing).**
  - **Aa. uterinae:** Wenn in der Frühschwangerschaft bei der Plazentation (6.–16. SSW) nicht ausreichend in das maternale Strombett Gefäße erweitert wurde (Trophoblasteninvasion), kann in den beiden uterinen Arterien indirekt eine Widerstandserhöhung im gesamten plazentaren Strombett erfassen werden. Erhöhter Widerstand und postsystolische Inzisur (Notch).

TIPP

Sie sollten die Doppler-, also die Blutflussmessungen der fetalen und maternalen Gefäße grob umreißen können (gemessen werden Widerstände in den Gefäßen, ➤ Abb. 2.8, ➤ Abb. 2.9, ➤ Abb. 2.10).

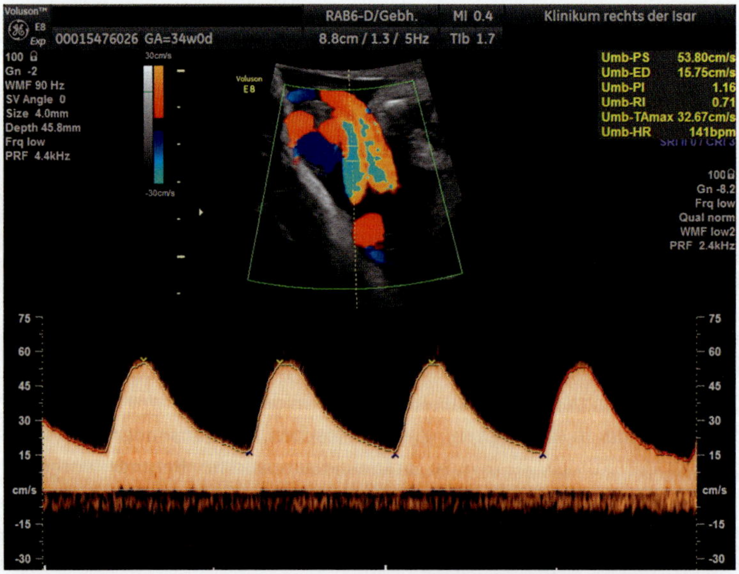

Abb. 2.8 Doppler-Sonografie der A. umbilicalis [P531]

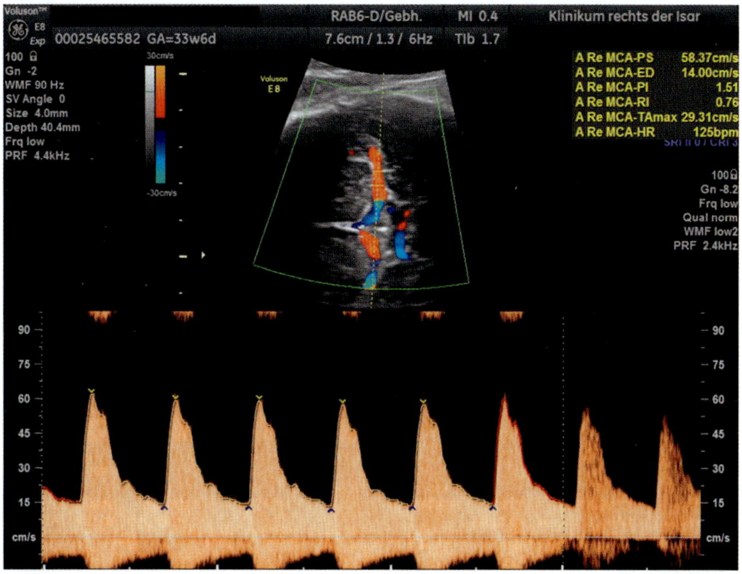

Abb. 2.9 Doppler-Sonografie der A. cerebri media [P531]

MERKE

Anhand dieser Bilder können Prüfer*innen gut den bekannten Effekt einer gelungenen Plazentation Richtung Präeklampsie abfragen.

MERKE

Nierendiagnostik

- Zumeist gynäkologisch nur Diagnose „gestaut/nicht gestaut"
- Hauptproblem nach gynäkologischen OPs (Harnleiter verletzt?)
- In der Schwangerschaft rechts häufiger als links gestaut – gravider Uterus „kippt" zumeist nach rechts.

- Gynäkologie:
  - Große Tumoren (z. B. kindskopfgroße Myome), Aszites (oft beim Ovarialkarzinom und zystisch-solide Tumoren in Ovarialregion)
  - Hinter voller Blase (dient als Kontrastverstärker) können Uterus und Ovarien z. B. bei Mädchen/Frauen, die man nicht mit Vaginalsonde schallen kann (Jungfrauen), gut darstellt werden.

Vaginaler Ultraschall

- Pränataldiagnostik:
  - Schwangerschaft bis ca. 12.–14. SSW (da man mit der Vaginalsonde näher an den noch kleinen Uterus heranreicht)
  - Intrauteriner Sitz? DD Extrauteringravidität (Ringstruktur im Bereich der Tuben + Schmerzen ± freie Flüssigkeit = Blut im Douglas-Raum)

MERKE

Scheitel-Steiß-Länge (SSL) um ca. 10. SSW ist **Goldstandard** bei der Bestimmung des Schwangerschaftsalters.

  - Ersttrimesterscreening (optional oder bei bestimmten Indikationen 11. + 0 bis 13. + 6 SSW durchgeführt)
- Gynäkologie:
  - Uterus:
    - Ante-/retroflektiert, normal groß (entspricht etwa 7–9 cm in der Längsachse)
    - Myometrium-Textur gleichmäßig? Rundliche Tumore mit Kapsel (Myome), asymmetrische Verdickung einer Uteruswand (Adenomyosis)
    - Endometrium-Textur gleichmäßig: strichförmig (gerade abgeblutet/hormonell inaktiv), hoch aufgebaut, Dreischichtigkeit (hormonell aktiv, zweite Zyklushälfte), ungleichmäßige, ggf. diffus durchblutete Textur: Tumor-DD Plazentarest

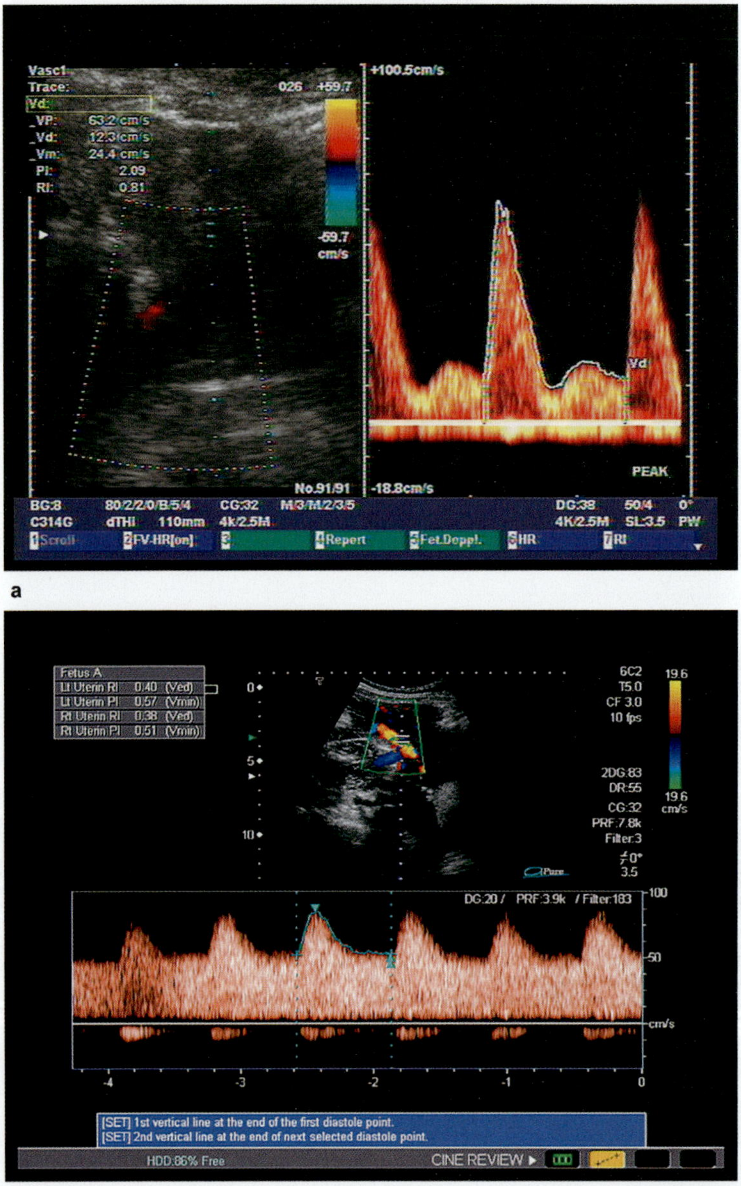

a

b

Abb. 2.10 Doppler-Sonografie der Aa. uterinae [M438]

- Adnexregion: Ovarien (manchmal wegen Darmgasüberlagerungen = Luftartefakte nicht darstellbar):
  - Follikelbesatz darstellbar? Wenn Sie radspeichenartig angeordnete Follikel (viele gleich große) vorgelegt bekommen → Hinweis auf polyzystisches Ovar-Syndrom (dann oft Hirsutismus, unerfüllter Kinderwunsch, zumeist erhöhter BMI)
  - Zysten (glatt berandet, echoleer), Schokoladenzyste (= mit altem Blut gefüllt) zeigt homogene milchglasartige Füllung (Hinweis auf Endometriose)
  - Tumoren (oft zystische und solide Anteile)
  - Tuben: Pathologien (EUG), Wassereinlagerungen (= Hydrosalpinx = Hinweis auf Vernarbungen), Tuboovarialabszesse (verwaschene Konturen/Schmerzen)

2.2.3 Urogynäkologische Untersuchung

Tabuthema Inkontinenz: Man geht davon aus, dass mindestens 30 % aller postmenopausalen Frauen unter Inkontinenzbeschwerden leiden.

Die Anamnese sollte – auch im gynäkologischen Staatsexamen – zumindest die Frage nach der häufigsten Form, der **Belastungsinkontinenz,** beinhalten.

MERKE

Eine beliebte Prüfungsfrage ist die Frage nach Urinverlust beim Husten, Niesen, Lachen und Treppensteigen.

Erweitert sollte man nach **Dranginkontinenz** (**Urge-Inkontinenz** = Harndrang, der nicht mehr zurückgehalten werden kann) und **Deszensussymptomen** (Zug-/Druckgefühl nach unten – oft, wenn Frauen Kinder vaginal geboren haben) sowie Miktionsfrequenzen (tags und nachts) fragen. Weitere Diagnostik:

- **Immer zuerst: Ausschluss Harnwegsinfekt** (Schnelltest/mikrobiologische Untersuchung)
- Miktionstagebuch: Urinmenge (den Patientinnen wird ein Messbecher gegeben), plötzlicher Harndrang, unfreiwilliger Urinverlust?
- Gynäkologische Untersuchung (s. o.): Insbesondere wird auf Descensus uteri, Prolaps der vorderen/hinteren Vaginalwand (= Aufhängedefekte durch vorangegangene Geburten/erschlafftes Bindegewebe), Mobilität des Blasenhalses beim Pressen geachtet.
- Ultraschall (perineal/und am Introitus durchgeführt): Urethra, Blasenhals und Blase werden bei einer Blasenfüllung von ca. 200–300 ml in Ruhe, Pressen, Husten und bei Kontraktion des Beckenbodens untersucht.
- Urodynamische Messung: Hierbei wird ein Blasenkatheter mit Druckmesssonde in die Blase eingebracht, eine weitere Druckmesssonde kommt ins Rektum. Die Blase wird retrograd mit definierten Flüssigkeitsmengen aufgefüllt. Somit können der Blasendruck bei Füllung, der Harndrang, die maximale Blasenkapazität und Detrusorkontraktionen erfasst werden **(Diagnostik für Detrusorüberaktivität).**
- Urethradruckprofilmessung: Ein Messkatheter wird in Blase vorgeschoben und standardisiert zurückgezogen, dabei wird der Urethraverschlussdruck gemessen **(Diagnostik für Belastungsinkontinenz).**
- Uroflow/Miktometrie: Die Geschwindigkeit der Blasenentleerung (ml/s) wird gemessen, indem die Patientin in eine Art Trichter uriniert, am Ende befindet sich ein Geschwindigkeitsmesser.
- Urethrozystoskopie: Mit einer starren Optik wird die Blasenwand beurteilt.

2.2.4 Diagnostische Laparoskopie

Indikationen sind:

- Chronische Unterbauchschmerzen (oft Ausschluss anatomischer Pathologie, chronische Infekthinweise, Verwachsungsstränge, Bridenbildung, V. a. Endometriose)
- Unerfüllter Kinderwunsch, Chromopertubation
- Diagnosesicherung (Histologie) bei z. B. Tumoren, die primär systemisch behandelt werden sollen

2.3 Mutterschaftsrichtlinien

Die Betreuung einer Schwangerschaft, Geburt und im Wochenbett unterliegt gesetzlich fixierten Richtlinien, nach denen eine ausreichende, zweckmäßige und wirtschaftliche Betreuung der Patientin gewährleistet werden muss (sog. **Mutterschaftsrichtlinien**). Teil dieses Betreuungskonzepts ist der **Mutterpass,** den jede Schwangere zu Beginn ihrer Schwangerschaft ausgehändigt bekommt. Hier sollen alle Untersuchungen, Beratungen und stationäre Aufenthalte abgebildet und in Kurzergebnissen skizziert werden (➤ Abb. 2.11).

Der ist wie ein Pass bei sich zu tragen – so kann ein transparenter Austausch klinischer Daten von Rettungsdiensten, Krankenhäusern, betreuenden

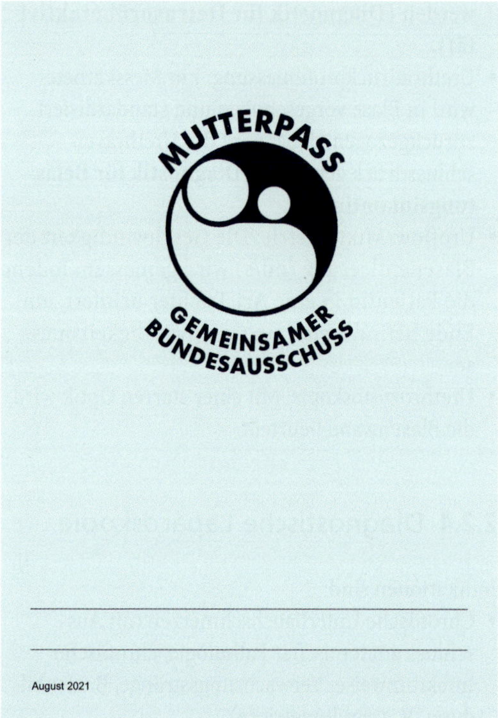

Abb. 2.11 Mutterpass [W257]

Ärzt*innen und Hebammen gewährleistet werden. Die wichtigsten Daten in einem Mutterpass werden in ➤ Tab. 2.3 erläutert. Es macht Sinn, sich mit einem ausgefüllten Dokument vor dem mündlichen Examen vertraut zu machen.

TIPP

Richten Sie besonderes Augenmerk auf ➤ Tab. 2.3. Häufig wird Ihnen ein Mutterpass im Examen vorgelegt: Dort ist jede Untersuchung samt aktuellem Blutdruck (RR) und Urinschnelltestbefund abgebildet – schauen Sie sich die Blutdrücke in Kombination mit der Proteinurie an (Diagnose Präeklampsie ist so schnell ableitbar!), auch einen sinkenden Hämoglobinwert (oft physiologische Anämie) sieht man häufig (➤ Abb. 2.12).

Die Folgeseiten im Mutterpass bilden die drei vorgesehenen Ultraschalluntersuchungen in ihren wichtigsten Merkmalen ab:

- 8. + 0 bis 11. + 6 SSW (Einling, Mehrling, intrauteriner Sitz, ➤ Abb. 2.13)
- 18. + 0 bis 21. + 6 SSW (Organscreen)
- 28. + 0 bis 31. + 6 SSW (zeitgerechte Entwicklung)

Tab. 2.3 Die wichtigsten Informationen im Mutterpass

Erstvorsorge	• Anamnestische Risikofaktoren • Erstberatung Schwangerschaft und Mutterschutzgesetz
Labordiagnostik	• Blutgruppe (**Cave:** Rhesus-negativ*) • Antikörpersuchtest* • Röteln • Lues • HIV • Chlamydienabstrich • Hepatitis-B-Antigen-Bestimmung in der Frühschwangerschaft • Ggf. Toxoplasmose/Zytomegalie (in deutschen Mutterschaftsrichtlinien nicht zwingend) • Oraler Glukosetoleranztest als Gestationsdiabetesscreening
Vorsorgeuntersuchungen	Achten Sie auf: • Regelmäßigkeit (= Compliance der Patientin) • Kindslage • Hb • RR • Urinbefund
Ultraschalluntersuchungen	• 1. Trimenon (10. ± 2 SSW) • 2. Trimenon (20. ± 2 SSW) • 3. Trimenon (30. ± 2 SSW)
Geburt	Art der Geburt, APGAR/pH des Kindes, Besonderheiten
Wochenbett	Besonderheiten

* Die rhesus-negative Schwangere (ca. 5 % in deutscher Bevölkerung), die ein Rhesus-positives Kind erwartet, kann Antikörper gegen dieses oder weitere Rhesus-positive Kinder entwickeln (Rhesusinkompatibilität) – führt ggf. zu fetaler Anämie/intrauterinem Fruchttod.

MERKE

Erste Ultraschalluntersuchung etwa in der 10. SSW, zweite in der 20. SSW und dritte der in 30. SSW.

Wenn weitere Untersuchungen veranlasst werden, hat das oft anamnestische (z. B. maternales Alter > 35 J., dann **erhöhtes Trisomie-21-Risiko**) oder medizinische Gründe. Manche Frauen wollen aber aus eigener Motivation das diagnostische Spektrum der speziellen pränatalen Diagnostik (oft Ultraschall) ausnutzen.

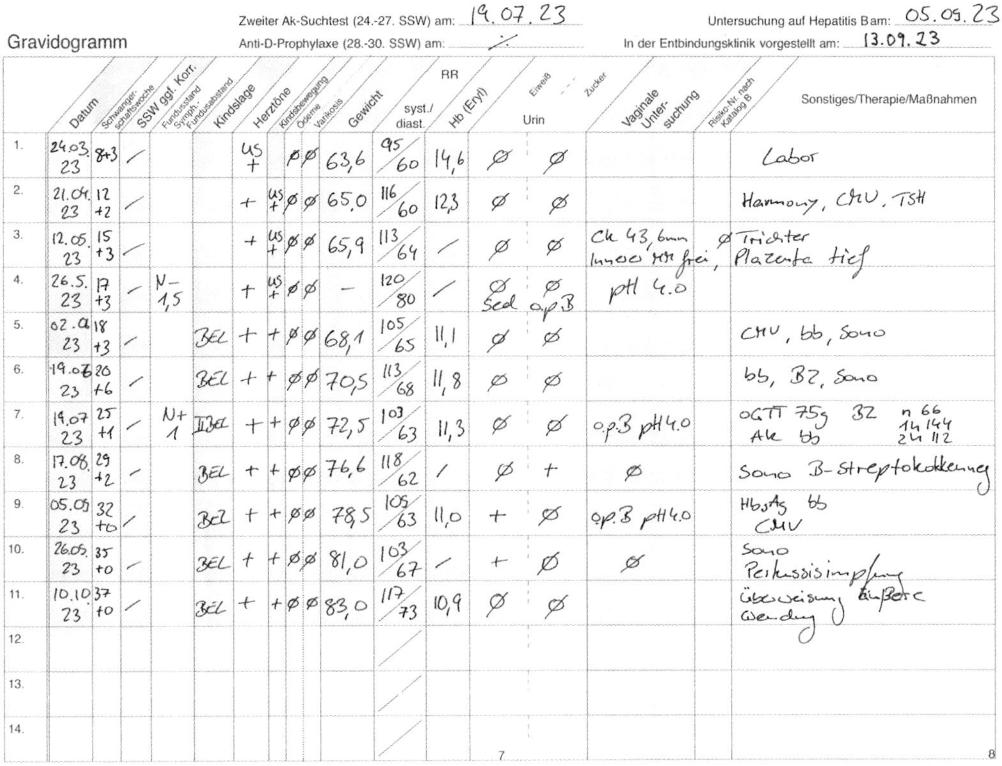

Gravidogramm

Zweiter Ak-Suchtest (24.-27. SSW) am: 19.07.23
Anti-D-Prophylaxe (28.-30. SSW) am: ./.
Untersuchung auf Hepatitis B am: 05.09.23
In der Entbindungsklinik vorgestellt am: 13.09.23

	Datum	Schwangerschaftswoche	SSW ggf. Korr.	Fundusstand Symph.-Fundusabstand	Kindslage	Herztöne	Kindsbewegung	Ödeme	Varikosis	Gewicht	RR syst./diast.	Hb (Ery)	Urin Eiweiß	Urin Zucker	Vaginale Untersuchung	Risiko-Nr. nach Katalog B	Sonstiges/Therapie/Maßnahmen
1.	24.03.23	8+3	/			US +		∅	∅	63,6	95/60	14,6	∅	∅			Labor
2.	21.04.23	12+2	/			+	US +	∅	∅	65,0	116/60	12,3	∅	∅			Harmony, CMV, TSH
3.	12.05.23	15+3	/			+	US +	∅	∅	65,9	113/64	/	∅	∅	Ck 43,6 mm Innen MM frei,		∅ Trichter Plazenta tief
4.	26.5.23	17+3	/	N– 1,5		+	US +	∅	∅	–	120/80	/	∅ Sed	∅ o.p.B	pH 4.0		
5.	02.06.23	18+3	/		BEL	+	+	∅	∅	68,1	105/65	11,1	∅	∅			CMV, bb, Sono
6.	19.06.23	20+6	/		BEL	+	+	∅	∅	70,5	113/68	11,8	∅	∅			bb, BZ, Sono
7.	19.07.23	25+1	/	N+ 1	II BEL	+	+	∅	∅	72,5	103/63	11,3	∅	∅	o.p.B pH 4.0		oGTT 75 g BZ n 66, 1h 144, 2h 112; Ak bb
8.	17.08.23	29+2	/		BEL	+	+	∅	∅	76,6	118/62	/	∅	+	∅		Sono B-Streptokokkenneg.
9.	05.09.23	32+0	/		BEL	+	+	∅	∅	78,5	105/63	11,0	+	∅	o.p.B pH 4.0		HbsAg bb CMV
10.	26.09.23	35+0	/		BEL	+	+	∅	∅	81,0	103/67	/	+	∅	∅		Sono Pertussisimpfung
11.	10.10.23	37+0	/		BEL	+	+	∅	∅	83,0	117/73	10,9	∅	∅			Überweisung äußere Wendung
12.																	
13.																	
14.																	

7 8

Abb. 2.12 Ausgefüllter Mutterpass (Muster)

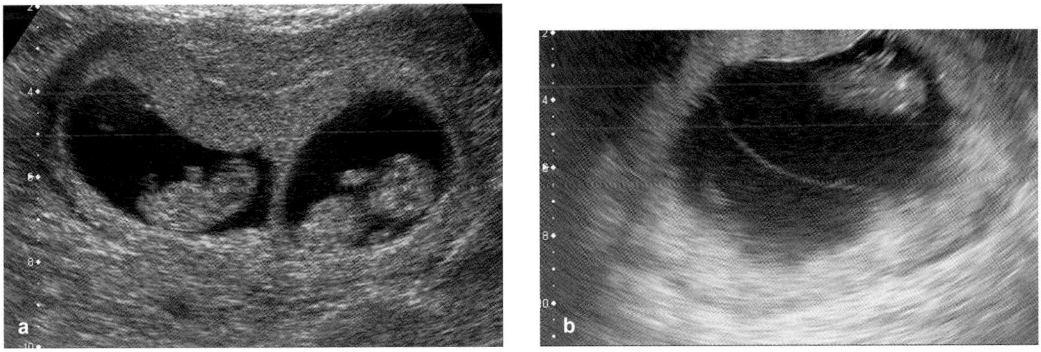

Abb. 2.13 Sonografische Diagnose der Chorionizität bei Mehrlingen: a) Lambda-Zeichen bei dichorialer-diamnioter Geminigravidität. b) T-Zeichen bei monochorialer-diamnioter Geminigravidität. [E1011]

2

2.4 Spezielle pränatale Diagnostik (US/AC etc.)

- **Erweitertes Ersttrimesterscreening** (11. + 0 bis 13. + 6 SSW): In bis zu 95 % der Fälle kann ein Kind mit Trisomie 21 identifiziert werden. Untersucht werden neben Größenmassen (SSL, evtl. KU/AU/FL) die Nasenbeinlänge (ist bei Trisomie-21-Kindern zu kurz/nicht darstellbar), Nackentransparenz (indirekter Hinweis auf Herzinsuffizienz/Herzfehler), Herzdiagnostik (grob vier Kammern, Überkreuzung der großen Arterien darstellbar), Trikuspidalinsuffizienz, Ductus venosus. Mütterliche Serummarker (PAPP-A, ß-hCG) werden zusätzlich mitbestimmt (bei Chromosomen-/Plazentationsstörungen geben sie zusätzliche Hinweise).

MERKE

Mittlerweile können geübte Ultraschaller*innen viele über die Trisomie-21-Diagnostik hinausgehende Fehlbildungen (Gehirn, Herz, innere Organe) identifizieren, weshalb dieser Ultraschall weiterer Diagnostik (z. B. cfDNA, Karyogrammerstellung aus Chorionzotten/Fruchtwasser) vorangehen sollte.

- **Nichtinvasiver Pränataltest (NIPT):** zellfreie fetale DNA (cfDNA) zirkuliert frei in mütterlichem Blut – sie kann ab der ca. 9. SSW isoliert und untersucht werden. Derzeit befinden sich verschiedene Testsysteme auf dem deutschen Markt, die die häufigsten, Trisomien (13, 18, 21), Geschlechtschromosomen (X, Y) und – je nach Anforderung – auch die häufigsten Mikrodeletionssyndrome (z. B. Del 22q- = DiGeorge-Syndrom, relativ häufig bei Herzfehlern nachgewiesen) bestimmen können.

Seit Juli 2022 wird der NIPT von der gesetzlichen Krankenkasse für alle Schwangeren übernommen.

- **NIPT-Rhesus-D:** Es wird ebenfalls die Bestimmung des kindlichen Rhesusfaktors bei Rhesus-positiven Müttern übernommen. Dieses ist ab der 12. SSW möglich und erspart die prophylaktische Anti-D-Gabe in der 28.–30. SSW.
- **Chorionzottenbiopsie** (ab 11. + 0 SSW): Plazentares Material (Chorionzotten) wird entnommen. Bei relativ schnellem Zellwachstum wird innerhalb von ca. 3 Tagen ein erstes Karyogramm (Direktpräparation), nach etwa 10–14 Tagen ein genaueres (Bänderung der Chromosomen genauer) Karyogramm angefertigt. Auch DNA kann zur weiteren Analyse daraus isoliert werden.

PLUS

Cave: Sowohl bei der Chorionzottenbiopsie als auch beim NIPT wird nicht der Fetus direkt, sondern die Plazenta bzw. DNA-Fragmente untersucht! In ca. 1 % der Fälle erhält man auffällige sog. **Mosaikbefunde,** die möglicherweise die Plazenta, nicht das Kind betreffen.

- **Amniozentese** (Fruchtwasseruntersuchung, ab ca. 15. + 0 SSW möglich – nun sind Chorion und Amnion miteinander verschmolzen, man kann durchstechen, ohne beide Membranen wieder voneinander zu trennen): abgeschilferte Haut, Magen-Darm-, urogenitale Zellen des Kindes schwimmen im Fruchtwasser. Diese können aus der bernsteinfarbigen Flüssigkeit gewonnen und wieder zum Wachstum angeregt werden. Nach etwa 24 h kann man ein Fluoreszenz-in-situ-Hybridisierungsergebnis (FISH) für die drei wichtigsten Trisomien (13, 18, 21) erhalten. Aus den wieder zum Wachstum angeregten Zellen kann ein Karyogramm erstellt sowie DNA zur Analyse isoliert werden. Bis ein Karyogramm vorliegt, können 3 Wochen vergehen.
- **Erweiterter Fehlbildungsausschluss** (18. + 0 bis 21. + 6 SSW): Hier wird das Kind mit hochauflösenden US-Geräten von speziell ausgebildeten Diagnostiker*innen „von oben bis unten" gescannt. Anatomisch sichtbare Fehlbildungen in allen Organsystemen werden somit nahezu ausgeschlossen: Kopf (z. B. Form → z. B. Verknöcherungsanomalien), Gehirn (Ventrikelsysteme/einzelne Gehirnstrukturen → z. B. Hydrozephalus), Gesicht (Kiefer, Gaumen, Nasenbein, Gesichtswinkel), Hals, Thorax (Lunge, Herz), ausführliche Echokardiografie mit detaillierten Gefäßbeschreibungen, Diaphragma (z. B. Hernien können Lungengewebe einengen, die Kinder können postpartal nicht atmen), Magen-Darm-Trakt, Urogenitaltrakt (z. B. fehlende Nierenanlage → kein Fruchtwasser → keine Lungenentwicklung), Knochen werden vermessen (z. B. Achondroplasie).

MERKE
Etwa 50 % aller syndromal kranken Kinder haben Herzfehler.

- **Nabelschnurpunktion** (sehr selten notwendig, frühestens ab ca. 18. + 0 SSW technisch möglich). Indikationen sind:
  - V. a. fetale Anämie für intrauterine Bluttransfusionen (z. B. bei Parvo-B19-Virusinfekt/Ringelröteln)
  - Thrombozytenbestimmung aus fetalem Blut (z. B. präpartal bei maternaler Immunthrombozytopenie. IgGs der Mutter können transplazentar auf den Fetus übergehen und Thrombopenie auslösen – Geburtstraumata/Gehirnblutungen)
- **Präimplantationsdiagnostik** ist die Untersuchung eines durch IVF erzeugten Embryos vor der Implantation in den Uterus. Dieses ist ein sehr seltenes Verfahren, welches nur in speziellen Zentren angeboten wird. Zulässig ist sie nur bei schweren genetischen Erbkrankheiten, die in der Regel nicht mit dem Leben zu vereinbaren sind oder zu einem vorzeitigen Tod des Kindes führen würden, z. B. Zystische Fibrose. Nicht möglich ist es jedoch aktuell z. B. bei BRCA-Mutation.

2.5 Diagnostik während der Geburt

Die Geburt wird in drei Phasen eingeteilt:

1. **Eröffnung (EP):** Schmerzhafte, regelmäßige Wehen drücken das Kind gegen die Zervix, die sich damit ca. 1 cm/h (bei Mehrgebärender ggf. zügiger) eröffnet, bis sie sich komplett über den kindlichen Kopf gestülpt hat (Wehenkraft auf Kind ca. 20 mmHg). **Am Ende der EP** erfolgt normalerweise bei vollständig eröffnetem Muttermund der **rechtzeitige Blasensprung.**

Diagnostik:
  - Vaginale Untersuchung: Die Hebamme untersucht je nach klinischem Bild (ca. alle 2 h) den Geburtsfortschritt, indem sie mit ihren Fingern vaginal die Weite der Zervixöffnung in Zentimetern beschreibt.
  - CTG-Aufzeichnung etwa alle 2 h für ca. 30 min

2. **Austreibung** (der Muttermund/die Zervix ist komplett geöffnet, d. h. von vaginal tastet sich kein Zervixanteil mehr, nur noch führende kindliche Anteile): Das Kind wird durch den knöchernen Beckeneingang-, die Beckenmitte (= Enge, definiert durch die sog. Interspinalebene), den Beckenausgang durch den vaginalen Weichteilschlauch und letztlich die Beckenbodenmuskulatur gedrückt (Wehenkraft auf Kind 60–200 mmHg [in Presswehen] = Stress fürs Kind).

Diagnostik:
  - Vaginale Untersuchung: Die Hebamme untersucht je nach Geburtsfortschritt, indem sie mit ihren Fingern vaginal den Höhenstand des führenden kindlichen Teils in Bezug zur Beckenenge (Interspinalebene) in Zentimetern beschreibt.
  - CTG: kontinuierliche Aufzeichnung. In dieser Phase ist der Stress/Druck für das Kind am gefährlichsten.

3. **Nachgeburt:** Uterine Kontraktionen (Nachwehen) führen zu Plazentalösung und Plazentageburt. Die Plazenta muss innerhalb von 30 min nach der Kindsgeburt geboren sein, sonst ist der Blutverlust deutlich erhöht. Die Differenzialdiagnostik der postpartalen Blutung ist in ➤ Abb. 2.14 dargestellt.

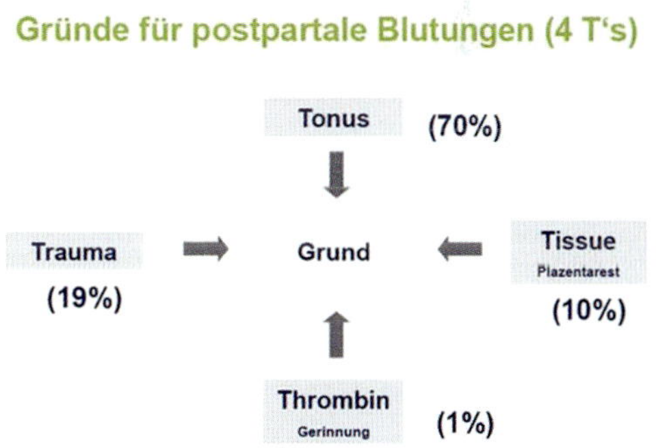

Abb. 2.14 Differenzialdiagnostik der postpartalen Blutung (4 Ts); in Anlehnung an Anderson J et al. Am Fam Physician 2007, 75: 875–882, p. 876 [P531]

MERKE
Cave: Die Phase der Nachgeburt ist einer der gefährlichsten Zeitpunkte im Leben einer Mutter! Es besteht eine große Blutungsgefahr, wenn Uteruskontraktionen ausbleiben und/oder das Plazentabett weiterblutet **(= atone Blutung).**

2.6 Kardiotokografie (CTG)

Hier wird die fetale Herzfrequenz zeitgleich mit der uterinen (Wehen-)Aktivität über zwei Ultraschallabnehmer aufgezeichnet. Die Herzfrequenz und deren Pathologien werden nach dem FIGO-Score beurteilt ➤ Tab. 2.4. In den meisten Aufzeichnungen ist 1 cm Papiervorschub = 1 Minute. Zur genaueren CTG-Beurteilung ➤ Kap. 4.2.8.

Am besten kann man die fetale Herzfrequenz über dem kindlichen Thorax/Rücken ableiten. Ein sinusoidales Herzfrequenzmuster > 10 min ist hoch pathologisch. Diese Herzfrequenzmuster sollten Sie beschreiben können: ➤ Abb. 2.15, ➤ Abb. 2.16, ➤ Abb. 2.17, ➤ Abb. 2.18, ➤ Abb. 2.19.

NOTFALL

Intrauterine Reanimation (z. B. bei fetaler Bradykardie, die unter der Geburt gelegentlich vorkommen kann – machen Sie bitte im Examen nicht zu viele Notkaiserschnitte!)

1. O_2-Gabe an die Mutter
2. Sofortige Wehenhemmung (Fenoterol = β_2-Sympathomimetikum, verursacht kurzfristige maternale Tachykardie). Die Wehe ist der größte „Stressor" während der Geburt!
3. Veränderung der kindlichen Lage unter Annahme, dass irgendwo die Nabelschnur komprimiert wird (z. B. durch kräftiges Hochschieben des kindlichen Köpfchens von vaginal und/oder Lageänderung der Mutter)

Tab. 2.4 Beurteilung des CTGs nach FIGO-Score [W1146]

	Normal	Suspekt	Pathologisch
Baseline	110–160 bpm		< 100 bpm
Variabilität	5–25 bpm	Mindestens eine Auffälligkeit, die aber nicht pathologisch ist	> 50 min reduziert, > 30 min erhöht oder sinusoidal > 30 min
Dezelerationen	Keine		Wiederholte oder verlängerte Dezelerationen > 30 min oder > 20 min, wenn mit reduzierter Variabilität oder eine verlängerte Dezeleration > 5 min
Interpretation	Keine Hypoxie/Azidose	Niedrige Wahrscheinlichkeit für Hypoxie/Azidose	
Vorgehen	Keine Intervention notwendig	Reversible Ursachen ändern, zusätzliche Methoden, um die Oxygenierung zu beurteilen	Sofortige Handlung, zusätzliche Evaluationen. Falls nicht möglich: Entbindung.

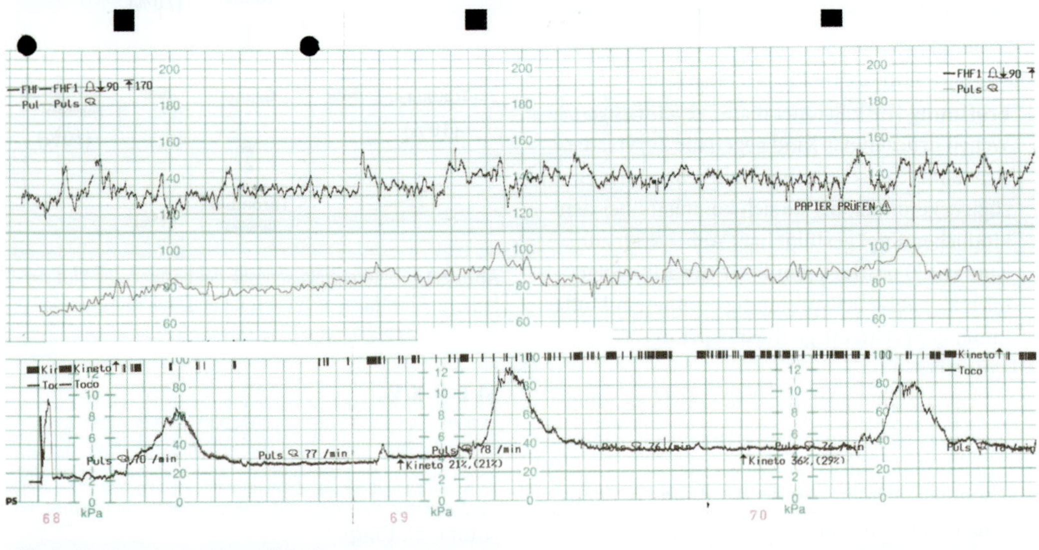

Abb. 2.15 Normales HF-Muster [P531]

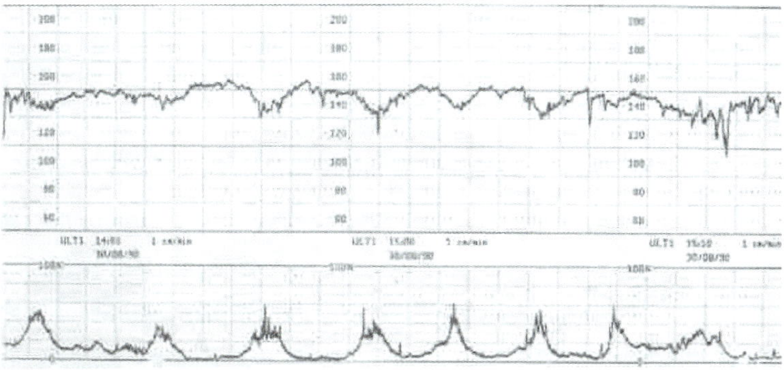

Abb. 2.16 Typ-1-Dezeleration = Wehensyndrom [F533-003]

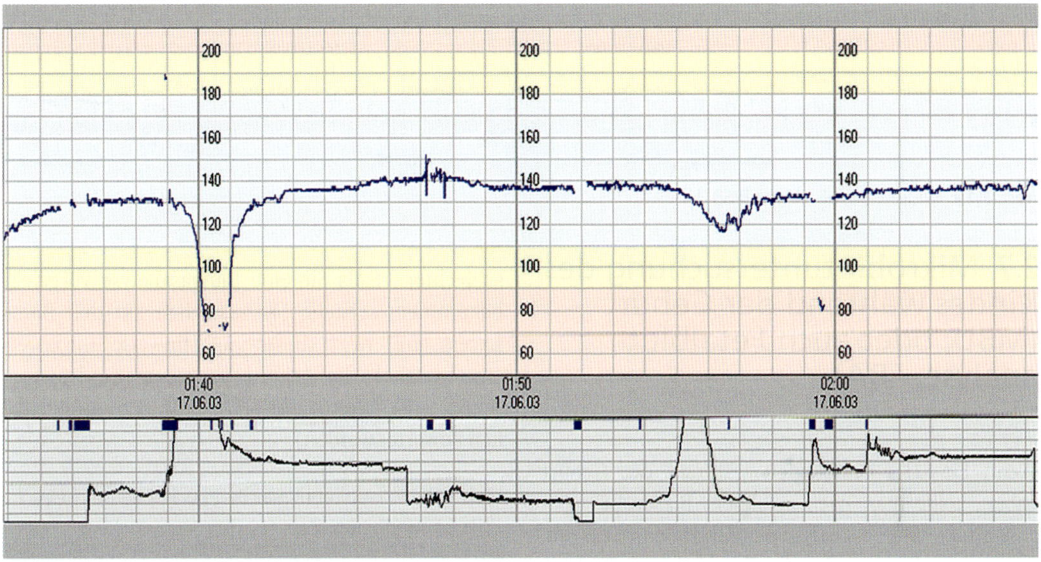

Abb. 2.17 Typ-2-Dezeleration = versetzt zur Wehe [M438]

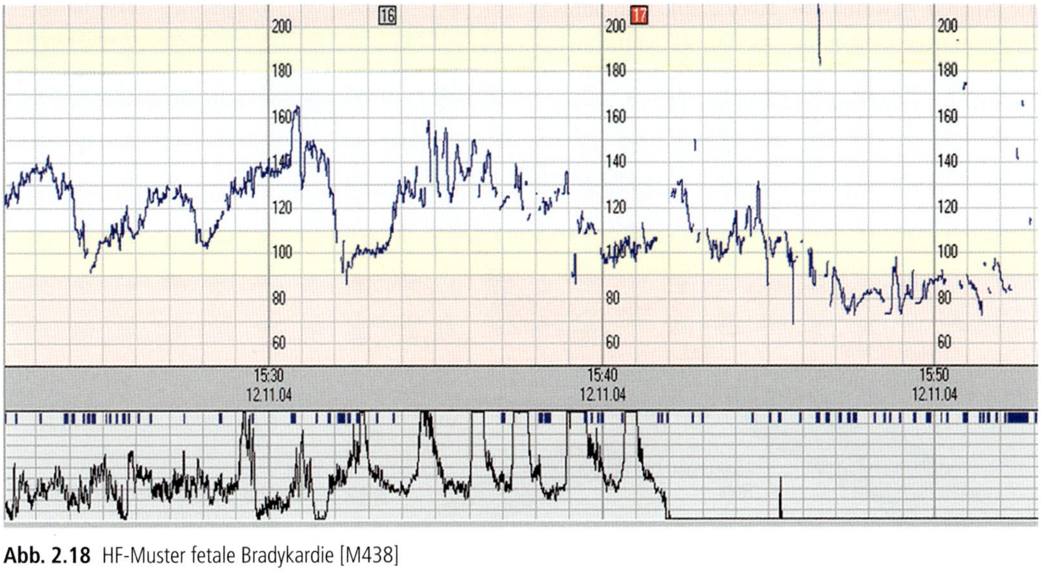

Abb. 2.18 HF-Muster fetale Bradykardie [M438]

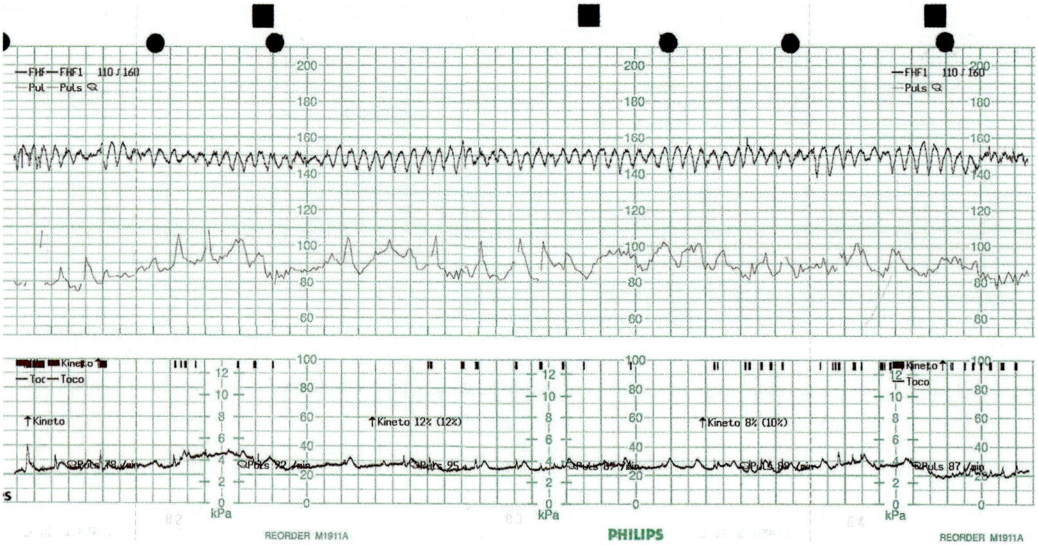

Abb. 2.19 Sinusoidales HF-Muster [P531]

2.7 Mikroblutuntersuchung des Kindes während der Geburt (MBU; oder auch Fetalblutanalyse, FBA)

Wenn Sie CTG-Pathologien während der Geburt haben, sollte man nach erfolgtem Blasensprung – eine direkte Blutgasanalyse des Kindes durchführen, indem man (unter Sicht) das Köpfchen (bei Beckenendlagen den Steiß) punktiert und etwas Blut für die Analyse gewinnt (➤ Abb. 2.20). Handlungsempfehlungen können Sie ➤ Tab. 2.5 entnehmen. Eine „Daumenregel" besagt, dass sich der pH-Wert um 0,01 bei anhaltend schlechtem CTG/Minute verschlechtert. Falls Sie eine Blutgasanalyse vorgelegt bekommen, schauen Sie zusätzlich auf den Base-Excess (BE)-Wert: dieser gibt Hinweise, inwieweit eine metabolische Azidose bei einem Kind fortgeschritten ist (Werte tiefer als –12 müssen als bedenklich bewertet werden).

Tab. 2.5 Mikroblutuntersuchung während der Geburt (bei CTG-Pathologien)

pH-Wert aus MBU	Handlungsableitung
> 7,25	Beobachten, ggf. nach 20–30 min wiederholen
7,21–7,24	Wiederholung, spätestens nach 30 min entbinden
< 7,20	Entbindung

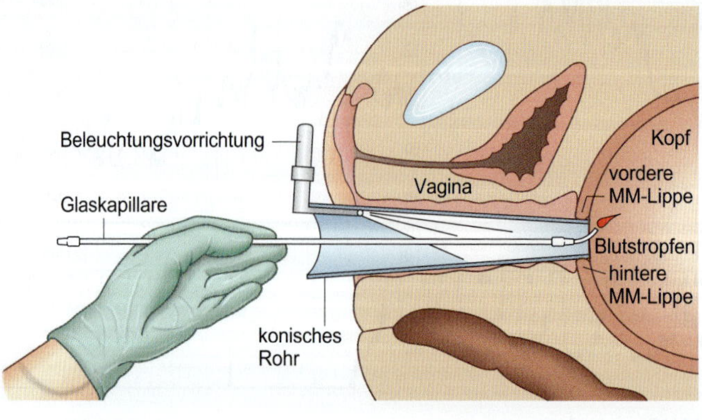

Abb. 2.20 Mikroblutuntersuchung (MBU) [M438]

MERKE
MBU schlägt CTG!

2.8 Krebsfrüherkennungsuntersuchungen

Nur Zervix-, Vulva- und Mammakarzinome sind einer frühen Erkennung durch klinische Untersuchungen zugänglich. Damit konnten die Überlebensraten bei diesen Karzinomen, insbesondere des Zervixkarzinoms, erheblich gesteigert werden. Untersuchungen, die die gesetzlich vorgesehenen Früherkennungsprogramme bei der Frau beinhalten, sind in ➤ Tab. 2.6 aufgeführt.

MERKE
Das **Endometriumkarzinom** fällt (zumeist in gut therapierbaren Frühstadien) durch atypische postmenopausale Blutungen auf, das Ovarialkarzinom ist durch keine Früherkennungsuntersuchung (auch nicht mit regelmäßigen Sonografien der Ovarien oder Tumormarkermessungen) sicher und früh diagnostizierbar. Hier wird die Patientin meist in Spätstadien klinisch auffällig.

TIPP
Bereiten Sie sich darauf vor, an einem Zervix-/Uterusmodell aktiv einen PAP-Abstrich abnehmen zu können (mit Watteträger am Plattenepithel-/Zylinderepithelübergang ± Bürstchen intrazervikal).

Tab. 2.6 Gesetzlich vorgesehene Krebsfrüherkennungsuntersuchungen der Frau

Alter	Untersuchung
≥ 20 Lj. jährlich	• Anamnese • Inspektion äußeres Genitale • Spekulumeinstellung mit PAP-Abstrichentnahme
< 25 Lj. jährlich	• Urinprobe auf Chlamydien
≥ 30. Lj. jährlich	• Palpation der Mammae und Lymphabflussgebiete, Anleitung zur Selbstuntersuchung
≥ 35. Lj.	• Hautkrebsscreening alle 2 Jahre • **Cave:** PAP-Abstrich nur noch alle 3 Jahre in Kombination mit HPV-Test
≥ 50. Lj. jährlich	• Hämoccult-Test
≥ 55. Lj. zweimal im Abstand von 10 J.	• Kolorektoskopie
≥ 50.–69. Lj.	• Mammografie alle 2 Jahre

2.9 Bericht

Sprechen Sie sich mit Ihrem Prüfungsvorsitz ab, in welcher Form der Bericht verfasst werden soll. Einige Prüfer*innen werden Sie bitten, diesen Bericht in Form eines Arztbriefes zu verfassen, andere werden einen Akteneintrag im Sinne einer Aufnahmeuntersuchung erbitten. Wieder andere werden Ihnen die hauseigenen Anamnesebögen aushändigen und Sie bitten, diese auszufüllen.

TIPP
Fragen Sie unbedingt die Stationsärzt*innen, falls Ihnen der Krankheitsverlauf nach ausführlicher Anamnese unklar ist. Hier bekommen Sie meist wertvolle Tipps für die Prüfung.

Einen **Arztbrief** verfasst man nach einem relativ einheitlichen Schema:

Sehr geehrte Kolleg*innen,
wir berichten über unsere gemeinsame Patientin, Frau Elif Muster, *1.1.1950, die sich vom 9.10.2023 bis 18.10.2023 in unserer stationären Betreuung befand.

Diagnose:
High grade seröses Ovarialkarzinom links
pT1c3, pN0 (0/32), G3, R0, M0
Nebendiagnosen: Hypothyreose

Therapie:
Operation am 10.10.2023: mediane Längslaparotomie mit Hysterektomie, Adnektektomie bds., infragastrische Omentektomie, pelvine und paraaortale Lymphonodektomie, Appendektomie – makroskopisch ohne verbliebenen Tumorrest R0.

Histologie:
Mäßig differenziertes, muzinöses Zystadenokarzinom des Ovars links, mit Nachweis von malignen Zellen in der Spülzytologie, PT1c3, pN0 (0/32), G3, R0;
CT Thorax Abdomen vom 9.10.2023: V. a. malignen Prozess in der der linken Adnexlodge von ca. 5 × 4 cm, kein Anhalt für weitere Manifestationen, kein Anhalt für Organmetastasen.

Tumormarker vom 9.10.2023:
CEA: 41,3 ng/ml, CA 125: 250,5 U/ml

Labor vom 18.10.2023:
Hb: 10,5 g/dl, Hämatokrit 31,1%, ansonsten unauffälliges Routinelabor
Medikation:
Clexane 4.000 I. E. s. c. 1× tgl.

Verlauf und Prozedere:
Frau Muster stellte sich in unserer Ambulanz mit sonografisch supektem Adnexbefund links vor. Bei Verdacht auf einen Ovarialtumor wurde die Indikation zur Längslaparotomie (s. o.) gestellt. Diese konnte komplikationslos am 10.10.2023 durchgeführt werden.

Der postoperative Verlauf gestaltete sich unauffällig.
Im stationären Verlauf erfolgte die psychoonkologische Mitbetreuung, sowie die Beratung durch unseren Sozialdienst.

Empfehlung unseres interdisziplinären Tumorboards vom 17.10.2023:
Wir empfehlen:
- Die Durchführung einer Chemotherapie mit 6 Zyklen Carboplatin AUC5q21.
- Eine humangenetische Beratung
- Die regelmäßige onkologische Nachsorge

Weitere Empfehlungen:
Fortsetzung der Antikoagulation für 4–6 Wochen
Fortsetzung der Hausmedikation
Für weitere Rückfragen stehen wir Ihnen gerne zur Verfügung.

Mit freundlichen kollegialen Grüßen,
*Chefärzt*in, Oberärzt*in, Assistenzärzt*in*

Ein **geburtshilflicher Bericht** kann folgendermaßen aussehen:

Sehr geehrte Kolleg*innen,
wir berichten über unsere gemeinsame Patientin, Frau Anuk Muster, *1.1.1990, die sich vom 17.11.2023 bis 19.11.2023 in unserer stationären Betreuung befand.

Diagnosen:
- 27-jährige I Gravida 0 Para mit Abortus imminens in rechnerisch 17. + 0 SSW (L. P. 21.7.2023)
- Dichoriale-diamniote Geminigravidität
- Blutgruppe: 0 Rhesus-positiv

Therapie:
Magnetrans forte 150 mg 3× täglich p. o.
Stationäre Observation

Verlauf:
Frau Musterfrau stellte sich in rechnerisch 17. + 0 SSW mit anamnestisch periodenstarker vaginaler Blutung notfallmäßig in unserer Ambulanz vor. Bei der Aufnahmeuntersuchung zeigte sich eine leichte Schmierblutung aus dem Zervikalkanal, die Zervix war sonografisch über 3cm lang, der Muttermund war geschlossen. Im Tokogramm und klinisch zeigte sich kein Hinweis auf Wehentätigkeit. Sonografisch zeigte sich eine intakte, zeitgerecht entwickelte intrauterine dichoriale-diamniote Geminigravidität mit positiver Herzaktion beider Feten. Vitalparameter und Laborwerte waren unauffällig. Wir nahmen die Patientin zur Überwachung stationär auf. Bei der Abschlussuntersuchung zeigte sich weiterhin eine vitale Zwillingsschwangerschaft mit positiver Herzaktion, unauffälligem Fruchtwasser und Blutungsfreiheit, sodass wir die Patientin am 19.11.2023 in ihre ambulante Weiterbehandlung entlassen konnten.

Weitere Empfehlungen:
Mäßige körperliche Schonung wurde angeraten. Wir empfehlen eine Kontrolle bei Ihnen in einer Woche sowie die Einnahme von Magnesium.
Bei erneuten Beschwerden ist eine Wiedervorstellung in unserer Klinik jederzeit möglich. Für den weiteren Schwangerschaftsverlauf wünschen wir alles Gute.

Mit freundlichen kollegialen Grüßen,
*Chefärzt*in, Oberärzt*in, Assistenzärzt*in*

2.10 Vorstellung

Wenn Sie bei ihrer Prüfung ans Krankenbett kommen, sollten Sie Ihre Patientin wie in einer ausführlichen Visite vorstellen. **Üben Sie dies bereits im Praktischen Jahr und Ihrer Vorbereitung!**

Bei dieser Vorstellung kann es vorkommen, dass Sie bereits früh unterbrochen werden. Manche Prüfer*innen lassen die Prüflinge komplett ausreden und die gesamte Anamnese inklusive erhobener Untersuchungsbefunde vorstellen.

Ein **mögliches Schema,** welches Sie idealerweise kurz, relevant, objektiv und vollständig präsentieren sollten:

1. Anamnese:
   a) Leitsymptom und aktuelle Anamnese (ggf. inklusive Vorgeschichte und Verlauf der Erkrankung)
   b) Allgemeine Anamnese/frühere Erkrankungen/Operationen
   c) Gynäkologische Anamnese (Vorerkrankungen, Operationen, Zyklus, Schwangerschaften, Geburten, Fehlgeburten, Miktion, Stuhlgang, letzte Krebsvorsorgeuntersuchung)
   d) Medikamente
   e) Allergien
   f) Genussmittel (Alkohol, Nikotin, Drogen)
   g) Familienanamnese
   h) Sozialanamnese

2. Körperlicher Untersuchungsbefund (Empfehlung „von oben nach unten“ – dann vergessen Sie nichts):
   a) Kopf/Hals
   b) Thorax/Herz/Lunge
   c) Abdomen
   d) Extremitäten/Skelett/Rücken
   e) Neurologische Untersuchung
3. Nebendiagnosen
4. Diagnostisches und therapeutisches Vorgehen in dem geschilderten Fall

Eine **Einstiegshilfe** für Ihre Fallpräsentation kann Ihnen eventuell auch folgendes Schema liefern:

- **Identifikation** (Frau Muster ist eine 27-jährige IG 0P in der 17. + 0 SSW)
- **Beschwerden** (mit anamnestisch periodenstarker Blutung – bei Aufnahme)
- **Objektive (Erst-)Befunde** (Zervix lang, MM geschlossen, leichte Schmierblutung)
- **Zusatzbefunde/-untersuchungen** (Sonografie, Tokogramm)
- **Verdachtsdiagnose** (V. a. Abortus imminens)
- **Zusatzinformationen** (di-di Zwillinge, Blutgruppe)
- **Therapie** (Magnesium, Überwachung)

Im Folgenden werden Sie konkrete Fragen zur Krankengeschichte, einzelnen Symptomen, Krankheitsbildern gestellt bekommen. Danach werden Sie sich verschiedene Untersuchungstechniken von Ihnen demonstrieren lassen. Üben Sie das Untersuchen und erklären Sie (zeitgleich), was und warum Sie diese Untersuchung durchführen.

KAPITEL

3 Die wichtigsten Leitsymptome

Yvonne Fahmüller, Dorothea Lewitz, Lisa Link, Doris Oberle, Tina Schwarz, Sophia Wachner

3.1 Nutzungshinweis

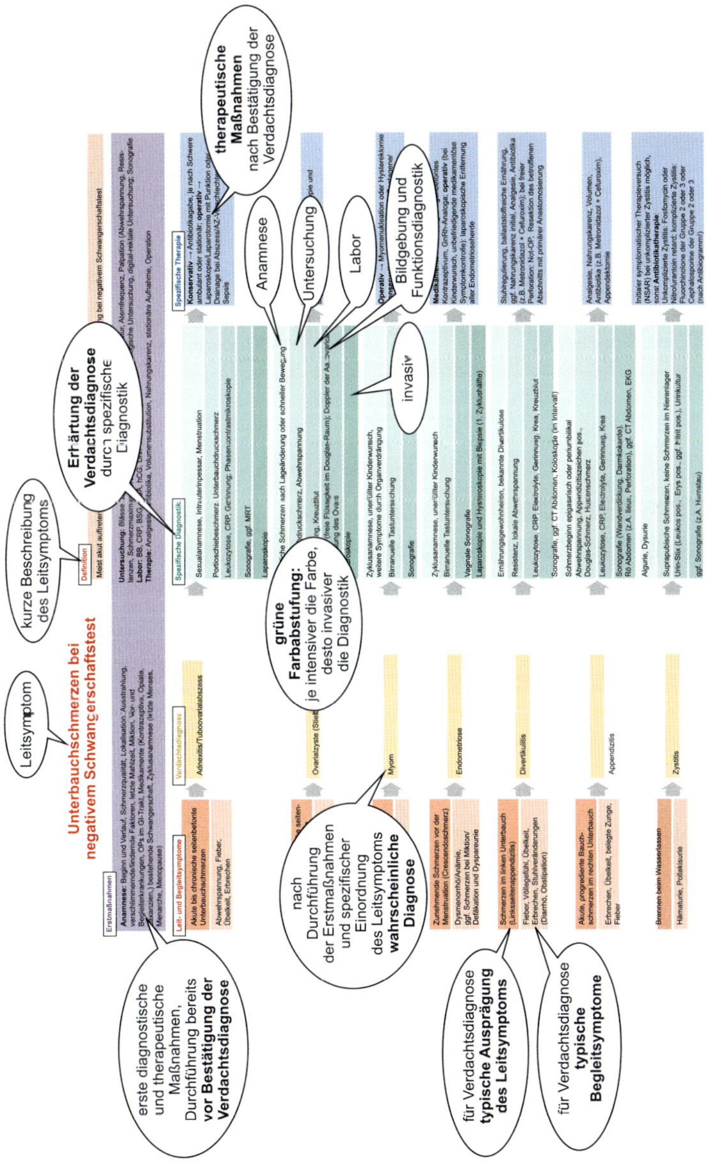

3.2 Amenorrhö

Doris Oberle und Yvonne Fahmüller

Erstmaßnahmen

Anamnese: Zyklusanamnese (Menarche, Zykluslänge, letzte reguläre Menses), Pubarche, Thelarche, Schwangerschaften/ Aborte, Verhütungsmethode, Vorerkrankungen, Medikamente (Psychopharmaka, Hormonpräparate), Gewichtsveränderungen, Alkohol/Drogen, psychosoziale Anamnese

Leit- und Begleitsymptome	Verdachtsdiagnose
Primäre Amenorrhö Starke, progrediente zyklische Beschwerden ohne Blutung seit Beginn der Menarche	Hymenalatresie
Primäre Amenorrhö Kleinwuchs, Pterygium colli, Schildthorax, weibl. Infantilismus	z.B. Ullrich-Turner-Syndrom (X0-Gonadendysgenesie)
Sekundäre (seltener primäre) Amenorrhö Hyperseborrhö/Akne, Hirsutismus/Alopezie, erhöhter BMI, Acanthosis nigrans	PCO-Syndrom
Sekundäre (seltener primäre) Amenorrhö Depression, Angst, Gewichtsverlust/Untergewicht, Körperschemastörung	Funktionale hypothalamische Amenorrhö bei Anorexia nervosa/Katabolie, starker physischer oder psychischer Stress
Sekundäre Amenorrhö Akne, Hirsutismus, Galaktorrhö, ggf. Hemianopsie	Prolaktinom
Sekundäre Amenorrhö Übelkeit/Erbrechen, Gewichtszunahme, Bauchumfangsvermehrung, Brustwachstum, Laktation	Scheinschwangerschaft/Pseudogravidität

Definition

Ausbleiben der Menstruation; **physiologisch**: während der Kindheit, Schwangerschaft, Stillperiode, postmenopausal; **primär**: fehlende Menarche bis zur Vollendung des 15. Lebensjahrs (Normal 13,5 Lj. ± 1 J.; ca. 2,5 J. nach Thelarche); **sekundär**: Ausbleiben der Regelblutung länger als 3 reguläre Zyklen, nachdem bereits regelmäßige Menses stattgefunden hat

Untersuchung: Größe/Gewicht/BMI, Fettverteilung, Behaarungstyp/Virilisierungserscheinungen, Brustentwicklung, gynäkologische Untersuchung
Labor: ß-hCG (Ausschluss Frühschwangerschaft)
Bildgebung: Vaginalsonografie

Spezifische Diagnostik	Spezifische Therapie
Zyklische, kolikartige Schmerzen (meist progredient im Verlauf), ggf. Miktions- und Defäkationsbeschwerden Verschlossenes Hymen, durch welches bläuliches Blut schimmert; prallelastischer Tumor (Hämatokolpos) Sonografie: Hämatokolpos und Hämatometra	Spaltung/Resektion des Hymens, Entfernung des aufgestauten Gewebes
Als Neugeborene häufig ausgeprägte Lymphödeme an Hand- und Fußrücken Tiefer Haaransatz im Nacken; kleine, weit auseinanderstehende Mamillen Karyotypisierung (45 X0 oder Mosiakformen), Östrogen (erniedrigt), LH und FSH erhöht Vaginale Sonografie: Streakgonaden	Substitution von Östrogen/Progesteron, ggf. Wachstumshormone im Kindesalter, Aufklärung über Sterilität
Gewichtszunahme, Essgewohnheiten, Zykluslängen Testosteron (erhöht), laborchemischer Nachweis anovulatorischer Zyklen, LH (erhöht), Glukose/Insulin-Quotient Sonografie (polyzystische Ovarien, Ausschluss testosteron-produzierender Tumor)	Übergewicht → Gewichtsreduktion/Ernährungsumstellung; pathologische Glukosetoleranz → Metformin; kein Kinderwunsch → antiandrogene Kontrazeptiva; Kinderwunsch → Metformin, Clomifen/GnRh
Einschneidende Erlebnisse/Traumata, Gewichtsverlust/Diäten, starke sportliche Betätigung Kachexiesymptome Cortisolspiegel (erhöht), FSH/LH-Quotient (erhöht)	Stressabbau/multimodale Therapie bei Anorexia nervosa, Einstellen der exzessiven körperlichen Betätigung
Häufige Kopfschmerzen und Übelkeit, Libidoverlust, Osteoporose Prolaktin (erhöht in Mehrfachmessungen) cMRT	**Medikamentös** → Dopaminagonisten, bei Unverträglichkeit z.B. Cabergolin, ggf. Östrogen/Gestagene bei Hormonmangel; **operativ/Strahlentherapie** → Therapieversagen der medikamentösen Therapie, Makroadenomen, ggf. bei Kinderwunsch
Psychosoziale Situation, B-Symptomatik Manuelle Brustuntersuchung, Ausschluss Lymphknotenvergrößerung β-hCG (Ausschluss Schwangerschaft) Sonografie (Ausschluss Schwangerschaft, Ausschluss Malignom), ggf. Mammografie	Wenn **Malignom** ausgeschlossen, Aufklärung über die Situation, ggf. psychiatrische Therapie

3.3 Blutung bei positivem Schwangerschaftstest

Sophia Wachner und Dorothea Lewitz

Erstmaßnahmen

Anamnese: Beginn und Verlauf, Stärke, Zeitraum, Farbe, SSW, bisheriger Verlauf der Schwangerschaft, Medikamente, Vor- und Begleiterkrankungen, Alkohol, Nikotin, Drogen, psychosoz. Anamnese

Leit- und Begleitsymptome	Verdachtsdiagnose
1. Trimenon	
Vaginale Blutung; ggf. krampfartige Bauchschmerzen	Abortus imminens
Starke vaginale Blutung; ggf. krampfartige Bauchschmerzen	Abortus incipiens
Persistierende Blutung; Starke krampfartige Bauchschmerzen	Abortus incompletus/completus
Vaginale Blutung, Fieber, Schüttelfrost; ggf. krampfartige Bauchschmerzen, eitriger vaginaler Ausfluss	Septischer Abort
2./3. Trimenon	
Leichte vaginale Blutung; Keine Schmerzen	Ektopieblutung
Starke, helle Blutung; Keine Schmerzen	Placenta praevia/Plazentarandblutung
Geringe dunkle Blutung; Dauerhafte Unterbauchschmerzen	Vorzeitige Plazentalösung (Abruptio placentae)
Geringe, meist schleimige Blutung; Wehenabhängige Schmerzen	Zervixeröffnungsblutung

Definition

Vaginale Blutungen während der Schwangerschaft bzw. peripartal

Untersuchung: Palpation des Abdomens, ggf. Tastuntersuchung, Spiegeleinstellung, Ultraschall
Labor: Blutbild, ggf. Kreuzblut, Gerinnung, Entzündungswerte, ggf. β-hCG quantitativ

Spezifische Diagnostik	Spezifische Therapie
SSW, Abort in der Anamnese, vorangehende Besonderheiten (Vitalparameter, Diabetes, Traumata, Intoxikationen, Rh-Inkompatibilität), Muttermundöffnung (geschlossen), vaginale Blutungszeichen/Blutungsquelle β-hCG-Verlauf (nicht abfallend), CRP, Leukos, Hb-Verlauf Sonografie (Vitalzeichen vorhanden, Herzaktion)	**Abortus imminens (drohend)** → Bettruhe, ggf. Magnesium
SSW, Abort in der Anamnese, vorangehende Besonderheiten (Vitalparameter, Diabetes, Traumata, Intoxikationen, Rh-Inkompatibilität), Portiolänge, Muttermundöffnung (ggf. noch geschlossen), vaginale Blutungszeichen/Blutungsquelle β-hCG-Verlauf (abfallend), CRP, Leukos, Hb- Verlauf Sonografie (sichtbarer Embryo mit reduzierten/fehlenden Vitalzeichen, fehlende Herzaktion), Uteruskontraktionen	**Abortus incipiens (abgelaufen)** → je nach SSW Kürettage oder Weheninduktion, Ultraschallkontrolle, dass komplette Frucht/Plazenta ausgestoßen wurde
SSW, Abort in der Anamnese, vorangehende Besonderheiten (Vitalparameter, Diabetes, Traumata, Intoxikationen, Rh-Inkompatibilität), Portiolänge, Muttermund geöffnet, vaginale Blutungszeichen/Blutungsquelle, ggf. ausgestoßene Frucht in Zervix/Vagina β-hCG-Verlauf (abfallend), CRP, Leukos, Hb- Verlauf Sonografie (evtl. leeres Cavum uteri)	**Abortus incompletus/ completus:** Kontrolle, dass komplette Frucht/Plazenta ausgestoßen wurde, sonst Kürettage
SSW, Abort in der Anamnese, vorangehende Besonderheiten (Vitalparameter, Diabetes, Traumata, Intoxikationen, Rh-Inkompatibilität), abdominale Abwehrspannung, Portiolänge, Muttermundöffnung, vaginale Blutungszeichen/Blutungsquelle, ausgestoßene Frucht in Zervix/Vagina β-hCG-Verlauf (abfallend), CRP↑, Leukozytose, Hb- Verlauf Sonografie (freie Flüssigkeit, Ausschluss DD z.B. Appendizitis), CTG (fehlende Herzaktion, Wehentätigkeit)	**Abortus febrilis:** antibiotische Therapie, Kürettage, ggf. intensivmedizinische Betreuung
SSW, Geschlechtsverkehr in der Anamnese Spekulumeinstellung: ektope Uterusschleimhaut auf Portio, Kontaktblutung	**Keine**, Patientin über Harmlosigkeit aufklären
SSW, bisheriger Schwangerschaftsverlauf (leichte Schmierblutungen) Weicher Uterus, keine Schmerzen, unreife Zervix BB, Gerinnung, Kreuzblut Sonografie (Plazenta vor Muttermund lokalisiert, unauffällige fetale Vitalzeichen), CTG ohne Wehentätigkeit	Falls möglich, Schwangerschaft fortsetzen, ggf. Lungenreife induzieren; **Placenta praevia marginalis/ partialis** → vaginale Geburt möglich; **Placenta praevia totalis** → immer Sectio; bei unmittelbarer vitaler Bedrohung von Mutter und/oder Kind **Notsectio**
SSW, bisheriger Schwangerschaftsverlauf Harter Uterus, Tachypnoe, Tachykardie, Hypotonie bis Schock BB, Gerinnung, Kreuzblut Sonografie (retroplazentares Hämatom), CTG (Dauertonus, fetale Bradykardie oder Asystolie)	Bei akuten Symptomen und lebendem Kind: Notsectio, Volumengabe, ggf. EK-Gabe; ggf. Intensivüberwachung
SSW, bisheriger Schwangerschaftsverlauf, Spekulumeinstellung mit Inspektion der Portio (beginnende Öffnung des Muttermunds), Geburtsbeginn oder drohende Frühgeburt BB, Gerinnung CTG (Wehentätigkeit), Sonografie (Ausschl. Plazentationsstörungen, Cx-Längenmessung)	Vor der 34. SSW Tokolyse und Lungenreifeinduktion

3.4 Irreguläre Blutung bei negativem Schwangerschaftstest

Yvonne Fahmüller und Dorothea Lewitz

Erstmaßnahmen

Anamnese: Zyklusanamnese (Menarche, Zykluslänge, letzte reguläre Periode, Menopause), Beginn und Verlauf der Blutung (Stärke, Zeitraum, Farbe), Schwangerschaften/Geburten/Aborte, Verhütungsmethode/Hormonsubstitution, Medikamente (Antikoagulation), STDs, Vor-/Begleiterkrankungen, OPs, Verletzungen, Traumata

Leit- und Begleitsymptome	Verdachtsdiagnose
Länger anhaltende Dauerblutung/Schmierblutungen Verlängertes oder verkürztes Zyklusintervall	**Dysfunktionelle Blutung** bei Hormonimbalance, z.B. anovulatorische Zyklen, Corpus-luteum-Insuffizienz, PCO-Syndrom
Menorraghien, Zwischenblutungen Unterbauchschmerzen, Infertilität, prämenstruelle Schmerzen	Uterus myomatosus
Menorrhagien, Dysmenorrhö Crescendoschmerzen, Anämie, ggf. Schmerzen bei Miktion/Defäkation, Dyspareunie	Endometriose
Zwischenblutung, Kontaktblutung (beim Koitus), Menorrhagien in der Postmenopause Fleischwasserfarbener, süßlich riechender Ausfluss	Malignom (Zervix, Endometrium, Vulva)
Menorrhagien, Zwischenblutung, Postmenopausenblutung Schmerzen bei Stieldrehung	Endometriumpolypen
Schmier-/Kontaktblutung in der Menopause Pruritus, Dyspareunie	Senile Kolpitis (DD Vulvakarzinom)
Blutung und Schmerzen abhängig vom Verletzungsmuster Verletzungen durch Gewalteinwirkung und Abwehr	Z.n. Vergewaltigung, Verletzung durch einvernehmlichen Geschlechtsverkehr

Definition

Blutungen bei nicht schwangeren Frauen, die von einer regelhaften Menstruationsblutung abweichen, nach der Menopause oder vor der Menarche auftreten

Untersuchung: Palpitation Abdomen (Resistenzen) und inguinal (Lymphknoten), digital-rektale Untersuchung, gynäkologische Untersuchung, Sonografie abdominal und vaginal, ggf. fraktionierte Abrasio
Therapie: Eisensubstitution, ggf. EK-Transfusion

Spezifische Diagnostik	Spezifische Therapie
Physiologisch im ersten Jahr nach Menarche bzw. vor/beginnende Menopause, Beendigung einer hormonellen Therapie Hb, zyklusabhängige Progesteron-/Östrogenbestimmung Sonografie Bei diagnostischer Unsicherheit z.A. anderer Ursachen diagnostische Kürettage	**Kein Kinderwunsch** → Kontrazeptivum (Östrogen-/Gestagenmischpräparat); **Kinderwunsch** → z.B. Pogesteronsubstitution 2. Zyklushäfte, bei ausgeprägter Hypermenorrhö ggf. therapeutische Kürettage
Zyklusabhängige Unterbauchschmerzen, unerfüllter Kinderwunsch, weitere Symptome durch Organverdrängung Bimanuelle Tastuntersuchung Hb Sonografie, ggf. MRT	**Operativ** → Myomenukleation oder Hysterktomie, Radiofrequenzablation, Embolisation; konservativ → GnRH-Analoga, Gestagene, ggf. Anämietherapie
Zyklusanamnese, unerfüllter Kinderwunsch Bimanuelle Tastuntersuchung Vaginale Sonografie Laparoskopie und Hysteroskopie mit Biopsie (1. Zyklushälfte)	**Medikamentös:** NSAR, gestagenbetontes Kontrazeptivum, GnRh-Analoga; **operativ** (bei Kinderwunsch, unbefriedigende medikamentöse Symptomkontrolle): laparoskopische Entfernung aller Endometrioseherde
Schmerzen, Gewichtsverlust, Risikofaktoren (z.B. bekannte HPV-Infektion) Palpation Lymphknotenstationen Hb, PAP-Abstrich Staging (Sono, ggf. MRT Becken/ CT Abdomen) Histologiegewinnung (Biopsieentnahme, PAP-Abstrich, fraktionierte Abrasio)	Je nach Histologie und Tumorstadium operative Resektion/Radiatio/Chemotherapie
Myoma (Risikofaktor) Hb, Zytologie z.A. Malignom Vaginale Sonografie Hysteroskopie, fraktionierte Abrasio	Kürettage, ggf. Anämietherapie, operative Hysteroskopie
Schmerzen, Ausfluss Kontaktblutung bei vaginaler Untersuchung, Rötung/atrophe Schleimhaut Zytologie: atrophe Epithelzellen, Leukozyten, Bakterien	Lokale Applikation östrogenhaltiger Präparate, bei Persistenz Biopsie
Genauer Hergang, Aufklärung über rechtliche Aspekte (Anzeige) Ggf. Übergabe an Rechtsmedizin: sorgfältige klinische Untersuchung des gesamten Körpers mit genauer Dokumentation (ggf. Fotos) der Verletzungen DNA-Analyse Sperma und anderer biologischer Spuren (Hautreste, Speichel, Haare), HIV-, Hepatitis-B/C- und Chlamydien-Test	Psychologische Betreuung; **medikamentös** → Pille danach; **operativ** → Wundversorgung, Blutstillung, Verschluss eines Dammrisses

3

3.5 Unterbauchschmerzen bei negativem Schwangerschaftstest

Sophia Wachner und Dorothea Lewitz

Erstmaßnahmen

Anamnese: Beginn und Verlauf, Schmerzqualität, Lokalisation, Ausstrahlung, verschlimmernde/lindernde Faktoren, letzte Mahlzeit, Miktion, Vor- und Begleiterkrankungen, abdominelle OPs, Medikamente (Kontrazeptiva, Opiate, Laxanzien,) bestehende Schwangerschaft, Zyklusanamnese (letzte Menses, Menarche, Menopause)

Leit- und Begleitsymptome	Verdachtsdiagnose
Akute bis chronische seitenbetonte Unterbauchschmerzen Abwehrspannung, Fieber, Übelkeit, Erbrechen	Adnexitis/Tuboovarialabszess
Plötzlich einsetzende, starke seitenbetonte Unterbauchschmerzen Abwehrspannung, Übelkeit, Erbrechen	Ovarialzyste (Stieldrehung/Ruptur)
Zyklusabhängige Unterbauchschmerzen Blutungsstörungen, Infertilität	Myom
Zunehmende Schmerzen vor der Menstruation (Crescendoschmerz) Dysmenorrhö/Anämie, ggf. Schmerzen bei Miktion/Defäkation und Dyspareunie	Endometriose
Schmerzen im linken Unterbauch (Linksseitenappendizitis) Fieber, Völlegefühl, Übelkeit, Erbrechen, Stuhlveränderungen (Diarrhö, Obstipation)	Divertikulitis
Akute, progrediente Bauchschmerzen im rechten Unterbauch Erbrechen, Übelkeit, belegte Zunge, Fieber	Appendizitis
Brennen beim Wasserlassen Hämaturie, Pollakisurie	Zystitis

Definition

Meist akut auftretende Unterbauchschmerzen mit oder ohne Abwehrspannung bei negativem Schwangerschaftstest

Untersuchung: Blässe, Zyanose, Aszites, Exsikkose, Puls, RR, Temperatur, Atemfrequenz, Palpation (Abwehrspannung, Resistenzen, Schmerzmaximum, Bruchpforten, McBurney, Lanz), gynäkologische Untersuchung, digital-rektale Untersuchung; Sonografie
Labor: BB, CRP, BGA, β-hCG, Urin-Stix
Therapie: Analgesie, Antibiotika, Volumensubstitution, Nahrungskarenz, stationäre Aufnahme, Operation

Spezifische Diagnostik	Spezifische Therapie
Sexualanamnese, Intrauterinpessar, Menstruation Portioschiebeschmerz, Unterbauchdruckschmerz Leukozytose, CRP↑, Gerinnung; Phasenkontrastmikroskopie Sonografie, ggf. MRT Laparoskopie	**Konservativ** → Antibiotikagabe, je nach Schwere ambulant oder stationär; **operativ** → Laparoskopie/Laparotomie mit Punktion oder Drainage bei Abszess/AZ-Verschlechterung/Sepsis
Plötzliche Schmerzen nach Lageänderung oder schneller Bewegung Unterbauchdruckschmerz, Abwehrspannung BB, Gerinnung, Kreuzblut Sonografie (freie Flüssigkeit im Douglas-Raum, vergrößertes Ovar), Doppler der Aa. ovaricae, Durchblutung des Ovars Laparoskopie	Bei V.a. Stieldrehung: **operativ** → sofortige Laparoskopie und Detorquierung des Ovars Bei V.a. Ovarialzystenruptur: Analgesie Bei V.a. aktive Blutung: OP
Zyklusanamnese, unerfüllter Kinderwunsch, weitere Symptome durch Organverdrängung Bimanuelle Tastuntersuchung Sonografie	**Operativ** → Myomenukleation oder Hysterektomie **Konservativ** → GnRH-Analoga, Gestagene **Interventionell** → Radiofrequenzablation, Embolisation
Zyklusanamnese, unerfüllter Kinderwunsch Bimanuelle Tastuntersuchung Vaginale Sonografie Laparoskopie und Hysteroskopie mit Biopsie (1. Zyklushälfte)	**Medikamentös:** NSAR, gestagenbetontes Kontrazeptivum, GnRh-Analoga; **operativ** (bei Kinderwunsch, unbefriedigende medikamentöse Symptomkontrolle): laparoskopische Entfernung aller Endometrioseherde
Ernährungsgewohnheiten, bekannte Divertikulose Resistenz, lokale Abwehrspannung Leukozytose, CRP, Elektrolyte, Gerinnung, Krea, Kreuzblut Sonografie, ggf. CT Abdomen, Koloskopie (im Intervall)	Stuhlregulierung, ballaststoffreiche Ernährung, ggf. Nahrungskarenz initial, Analgesie, Antibiotika (z.B. Metronidazol + Cefuroxim); bei freier Perforation: Not-OP, Resektion des betroffenen Abschnitts mit primärer Anastomosierung
Schmerzbeginn epigastrisch oder periumbilikal Abwehrspannung, Appendizitiszeichen pos., Douglas-Schmerz, Hustenschmerz Leukozytose, CRP, Elektrolyte, Gerinnung, Krea Sonografie (Wandverdickung, Darmkokarde), Rö Abdomen (z.A. Ileus, Perforation), ggf. CT Abdomen, EKG	Analgesie, Nahrungskarenz, Volumen, Antibiotika (z.B. Metronidazol + Cefuroxim), Appendektomie
Algurie, Dysurie Suprapubische Schmerzen, keine Schmerzen im Nierenlager Urin-Stix (Leukos pos., Erys pos., ggf. Nitrit pos.), Urinkultur ggf. Sonografie (z.A. Harnstau)	Initialer symptomatischer Therapieversuch (NSAR) bei unkomplizierter Zystitis möglich, sonst **Antibiotikatherapie**: Unkomplizierte Zystitis: Fosfomycin oder Pivmecillinam, Nitrofurantoin retard; komplizierte Zystitis: Fluorchinolone der Gruppe 2 oder 3 oder Cephalosporine der Gruppe 2 oder 3 (nach Antibiogramm!)

3.6 Unterbauchschmerzen bei positivem Schwangerschaftstest

Yvonne Fahmüller und Dorothea Lewitz

Erstmaßnahmen

Anamnese: Beginn und Verlauf, Schmerzqualität, Ausstrahlung, verschlimmernde/lindernde Faktoren, letzte Mahlzeit, Wasserlassen, Vor- und Begleiterkrankungen, OPs abdominal, Medikamente (Opiate, Laxanzien), Schwangerschaftswoche Zyklusanamnese (letzte Menses, Menarche, Menopause)

Leit- und Begleitsymptome	Verdachtsdiagnose
1. Trimenon	
Krampfartige, diffuse Bauch-/Rückenschmerzen Vaginale Blutung	Spontanabort (drohend, beginnend, inkomplett, komplett, verhalten)
Akute, ggf. lokalisierbare, konstante Unterbauchschmerzen Ggf. menstruationsähnliche Blutung	Extrauteringravidität (EUG)
2./3. Trimenon	
Krampfartige, rhythmische Bauch-/Rückenschmerzen Ggf. Übelkeit/Erbrechen	Wehen < 37+0 SSW vorzeitige Wehentätigkeit; > 37+0 SSW normaler Geburtsbeginn
Unterbauchschmerzen	Myom
Pollakisurie, Makrohämaturie Trüber Urin mit Geruchsbildung	Harnwegsinfekt/Zystitis
Flankenschmerzen, meist rechts ggf. Übelkeit und Erbrechen	Harnstau
Schmerzen im rechten Oberbauch Übelkeit, Erbrechen, ggf. asymptomatisch	HELLP (Haemolysis, Elevated Liver Enzymes, Low Platelet Count)

Definition

(Akute) Unterbauchschmerzen, die in Zusammenhang mit einem positiven Schwangerschaftstest oder im Verlauf einer Schwangerschaft auftreten können

Untersuchung: Vitalparameter, Blässe, Zyanose, Aszites, Exsikkose, Palpation (Abwehrspannung, Resistenzen, Schmerzmaximum, Bruchpforten, McBurney, Lanz), gynäkologische Untersuchung, digital-rektale Untersuchung; Sonografie
Labor: Kreuzblut, BB, CRP, BGA, β-hCG;
Therapie: Antibiotika, Volumensubstitution, Nahrungskarenz, stationäre Aufnahme, Operation

Spezifische Diagnostik	Spezifische Therapie
SSW, Abort in der Anamnese, vorangehende Besonderheiten (Vitalparameter, Diabetes, Traumata, Intoxikationen, Rh-Inkompatibilität) Portiolänge, Muttermundöffnung, vaginale Blutungszeichen, ausgestoßene Frucht in Zervix/Vagina β-hCG-Verlauf, CRP, Leukos, Hb-Verlauf, Rhesusbestimmung Sonografie (leeres Cavum uteri?), Vitalzeichen, CTG (Herzaktion, Wehentätigkeit)	**Abortus imminens** (drohend) → Bettruhe, ggf. Magnesium (vor 16. SSW); **Abortus incipiens** (abgelaufen) → je nach SSW Kürettage oder medikamentöse Beendigung der Schwangerschaft, Kontrolle, dass komplette Frucht/Plazenta ausgestoßen wurde (Abortus incompletus); **Missed Abortion** → Abrasio; Anti-D-Immunglobuline bei allen Aborten (wenn die Mutter Rhesus neg. ist)
Spirale, Z.n. Adnexitis, Z.n. EUG, Z.n. Abort, Endometriose Vitalparameter (Schockzeichen), Abwehrspannung, fehlende fetale Herztöne Quant. β-hCG, BB, CRP, Kreuzblut/Rhesusbestimmung Sonografie (Lokalisation der EUG, freie Flüssigkeit) Laparoskopie	**Operativ** → laparoskopische Entfernung der Embryoanlage; **medikamentös** → MTX, strenge Indikationsstellung; **adjuvant** → bei Rhesus-negativen Frauen Anti-D-Immunglobuline
Schwangerschaftsverlauf, SSW, Blutungen, Blasensprung, Wehen-/Pausendauer Vitalparameter, Cx-Länge, Muttermundöffnung U-Status, kl. BB, mikrobiologische Abstriche Sonografie (Kindsgröße/-gewicht/-lage, Fruchtwassermenge), CTG	Entbindung oder vor der 34 + 0 SSW Lungenreife unter Tokolyse
Zyklusanamnese, unerfüllter Kinderwunsch, weitere Symptome durch Organverdrängung Sonografie (Myomlokalisation, ggf. hormongetriggertes Größenwachstum mit Nekrosenbildung), CTG (vorzeitige Wehentätigkeit)	Symptomatische/analgetische Therapie; **nach Entbindung im Verlauf operativ** → Myomenukleation oder Hysterektomie oder **konservativ** → GnRH-Analoga, Gestagene **interventionell** → Radiofrequenzablation, Embolisation
Hygiene, sexuelle Aktivität Urinstatus, Urinkultur	Wärme, reichliche Flüssigkeitszufuhr, **medikamentös** → Analgesie, Antibiotika; Goldrute, Bärentraubenblätter, D-Mannose bei rezidivierenden Harnwegsinfekten
SSW, Symptome einer Zystitis Urinstatus zum Auschluss begleitender Infektion, Kreatinin/GFR, CRP Sonografie: Hydronephrose durch Kompression des Urethers durch vergrößerten Uterus, Ausschluss Nierensteine	Entbindung bei reifem Kind, analgetische Therapie, ggf. antibiotische Therapie bei Infektion, ggf. Harnleiterschienung
Rechtsseitige Oberbauchschmerzen (Leberkapselspannungsschmerz), Übelkeit, Erbrechen, RR-Kontrollen Urinstatus, 24-h-Sammelurin alternativ Protein-Kreatinin-Quotient im Urin zum Ausschluss Präeklampsie Hämolysezeichen (Hb erniedrigt, Haptoglobin erniedrigt, LDH und indirektes Bilirubin erhöht, erhöhte Transaminasen, Thrombopenie) Sonografie (Kontrolle kindliches Wachstum, Doppler-Sonografie von Aa. Umbilicalis, Aa. cerebri media, Aa. Uterinae), CTG-Kontrollen	Entbindung anstreben, Thromboseprophylaxe, wenn nötig antihypertensive Therapie

3.7 Häufige Schwangerschaftskomplikationen

Tina Schwarz, Yvonne Fahmüller, Sophia Wachner und Dorothea Lewitz

Erstmaßnahmen

Anamnese: Beginn und Art der Symptome (Kopfschmerzen, Oberbauchschmerzen, Atemnot, Übelkeit, Ödeme etc.), SSW, bisheriger Verlauf der Schwangerschaft, Medikamente, Vor- und Begleiterkrankungen, Alkohol, Nikotin, Drogen, psychosoz. Anamnese

Leit- und Begleitsymptome	Verdachtsdiagnose
Häufig asymptomatisch Relativ zur SSW vermehrter Bauchumfang	Gestationsdiabetes (GDM)
Häufig asymptomatisch, ggf. Kopfschmerzen	Schwangerschaftsinduzierte Hypertonie
Kopfschmerzen, Sehstörungen Ohrensausen, Schwindel, auch asymptomatisch möglich	Präeklampsie
Tonisch-klonischer Krampfanfall Hyperreflexie, Kopfschmerzen, Sehstörungen, Übelkeit, Erbrechen	Eklampsie
Rechtsseitige Oberbauchschmerzen Übelkeit, Erbrechen, auch asymptomatisch möglich	HELLP (Haemolysis, Elevated Liver Enzymes, Low Platelet Count)
Ikterus, Juckreiz Übelkeit, Erbrechen	Schwangerschaftscholestase

Definition

Komplikationen und Erkrankungen, die erst im Verlauf der Schwangeschaft (meist erst nach der 20. SSW) auftreten

Untersuchung: Blutdruck, Ultraschall, Doppler-Sonografie, CTG
Labor: Urin-Stix, Gesamtprotein im 24-h-Urin, Blutbild, Gerinnung, Elektrolyte, Blutzucker, Retentionsparameter, Transaminasen, Cholestaseparameter, Hämolysezeichen

Spezifische Diagnostik	Spezifische Therapie
Familiäre Disposition, GDM oder Makrosomie in der Vorschwangerschaft, habituelle Aborte Adipositas, relativ zur SSW vermehrter Bauchumfang Urin-Stix, ggf. Nüchternglukose, 75 g oGTT, HbA1c Polyhydramnion und Makrosomie in der Sonografie	Diätetische Therapie, Bewegung, Insulintherapie (ggf. weitere Betreuung durch Diabetolog*in)
Keine bekannte arterielle Hypertonie Erhöhte Blutdruckwerte ab der 20. SSW Unauffälliger Urin-Stix/24-h-Urin (Proteinurie), alternativ Protein-Kreatinin-Quotient im Urin, unauffälliges HELLP- Labor (Gerinnung, Thrombozyten, Leberwerte), 24-h-RR-Messung Sonografische Kontrolle des kindlichen Wachstums, Doppler-Sonografie von Aa. umbilicales, Aa. cerebri media und Aa. Uterinae, CTG-Kontrollen	Blutdrucksenkung, 1. Wahl: α-Methyldopa
erhöhter RR (> 140/90 mmHg) mit einer neu aufgetretenen Organmanifestation ohne andere Ursache (Nieren-, Leber- und/oder neurologische Beteiligung) tägl. Gewichts- und Blutdruckkontrolle HELLP-Labor (BB, LDH, Gerinnung, Transaminasen), Cholestase- und Retentionsparameter, Gesamteiweiß, Elektrolyte, Urindiagnostik (Protein-Kreatinin-Quotient, Proteinurie ≥ 30 mg/mmol) Sonografische Kontrolle des kindlichen Wachstums, Doppler-Sonografie von Aa. umbilicales, Aa. cerebri media und Aa. Uterinae, CTG-Kontrollen	Ggf. Eklampsieprophylaxe mit Magnesium i.v. hoch dosiert, Blutdrucksenkung, Thromboseprophylaxe,wenn nötig antihypertensive Therapie, Entbindung anstreben
Bekannte Präeklampsie (kann auch ohne vorangehende Präeklampsie auftreten); Sehstörungen, Kopfschmerzen, Hyperreflexie sind Warnsymptome RR-Messung, kontinuierliches EKG-Monitoring, kontinuierliche CTG-Überwachung HELLP-Labor (BB, LDH, Gerinnung, Transaminasen), Cholestase- und Retentionsparameter, Gesamteiweiß, Elektrolyte Ausschluss anderer Ursachen für den Krampfanfall	Magnesium i. v., Diazepam i. v., antihypertensive Therapie, Intensivüberwachung, Entbindung anstreben (**cave**: auch nach Entbindung eklamptischer Anfall möglich)
Rechtsseitige Oberbauchschmerzen (Leberkapselspannungsschmerz), Übelkeit, Erbrechen, auch asymptomatisch möglich Urin-Stix, Protein-Kreatinin-Quotient zum Ausschluss Präeklampsie, RR-Kontrollen Hämolyse (Hb ↓, Haptoglobin ↓, LDH ↑, Bilirubin ↑), Transaminasen ↑, Thrombozytopenie Sonografische Kontrolle des kindlichen Wachstums, Doppler-Sonografie von Aa. umbilicales, Aa. cerebri media und Aa. Uterinae, CTG-Kontrollen	Entbindung anstreben, Eklampsieprophylaxe mit hoch dosiertem Magnesium i. v., Thromboseprophylaxe, wenn nötig antihypertensive Therapie
Cholestase in der letzten Schwangerschaft, genetische Prädisposition Untersuchung des Abdomens, Blutdruckmessung, Urinstatus, ggf. 24-h-Sammelurin Erhöht: Gamma-GT, GOT, GPT, direktes Bilirubin; Gallensäuren nüchtern; Ausschluss einer viralen Hepatitis obligat Abdomensonografie, sonografische Kontrolle des kindlichen Wachstums, Doppler-Sonografie von Aa. umbilicales, Aa. cerebri media und Aa. uterinae, CTG-Kontrollen	1. Wahl Ursodesoxycholsäure und Entbindung bei SSW ≥ 37 + 0, bei sehr hoher Gallensäurekonzentration bereits 34+0 SSW

3.8 Intrapartale Komplikationen

Tina Schwarz, Yvonne Fahmüller, Sophia Wachner und Dorothea Lewitz

Erstmaßnahmen

Anamnese: frühere Schwangerschaften/Komplikationen und Aborte, Verlauf dieser Schwangerschaft, sonstige Vorerkrankungen (Diabetes mellitus, Hypertonie, Präeklampsie), Medikamente, Fieber/Schüttelfrost, Schmerzen/Schmerzentwicklung, vorangegangenes Trauma

Leit- und Begleitsymptome		Verdachtsdiagnose
Fieber und Tachykardie der Mutter Tachykardie des Kindes, erhöhte Entzündungszeichen im Labor, übel riechendes Fruchtwasser, druckdolenter Uterus	→	Amnioninfektionssyndrom
Schmerzen im Unterbauch, Todesangst der Mutter, harter Uterus, Atemnot, Tachykardie (bei Ablösung von 30% der Plazentafläche) Abgeschwächte Kindsbewegung, evtl. vaginale Blutung, Couvelaire-Syndrom: Einbluten in die Uteruswand	→	Vorzeitige Plazentalösung
Extrem starke Schmerzen in der Wehe, weicher Uterus Hämorrhagischer Schock, Bandl-Furche: oberhalb des Nabels sichtbare Einschnürung des Uterus durch starke Kontraktion, Wehensturm	→	Uterusruptur
Anhaltende fetale Bradykardie	→	Nabelschnurvorfall (bei geplatzter Fruchtblase)
Geburtsverzögerung bzw. -stillstand Turtle Neck Sign: geborener kindlicher Kopf wirkt dem Beckenausgang aufgesetzt und zieht sich teilweise in die Vulva zurück	→	Schulterdystokie
Keine Plazentalösung > 30 Min. nach Kindsgeburt Verstärkte Blutung	→	Verzögerte Plazentalösung/-retention
Plötzlich einsetzende Atemnot, Brustschmerz, Blutdruckabfall, Zyanose Kreislaufinstabilität, akutes Herz-Lungen-Versagen	→	Fruchtwasserembolie (sehr selten)

Definition

Komplikationen während der Entbindung – oder Komplikationen, die zu einer (vorzeitigen) Entbindung führen

Untersuchung: Vitalparameter (RR, HF, Temp, SpO2), CTG (HF Kind, Wehentätigkeit), vaginale und abdominale Untersuchung
Labor: Blutbild (Hb, Leukozyten), CRP, Gerinnung, ggf. BGA
Bildgebung: transabdominale Sonografie

Spezifische Diagnostik	Spezifische Therapie
Risikofaktoren sind vorzeitiger Blasensprung, vaginale Infektionen, B-Streptokokken Temperaturkontrolle der Mutter, CTG-Kontrolle Regelmäßige Laborkontrollen der Mutter, postpartal Laborkontrolle beim Neugeborenen	Antibiotische Therapie der Mutter, Flüssigkeitssubstitution, zügige Entbindung anstreben, postpartale Überwachung von Mutter und Kind
Risikofaktoren: Diabetes mellitus, bestehende Hypertonie, Präeklampsie; evtl. ebenfalls ursächlich: mechanisches Trauma (Unfall, Versuch der äußeren Wendung bei Beckenendlage) oder plötzlicher intrauteriner Druckabfall (bei Mehrlingsgeburten oder vorzeitigem Blasensprung) Sehr harter druckempflindlicher Uterus, Unterbauchschmerzen, im CTG Zeichen fetaler Hypoxie (bei 50% Ablösung intrauteriner Fruchttod durch fetale Hypoxie), Lebensgefahr der Mutter bei Ablösen von 65% der Plazenta Kontrolle von Blutbild, Gerinnung und Kreuzblut In der Sonografie retroplazentares Hämatom (daher fehlt häufig die vaginale Blutung)	Bei akuten Symptomen und lebendem Kind: Notsectio; bei kleinem retroplazentarem Hämatom, kreislaufstabiler Mutter und lebendem Kind mit unauffälligen Befunden: Lungenreife, Wehenhemmung und normale Geburt möglich
Häufig Z. n. Uterusoperation (z. B. Sectio, Myomenukleation), ohne Voroperation sehr selten Weicher Uterus, Kind unter Bauchdecke tastbar, offene Ruptur mit Verbindung zum Bauchraum, gedeckte Ruptur mit Peritoneum viscerale bedeckt Blutbild, Gerinnung und Kreuzblut	Wehenhemmung, Notsectio, ggf. Hysterektomie
Risikofaktoren: Mehrlingsschwangerschaften, Frühgeburtlichkeit, Beckenendlage, Querlage oder Polyhydramnion Bei vaginaler Untersuchung Nabelschnur tastbar: Nabelschnur gelangt vor die kindlichen Teile und wird zwischen Kind und Beckenwand komprimiert	Wehenhemmung, Beckenhochlagerung, Hochschieben des kindlichen Kopfes, Notsectio
Risikofaktoren: fetale Makrosomie, Terminüberschreitung, Adipositas der Mutter, Diabetes/Gestationsdiabetes Geburtsstillstand nach Kopfgeburt, Ausbleiben der erwarteten Kopfdrehung, Kopf scheint dem Damm aufgesetzt; Ursache: hoher Schultergradstand oder tiefer Schulterquerstand	Episiotomie, McRoberts-Manöver, suprasymphysärer Druck, Vierfüßlerstand, manuelle Lösung der Schultern, postpartal Untersuchung durch Pädiater (cave: Plexuslähmung, Klavikulafraktur)
Risikofaktoren: Z. n. Uterusoperation (Sectio, Ausschabung) Plazenta verbleibt im Uterus, verstärkte Blutung	Harnblase entleeren, Oxytocininfusion, Créde-Handgriff (Umfassen des Uterus durch die Bauchdecke), manuelle Nachtastung und ggf. Kürettage in Vollnarkose, Kreislaufüberwachung der Mutter
Leitsymptome in zeitlicher Koinzidenz mit Sectio, Blasensprung, unter der Geburt, Abortkürettage; klinische Diagnose! Risikofaktoren: maternales Alter > 35 J., Sectio, Plancenta praevia, Mehrlingsschwangerschaft Blutgasanalyse, Gerinnungsstatus (disseminierte intravasale Gerinnung, Hyperfibrinolyse) Ausschluss anderer Differenzialdiagnosen (Lungenembolie, kardiale Ischämie) mittels CT Thorax, EKG und Herzenzymen	Intensivmedizinsiche Überwachung, alle Maßnahmen supportiv, als Behandlungsziel: Kreislaufstabilisierung, Korrektur der Hämostasestörung, Sauerstoffversorgung, ggf. Notsectio

3.9 Postpartale Komplikationen

Tina Schwarz, Yvonne Fahmüller, Sophia Wachner und Dorothea Lewitz

Erstmaßnahmen

Anamnese: frühere Schwangerschaften/Komplikationen und Aborte, Verlauf dieser Schwangerschaft, sonstige Vorerkrankungen (Diabetes mellitus, Hypertonie, Präeklampsie), Medikamente , Fieber/Schüttelfrost, Schmerzen/Schmerzentwicklung, vorangegangenes Trauma

Leit- und Begleitsymptome	Verdachtsdiagnose
Verstärkte vaginale Blutung Kreislaufinstabilität	Postpartale verstärkte Blutung nach Spontangeburt bzw. Uterusatonie
Weicher Uterus, verzögerte Rückbildung (Subinvolutio uteri), wenige bis keine Lochien Schmerzen, subfebrile Temperaturen	Lochialstau
Uteruskantenschmerz, übel riechende Lochien Entzündungszeichen und schweres Krankheitsgefühl: Fieber, Kopfschmerzen, Schüttelfrost	Endomyometritis puerperalis
Hohes Fieber, Tachykardie, Uteruskantenschmerz Tachypnoe, Kreislaufversagen mit Schockzeichen	Puerperalsepsis
Gerötete, schmerzende, überwärmte Mamma/Mammae Entzündungszeichen und schweres Krankheitsgefühl: Fieber, Kopfschmerzen, Schüttelfrost	Mastitis puerperalis

Definition

Komplikationen, die kurz nach der Geburt bzw. im Wochenbett auftreten

Untersuchung: Vitalparameter (RR, HF, Temp, SpO2), vaginale und abdominale Untersuchung
Labor: Blutbild (Hb, Leukozytose?), CRP, Gerinnung, ggf. BGA
Bildgebung: transabdominale Sonografie

Spezifische Diagnostik	Spezifische Therapie
4 Ts: Tonus, Trauma, Tissue, Thrombin Spekulumuntersuchung zum Ausschluss einer Geburtsverletzung als Blutungsursache, Kontrolle auf Vollständigkeit der Plazenta, Funduskontrolle, z. A. bzw. Feststellung einer Atonie Gerinnungsstörung ausschließen, Hb/Kreuzblut Sonografie zum Ausschluss Plazentarest	Großlumiger Zugang, Volumensubstitution, Kreuzblut und Blutkonserven, Kreislaufmonitoring, bei Uterusatonie: Kompression des Uterus (Créde-, Hamilton-, Fritsch-Handgriff), Uterotonika, ggf. operative Versorgung (Kürettage, Nahtversorgung)
Ausbleibender Wochenfluss, verzögerte Rückbildung des Uterus In der Spekulumuntersuchung frühzeitig verschlossener Zervixkanal (Koagel, Eihäute) Kontrolle der Entzündungsparameter, Abstrichentnahme Sonografie mit Darstellung eines Lochialstaus im Uteruscavum/Ausschluss Plazentarest	Oxytocingabe, Harnblase regelmäßig entleeren, Rückbildungsgymnastik, digitale oder instrumentelle Dilatation der Zervix, ggf. Antibiose, Kürettage bei V. a.Plazentarest
Schmerzhafter Uterus, vermehrte übel riechende Lochien Uteruskantenschmerz, Fieber Entzündungszeichen, Abstrichentnahme Sonografie zum Ausschluss Plazentarest	Schmerzmedikation, Antibiose, Fiebersenkung, Kürettage bei V. a. Plazentarest
häufig schnell auftretendes Krankheitsgefühl und Uteruskantenschmerz Fieber, Tachykardie, Tachypnoe Entzündungswerte (massiv erhöht), Abstrichentnahme Sonografie zum Ausschluss Plazentarest	Intensivmedizinische Überwachung, Laborkontrollen, Antibiose, Kürettage bei V.a. Plazentarest, Ultima Ratio: Hysterektomie
Milchstau, Rhagaden an der Mamille, ungenügende Hygiene Abtasten der Mammae zum Ausschluss eines Abszesses Entzündungsparameter, Abstrich der Muttermilch (meist Staphylococcus aureus oder Streptokokken) Mammasonografie zum Ausschluss eines Abszesses.	Optimierung Stilltechnik, Hochbinden oder straffer BH, Brustwarzenpflege, Kühlen (bei Milchstau evtl. Wärme), Antiphlogistika, körperliche Schonung, Milch abpumpen bzw. Kind richtig anlegen, Antibiose, bei Abszess operative Abszessspaltung

3.10 Pathologische Mamillensekretion

Doris Oberle und Dorothea Lewitz

Erstmaßnahmen

Anamnese: Beginn und Verlauf, ein- oder beidseitig, Farbe, Konsistenz, Beschaffenheit des Sekrets (Milch, Blut, Eiter), Schmerzen, Menarche, Menopause, Zyklusunregelmäßigkeiten, Stillzeit, Schwangerschaften, Aborte, Frühgeburten, Geburten, Kinderwunsch, Verhütungsmethode, Vor- und Begleiterkrankungen
Untersuchung: Inspektion (Rötung, Schwellung), Palpation (manuelle Brustabtastung, Tasten der zervikalen, supraklavikulären und axillären LK)

Leit- und Begleitsymptome		Verdachtsdiagnose
Blutiges/seröses Sekret Tastbarer Knoten, Spannungsgefühl in der Brust, Peau d'orange (Orangenhaut), Veränderungen der Brustwarze, Hauteinziehung, Veränderung der Brustkontur	→	Mamma-CA
Selten spontane, häufig provozierbare Sekretion Knotenbildung, v.a. in der zweiten Zyklushälfte auftretendes Spannungsgefühl und Schmerzen in der Brust (beidseitig)	→	Mastopathie
Klares oder blutiges Sekret	→	Papillom
Putrides/blutiges Sekret Rötung, Schwellung, Überwärmung der Brust, Schmerzen, meist kein Fieber	→	Mastitis non-puerperalis (MNP)
Meist einseitige blutige Sekretion Ekzematöse Rötung der Mamille, Jucken/Brennen, eingesunkene Brustwarze	→	Morbus Paget der Mamille
Sekretion von Milch beidseits Amenorrhö, Libidoverlust, Kopfschmerz, Visuseinschränkung	→	(Makro-/Mikro-)Prolaktinom

Definition

Flüssigkeitsaustritt (Milch oder andere Sekrete) aus der Brustdrüse außerhalb der Stillzeit

Labor: Mamillenabstrich
Bildgebung/Funktionsdiagnostik: Sono Mamma, Mammografie, Galaktografie (röntgenologische Kontrastdarstellung des Gangsystems), MRT Mamma
Invasiv: Probeexzision/Stanzbiopsie

Spezifische Diagnostik	Spezifische Therapie
Positive Familienanamnese Verschieblichkeit des Knotens gegen Haut und Muskel, Größe und Lage innerhalb der Quadranten, Lymphknotenvergrößerung, Lebergröße u. -oberfläche, Klopfschmerzhaftigkeit der Wirbelsäule, neurol. Untersuchung Diff.-BB, CRP, Stadieneinteilung nach TNM-Klassifikation, Grading, Östrogen- und Progesteron-Rezeptorstatus, HER2/neu Ultraschall, Mammografie (Spicolae, Mikrokalk, (MRT), Galaktografie, Staging: Rö/CT Thorax, Skelettszintigraphie, Sono/CT Abdomen Stanzbiopsie	**(neoadjuvante) Chemotherapie** → Verkleinerung der Tumormasse (präoperativ); **operativ** → Tumorexzision/Ablatio, Brustrekonstruktion; **adjuvante Therapie** → postoperative Chemo-, Hormon-, Immuntherapie und/oder Bestrahlung
Beschwerden zyklusabhängig Einstufung nach histolog. Befund Mastopathie I → einfache fibröszystische Form Mastopathie II → zusätzlich nicht atypische Epithelhyperplasien Mastopathie III → zusätzlich atypische duktale oder lobuläre Epithelhyperplasien	**Medikamentös** → Gestagenbehandlung Antiöstrogene, (Prolaktinhemmer) Regelmäßige klinische Kontrollen, bei Mastopathie III jährliche Mammografie zur Krebsfrüherkennung
Tastbefund nur bei größeren Tumoren mit sklerosiertem Stroma Ultraschall, Mammografie, Galaktografie Histologie: fibroepitheliale Proliferationen	**Operativ** → Milchgangsresektion (Exzision eines Gewebezylinders unterhalb der Mamille) Bei ausgedehnter Ausbreitung oder atypischer Zellproliferation Entfernung des Drüsenkörpers
RF: Verletzungen der Mamille, Rauchen, abgelaufene Stillperiode, Tranquilizer, Ovulationshemmer, Diabetes, Nikotinabusus Derbes Infiltrat, Schwellung der ipsilateralen Axillar-LK BB, CRP, BSG, Erregernachweis aus Mamillensekret	**Bakterielle MNP** → Antibiose (Flucloxacillin, Cephalosporin) **Abszess** → Inzision, Antibiose Prolaktinhemmer **Abakterielle MNP** → Prolaktinhemmer Nikotinkarenz
Familiäre Tumorbelastung Histologie: Paget-Zellen Ultraschall, Mammografie, Galaktografie (MRT) Staging: Rö/CT Thorax, Skelettszintigrafie, Sono/CT Abdomen Stanzbiopsie	**Operativ** → nach Möglichkeit brusterhalten (in 85 % der Fälle mit Mamma-Ca-assoziiert)
Ausbleibende Regelblutung, unerfüllter Kinderwunsch, Sehstörungen Gynäkologische Untersuchung, Sonografie β-hCG, FSH, LH, Estradiol, Prolaktin, TSH, fT4/fT3 MRT Schädel	**Medikamentös** → Dopamin-2-Rezeptoragonisten; **Operativ** → selten transsphenoidale oder transfrontale Entfernung

3.11 Inkontinenz

Doris Oberle und Dorothea Lewitz

Erstmaßnahmen

Anamnese: Beginn und Verlauf, Menge, Frequenz und Umstände d. Inkontinenz (Zusammenhang mit best. Bewegungen, tags/nachts), Urinfarbe, Trinkgewohnheiten, Durst, Vor- und Begleiterkrankungen (rezidiv. HWI, nephrolog. oder neurolog. Erkrankungen), bekannte Fehlbildungen d. Urogenitaltrakts, OPs, Medikamente

Leit- und Begleitsymptome	Verdachtsdiagnose
Urinabgang bei erhöhtem intraabdominalen Druck	Belastungs-(früher Stress-)inkontinenz
Imperativer Harndrang Pollakisurie, Nykturie	Drang-/Urge-Inkontinenz
Unkontrollierte Harnentleerung Neurolog. Störungen je nach Grunderkrankung	Reflexinkontinenz
Ständiges Harnträufeln Dysurie	Überlaufblase

Definition

Unwillkürlicher Urinabgang

Untersuchung: Blässe, Ödeme, Puls, RR, Temperatur, Inspektion/Auskultation Palpation d. Abdomens, Druckschmerzhaftigkeit d. Nierenlagers, Palpation/Perkussion d. Blase, urologische bzw. vaginale Untersuchung, neurolog. Status
Bildgebung/Funktionsdiagnostik: Sono d. Urogenitaltrakts inkl. Restharnbestimmung, Miktionsprotokoll
Labor: BB, E'lyte, Krea, Hst, Urinstatus, -sediment, -kultur

Spezifische Diagnostik	Spezifische Therapie
Urinabgang beim Husten, Heben, Lachen, Sport RF: mehrere Schwangerschaften, Z.n. Prostatektomie Einteilung n. Ingelman-Sundberg: Grad I Urinabgang b. Husten, Niesen, Lachen im Stehen Grad II Urinabgang b. leichter Anstrengung (Laufen, Treppensteigen) Grad III Urinverlust b. Sitzen, Liegen Hustenprovokationstest Urografie Urethrozystoskopie, Zystomanometrie	**Symptomatisch** → Beckenbodentraining, Elektrotherapie, Pessare, Biofeedback **Medikamentös** → Duloxetin, Östrogene vaginal **Operativ** → z.B. Vaginalplastik/TVT, Bulkamidinjektion Harnröhre
Qualität d. Harndrangs, willentliche Unterdrückung noch möglich? (z.A. Reizblase), RF: BPH, Blasensteine, Menopause, Diabetes mellitus, Multiple Sklerose Urografie	**Symptomatisch** → Blasentraining, Elektrotherapie **Medikamentös** → Anticholinergika, Sympathomimetika **Operativ** → Botulinuminjektion in die Harnblasenwand
Verlust d. Blasenkontrolle durch Rückenmarksschädigungen (Querschnittslähmung, Spina bifida, Rückenmarkstumoren, Bandscheibenvorfall, Apoplex, Morbus Parkinson, Morbus Alzheimer, Multiple Sklerose) Auslösen d. Reflexes durch zufällige Reize (z.B. leichtes Beklopfen d. Unterbauchs) Video-Urodynamik, MRT untere WS	**Symptomatisch** → intermittierender Selbstkatheterismus, Blasentraining zur Steuerung d. Entleerungsreflexes **Medikamentös** → Anticholinergika, Blockade d. Nervenendigungen in der Blasenwand mit Botulinumtoxin **Operativ** → Implantation eines Blasenschrittmachers
Neurolog. Status Urografie	Wiederherstellung d. Blasenfunktion durch Blasentraining **Operativ** → Beseitigung d. Abflusshindernisses (Blasensteine)

3.12 Schmerzhafte Miktion (Algurie)

Lisa Link, Doris Oberle und Dorothea Lewitz

Erstmaßnahmen

Anamnese: Beginn und Verlauf, Schmerzcharakter (Dauer, Intensität, Ausstrahlung), Miktion (Menge, Farbe, Frequenz), Trinkgewohnheiten, Durst, Vor- und Begleiterkrankungen (Harnwege), OPs, Medikamente

Leit- und Begleitsymptome	Verdachtsdiagnose
Pollakisurie, Makrohämaturie, trüber Urin mit Geruchsbildung	Zystitis
Pollakisurie, Hämaturie, Fieber, Schüttelfrost Chronische Pyelonephritis subfebrile Temp., Abgeschlagenheit	Pyelonephritis
Blasentenesmen Pollakisurie, kolikartige Schmerzen, Hämaturie	Harn-/Blasensteine
Schmerzen während Menstruation, beim Geschlechtsverkehr, Hypermenorrhagie	Endometriose
Weißlicher Ausfluss aus Urethra, „Bonjour-Tropfen" Oft asymptomatisch	Urethritis

Definition

Erschwertes, schmerzhaftes Wasserlassen

Untersuchung: Puls, RR, Temperatur, Auskultation/Palpation/Perkussion d. Abdomens, Druckschmerzhaftigkeit des Nierenlagers, digital-rektale Palpation der Prostata, rektale (vaginale) Untersuchung
Labor: Urinstatus mit -sediment, -kultur, -zytologie
Bildgebung/Funktionsdiagnostik: Sono d. ableitenden Harnwege

Spezifische Diagnostik	Spezifische Therapie
Hygiene Sexuelle Aktivität	Wärme, reichliche Flüssigkeitszufuhr **Medikamentös** → NSAR, Antibiotika Goldrute, Bärentraubenblätter
Frühere Episoden, Diabetes mellitus, Fehlbildungen der Harnwege Klopfschmerz im Bereich des Nierenlagers Blut → BB, E'lyte, CRP, Krea, Hst, Kreatininclearance, Blutkulturen i.v. Urogramm, MCU	**Medikamentös** → Gyrasehemmer, Amoxicillin, Cephalosporine, (Anpassung nach Antibiogramm) **Operativ** → Entfernung v. Harnabflusshindernissen, Antirefluxplastik
RF: geringe Trinkmenge Blut → BB, CRP, E'lyte, Ca, Ph, PTH, Hsre, Krea, Hst Urin → Ca, Hsre, Oxalat, Ph, Zystin, Steinanalyse i.v. Urogramm, MR-Urografie Zystoskopie	Erhöhung der Flüssigkeitszufuhr, ausreichend körperliche Bewegung **Medikamentös** → Analgetika (Metamizol, Pethidin) **Invasiv** → ESWL von Harnsteinen in Nierenbecken und Harnleiter, transurethrale Lithotripsie, Zystotomie
OPs am Uterus, Familienanamnese für Endometriose BB, E'lyte, CRP, Krea, Hst Gynäkologisches Sono, MRT Becken Laparoskopie, Zystoskopie, Rektoskopie	**Operativ** → Entfernung der Endometrioseherde thermisch/operativ **Hormontherapie** → Gestagene wie Minipille, 3-Monats-Spritze **Schmerztherapie** → Buscopan, NSAR, COX-2-Hemmer
Promiskuität, bekannte Infektion beim Sexualpartner Morgenurin untersuchen (Leukozyturie), Urethral-/Zervixabstrich und Erregerdiagnostik (häufig Chlamydien, Gonokokken)	**Allgemein** → viel trinken, vorübergehend sexuelle Enthaltsamkeit, Aufklärung über Sexualhygiene **Chlamydien** → Makrolide/Doxycyclin **Trichomonaden** → Metronidazol **Gonokokken** → Chephalosporin d. 3. Generation Partner mitbehandeln!

KAPITEL 4

Lisa Kreysa, Manuela Tavares de Sousa

Die wichtigsten Fälle der Gynäkologie und Geburtshilfe

4.1 Fälle und Fragen aus der Gynäkologie

Lisa Kreysa

4.1.1 Plötzlich passen mir meine Hosen nicht mehr

Anamnese

In Ihrer Praxis stellt sich die 65-jährige, besorgte Frau W. vor. Sie kennen die Patientin seit vielen Jahren, sie war immer agil, sportlich und fit. Nun berichtet sie, sich seit mehreren Monaten abgeschlagen und schwach zu fühlen. Sie könne kaum etwas essen und sei deswegen im Gesicht und an den Extremitäten auffällig dünn geworden, nur der Bauch werde immer dicker.

Untersuchungsbefund

Spekulumeinstellung: Vulva, Vagina, Portio unauffällig. Unauffälliger Fluor. Keine Blutung ex CK (Zervikalkanal).

Bimanuelle Palpation: Abdomen gespannt. Kein Peritonismus. Kein lokalisierter Druckschmerz. Uterus anteflektiert, fixiert, nicht frei beweglich. Derbe Resistenz im Douglas und in der linken Adnexloge tastbar.

TVUS: Uterus av/af: 8,4 × 5 × 4,8 cm. Endometrium schmal. A.e. vom linken Adnex ausgehend zeigt sich eine ca. 8 × 7 cm große, zystisch-solide, septierte Raumforderung, die den gesamten Douglas-Raum ausfüllt und stark perfundiert ist.

TAS: reichlich Aszites im gesamten Abdomen. Keine Pleuraergüsse.

Nach der Untersuchung sieht Frau W. Sie besorgt an. Was sagen Sie der Patientin und wie gehen Sie weiter vor?

Frau W. blickt Sie ängstlich an. Sie hat Sie während der gesamten Untersuchung eingehend beobachtet und wahrgenommen, dass Ihnen etwas aufgefallen ist, was Sie beunruhigt hat. Sie bitten Frau W., sich noch einmal Ihnen gegenüber an den Schreibtisch zu setzen. Sie nehmen ebenfalls Platz und wenden sich der Patientin zu.

Bevor Sie anfangen zu sprechen, halten Sie einen Moment inne, um Ihre Gedanken zu sammeln. Anschließend erklären Sie Ihrer Patientin, dass Sie in der Untersuchung eine Raumforderung im kleinen Becken festgestellt haben, die die Bauchumfangszunahme erklären könne und die höchstwahrscheinlich auch zur Produktion von reichlich Bauchwasser geführt habe. Frau W. hört Ihnen aufmerksam zu. Sie erläutern ihr, dass es sowohl gutartige als auch bösartige Erkrankungen der Eierstöcke gibt, die zu ähnlichen Symptomen führen können.

Benigne Ovarialtumoren:

- Epitheliale Tumoren (Zystadenom, z. B. serös, muzinös, endometroid, klarzellig. Brenner-Tumor)
- Keimzelltumoren: Dermoidzysten, Struma ovarii
- Ovarialfibrom (Meigs-Syndrom möglich)
- Keimstrangtumoren: Theka-, Granulosazelltumor

Maligne Ovarialtumoren:

- Epitheliale Tumoren (Zystadenokarzinom, z. B. serös, muzinös, endometroid, klarzellig, maligner Brenner-Tumor)
- Borderline-Tumor
- Undifferenziertes Ovarialkarzinom
- Maligne Keimstrangtumoren

Anhand des Ultraschallbefunds kann noch keine definitive Diagnose gestellt werden. Sie sagen der

Patientin aber, dass der inhomogene, zystisch-solide Befund mit der ausgeprägten Septierung und Perfusion suspekt ist. Zudem ist auch der Aszites ein Hinweis auf ein malignes Geschehen. Die weitere Abklärung des Befunds ist somit der wichtigste nächste Schritt.

Frau W.s Augen füllen sich mit Tränen. Sie wenden sich Ihrer Patientin zu und erklären, dass es eine ganz normale Reaktion ist zu weinen, aber dass die Diagnose auch noch nicht definitiv feststeht und dass es, sollte es sich tatsächlich um eine bösartige Erkrankung handeln, mittlerweile gute Behandlungsmöglichkeiten gibt.

Sie besprechen mit Frau W., zunächst den Tumormarker CA-125 abzunehmen und eine CT Thorax und Abdomen zur Umgebungsdiagnostik anzumelden. Anschließend wollen Sie sie in der Ovar-Sprechstunde der hiesigen Universitätsklinik vorstellen. Sie raten Frau W., zu diesem Termin eine Begleitung mitzubringen.

MERKE

Für Gespräche, in denen man **schlechte Nachrichten** überbringt, sollte man sich Zeit nehmen und ungestört sein. Versuchen Sie, die Situation in möglichst einfachen Worten zu erklären, und geben Sie der Patientin die Möglichkeit, Nachfragen zu stellen. Versuchen Sie, wenn möglich, den Begriff „Krebs" zu vermeiden. Sobald dieses Wort ausgesprochen ist, wird die Patientin keine weiteren Informationen aufnehmen können.

Fragen und Antworten

Frau W. ist ganz aufgelöst. Sie sagt, sie habe doch immer gesund gelebt, nie geraucht, nur sporadisch Alkohol getrunken und keine Hormone eingenommen. Sie sei immer gesund gewesen, nur der unerfüllte Kinderwunsch habe sie belastet. Was können Sie Frau W. zu Risikofaktoren und zur Pathogenese erklären?

Das Ovarialkarzinom ist die sechsthäufigste Krebserkrankung der Frau, in Deutschland erkranken pro Jahr ca. 10.000 Frauen daran, meist zwischen dem 50. und 60. Lebensjahr.

Obligate Präkanzerosen gibt es nicht. Lediglich die **Endometriose** ist mit einem erhöhten Risiko für das Auftreten von endometroiden oder klarzelligen Ovarialkarzinomen vergesellschaftet. Weitere Risikofaktoren sind **Infertilität, Nulliparität, frühe Menarche, späte Menopause, Adipositas, PCOS, keine orale Kontrazeption, Entwicklung aus einem Borderline-Tumor und eine genetische Prädisposition.** Im Rahmen der genetischen Mutationen sind v. a. die Tumorsupressorgene **BRCA1/2** hervorzuheben, aber auch Mutationen in anderen Hochrisikogenen spielen eine Rolle (z. B. CHEK2, RAD51C/D; TP53 etc.).

In die **AGO-TR1-Studie** wurden 523 Patientinnen mit primärem oder rezidiviertem Ovarialkarzinom eingeschlossen und auf eine genetische Mutation getestet. Es zeigte sich über alle Subgruppen eine Rate an BRCA1/2-Mutationen von **20,8 %** und an Mutationen über alle Risikogene von **25,8 %.** Trägerinnen einer BRCA-1-Mutation haben ein kumuliertes Risiko von 44 %, bis zum 80. Lebensjahr an einem Ovarialkarzinom zu erkranken, bei einer BRCA-2-Mutation liegt es bei 17 %.

Der häufigste histologische Typ ist das **high-grade-seröse** Ovarialkarzinom. Es entsteht in der Regel aus dem **Tubenepithel.**

Nach WHO und FIGO werden Ovar-, Tuben- und Peritonealkarzinome gemeinsam klassifiziert, da sie eine gleiche Genese und Histomorphologie aufweisen. Sie haben jedoch unterschiedliche Tumorursprünge.

Eine effektive Früherkennung gibt es nicht. Frühe Veränderungen in Tube und Ovar lassen sich sonografisch nicht darstellen, sodass ca. 75 % der Ovarialkarzinome erst in einem fortgeschrittenen Stadium diagnostiziert werden.

MERKE

Bei Feststellung eines Ovarialkarzinoms sollte bei jeder Patientin eine genetische Testung erfolgen, unabhängig von der Familienanamnese.

Ihre Patientin soll in der Ovar-Sprechstunde der Uniklinik vorgestellt werden. Wie übergeben Sie die Patientin an das dortige Team? Sie haben Frau W. versprochen, sie am nächsten Tag anzurufen und ihr das Ergebnis der Blutentnahme mitzuteilen. Welches Ergebnis erwarten Sie? Was sagen Sie Frau W. bezüglich des Tumormarkers?

Sie rufen Ihre ehemalige Kollegin in der Uniklinik an und übergeben Ihre Patientin: „65-jährige Frau mit großer zystisch-solider Raumforderung, a. e. vom Ovar ausgehend mit reichlich Aszites. Keine Vorerkrankungen, keine Kinder, leere Familienanamnese." Sie berichten weiterhin, dass sie bereits Tumormarker abgenommen und eine CT-Untersuchung von Thorax und Abdomen für übermorgen terminiert haben. Frau W. erhält einen Termin für Anfang der nächsten Woche.

Wie besprochen, melden Sie sich am nächsten Tag telefonisch bei Frau W. Sie teilen ihr zunächst den Termin in der Klinik mit und fragen sie, wie es ihr geht. Sie berichtet, dass sie sich von dem ersten Schock erholt habe und nun bereit für die nächsten Schritte sei. Anschließend fragt sie nach den Blutergebnissen. Sie erklären, dass **CA-125** der wichtigste Tumormarker beim Ovarialkarzinom ist, dass er aber sowohl bei benignen Erkrankungen erhöht als auch bei malignen Befunden normwertig sein kann. Er dient also weder zum Screening noch zur Differenzialdiagnose oder zum Abschätzen der Prognose. Er korreliert lediglich häufig mit dem Verlauf der Erkrankung. Das heißt, er fällt nach OP und Chemotherapie ab und steigt beim Auftreten eines Rezidivs wieder an. Hier liegt der CA-125-Wert bei 65 U/ml.

Die Ergebnisse der Umgebungsdiagnostik liegen nun vor: Es zeigen sich, abgesehen von dem malignitätsverdächtigen Befund im Becken und dem Aszites, keine weiteren Pathologien in der Bildgebung. Welches Prozedere bespricht man mit Frau W. in der Klinik? Was ist der Unterschied zwischen einer Staging-Laparotomie und einem Debulking? Welche anderen Fachdisziplinen sollten präoperativ informiert werden? Welche „Hilfestellung" könnte man der Patientin noch anbieten?

Zum Termin in der Klinik erscheint die Patientin gemeinsam mit ihrem Ehemann. Sie ist gefasst, aber aufgeregt. Die Bilder des CT Thorax/Abdomen sind bereits eingelesen und der Fall ist in der Tumorkonferenz besprochen worden.

Die Ärztin erklärt, dass der erste Schritt der Therapie eine ausgedehnte, abdominelle Operation ist. Essenziell für die korrekte chirurgische Therapie ist, dass die gesamte Bauchhöhle eingesehen werden kann. Es erfolgt daher eine Längslaparotomie, zunächst infraumbilikal bis zur Symphyse, aber mit einer Schnitterweiterung bis zum Xiphoid nach Bestätigung der Malignität.

Sowohl bei der Staging-Laparotomie als auch beim Tumordebulking erfolgen zunächst die Entnahme einer Peritoneal-(**Spül-)zytologie** und die histologische Sicherung per Schnellschnitt. Ist das Ovarialkarzinom bestätigt, finden im Rahmen der **Staging-Laparotomie immer** die **Hysterektomie und Adnektomie beidseits,** die **Omentektomie** (mindestens infrakolisch, besser infragastrisch), **Peritoneal-PEs** (Beckenperitoneum, parakolische Rinnen, Zwerchfellkuppeln beidseits, Blasenperitoneum und aller auffälligen Bereiche) und die **Appendektomie** bei muzinösem oder unklarem Tumortyp statt. Bei **frühen Ovarialkarzinomen** (FIGO-Stadium I–IIA) sollten zudem die **pelvine und paraaortale systematische Lymphonodektomie (LNE)** erfolgen.

Beim **fortgeschrittenen Ovarialkarzinom (FIGO IIB–IIIC)** hat sich die Erkrankung bereits auf weitere Organe im kleinen Becken oder sogar in der gesamten Bauchhöhle ausgebreitet. In diesem Fall wird eine **Debulking-OP** durchgeführt, d. h., alles, was tumorbefallen ist, wird entfernt. Dies kann beispielsweise auch mit einer Darm- oder Leberteilresektion einhergehen (hierüber muss aufgeklärt werden, auch über die Anlage eines Anus praeter!). Das Ziel der Operation und prognoseentscheidend ist die **makroskopische Tumorfreiheit** bzw. das Erzielen eines möglichst kleinen **Tumorrests (< 1 cm). Cave:** Beim fortgeschrittenen Ovarialkarzinom erfolgt keine systematische pelvine und paraaortale Lymphonodektomie. In der LION-Studie hat sich hierfür kein Vorteil im Overall-Survival gezeigt. Lediglich auffällige Lymphknoten werden entfernt.

Frau W. ist nach den umfangreichen Informationen ganz still geworden. Die Ärztin versucht zu beruhigen, indem sie erklärt, dass diese Operation in ihrer Klinik sehr häufig durchgeführt wird und es sich um ein Zentrum handelt, in dem ein erfahrenes und eingespieltes multidisziplinäres Team aus Gynäkologie, Anästhesie, Allgemeinchirurgie, Urologie, Intensivmedizin etc. bereitsteht, das sich bereits präoperativ absprechen wird. Zudem ist eine psychologische Anbindung während des stationären Aufenthalts möglich.

4

Frau W. fragt, ob die Therapie nach der Operation abgeschlossen ist. Was antworten Sie ihr, bezogen auf die verschiedenen Stadien der Erkrankung? Wie schätzen Sie die Prognose der Patientin ein? Gibt es die Möglichkeit einer Erhaltungstherapie?
Die Therapie des Ovarialkarzinoms stützt sich auf drei Pfeiler: zum einen eine möglichst vollständige Operation, zum anderen eine adjuvante Chemotherapie, gefolgt von einer Erhaltungstherapie bei fortgeschrittenem Stadium (III–IV).
Lediglich bei Stadium IA, G1 findet keine adjuvante Chemotherapie statt. Bei Stadium IA G2, IB G1/2 kann eine platinhaltige Chemotherapie angeboten werden. Patientinnen im Stadium IC oder IA/B und Grad 3 sollen eine platinhaltige Chemotherapie über 6 Zyklen erhalten.

Die First-line-Chemotherapie bei fortgeschrittenem Ovarialkarzinom in den Stadien II–IV besteht aus 6 Zyklen Carboplatin und Pacliatxel im Abstand von jeweils 3 Wochen. Ab Stadium III wird diese von einer Erhaltungstherapie ergänzt, bestehend aus einem Hämangiogenesehemmer Bevazizumab (ab Stadium IIIb), der schon ab dem zweiten Zyklus der Chemotherapie gegeben und über insgesamt 15 Monate fortgesetzt wird. Alternativ kann ein PARP-Inhibitor eingesetzt werden. Die Therapie hiermit beginnt erst nach Abschluss der Chemotherapie und läuft über 24 Monate. Auch eine Kombination beider Präparate ist möglich, bei Patientinnen, die ein Ansprechen auf die Chemotherapie in Kombination mit Bevazizumab gezeigt haben und deren Tumor eine homologe Rekombinations-Defizienz aufweist, charakterisiert durch eine BRCA-1/-2-Mutation oder genomische Instabilität, die zu fehlerhaften DNA-Reparaturmechanismen führen.

Trotz der Weiterentwicklungen in Bezug auf die Therapie des Ovarialkarzinoms ist die Prognose im Vergleich zu anderen gynäkologischen Krebserkrankungen eher schlecht.

Das 5-Jahres-Überleben liegt, über alle Stadien, aktuell bei 43 %. Langzeitdaten nach Einführung der neuen Erhaltungstherapien stehen allerdings noch aus.

MERKE
Bei leitliniengerechter Therapie des fortgeschrittenen Ovarialkarzinoms leben 60 % der Patientinnen noch nach 4 Jahren.

ZUSAMMENFASSUNG
10.000 Frauen erkranken pro Jahr in Deutschland an einem Ovarialkarzinom. Leider wird die Diagnose häufig erst in einem fortgeschrittenen Stadium gestellt. Entscheidend ist die leitliniengerechte Therapie, im Sinne der Tumorfreiheit nach erfolgter Operation und der sich anschließenden Kombinationschemotherapie und ggf. Erhaltungstherapie mittels zielgerichteter Tumortherapie.

WAS WÄRE, WENN …
- … bei der Patientin eine genetische Mutation im BRCA1/2-Gen vorliegen würde?
  – Durch den Nachweis der Mutation ergeben sich weitere Therapieoptionen. Sie würde in der Erstlinie bei fortgeschrittenem Ovarialkarzinom eine Erhaltungstherapie mittels PARP-Inhibitor bekommen. Sowohl BRCA als auch PARP sind für die Reparatur von DNA-Schäden verantwortlich. BRCA1-/-2- Proteine beheben DNA-Doppelstrangbrüche, PARP repariert DNA-Einzelstrangbrüche. Wird in vorgeschädigten Tumorzellen zusätzlich PARP inhibiert, können auch Einzelstrangbrüche nicht mehr behoben werden. DNA-Schäden häufen sich an und es kommt zur Apoptose der Tumorzelle. Dieser positive Effekt konnte in verschiedenen Studien nachgewiesen werden. In der Solo-1-Studie zeigte sich eine deutlich erhöhte progressionsfreie Überlebensrate für Patientinnen mit BRCA1/2-Mutation nach erfolgreicher Chemotherapie mit einer Erhaltungstherapie mit einem PARP-Inhibitor. In der PAOLA-1/AGO OVAR-20-Studie wurden ebenfalls deutlich verbesserte progressionsfreie Überlebensraten für eine Kombination eines PARP-Inhibitors mit Bevacizumab für Patientinnen mit genetischer Mutation gezeigt. In der Rezidivsituation hat sich beim platinsensitiven, BRCA1/2-positiven, high-grade-serösen Ovarialkarzinom ein signifikanter Vorteil in Bezug auf das progressionsfreie Überleben nach Erhaltungstherapie mit dem PARP-Inhibitor Olaparib gezeigt.

4.1.2 Mein Ausfluss hat sich verändert

Anamnese

Kurz vor Ende Ihrer Sprechstunde kommt Ihre Mitarbeiterin Frau K. zu Ihnen und berichtet, dass die 25-jährige Frau F. gerade noch zur Tür hereingekommen sei – ohne Termin! Sie fragt Sie, wie man jetzt verfahren solle und ob man die Patientin nicht lieber direkt in die Klinik schicken könne. Da sie Frau F. schon länger kennen und die junge Frau sehr belastet wirkt, beschließen Sie, sie selbst zu untersuchen. Die Patientin erklärt, dass sie seit Tagen einen krümeligen Ausfluss bemerke und sich seit gestern ein zunehmender vaginaler Schmerz und Juckreiz entwickelt hätten. Sie habe große Angst, sich eine sexuell übertragbare Erkrankung eingefangen zu haben, da sie seit Kurzem auch einen neuen Freund habe. Zusätzlich sei sie geschwächt durch eine Mittelohrentzündung, die in der letzten Woche antibiotisch behandelt werden musste.

Untersuchungsbefund

Sie bitten Frau F., hinter dem Paravent in Ihrem Untersuchungszimmer ihren Unterkörper zu entkleiden.

Körperliche Untersuchung: junge Patientin in leicht reduziertem AZ und gutem EZ.

Spekulumeinstellung: Vulva glatt, die Vaginalwände sind stark gerötet und geschwollen. Es zeigt sich ein zäher, krümeliger, weißlicher Fluor. Die Portio ist sakral, die Ektopie gut einsehbar und unauffällig. Keine vaginale Blutung aus der Zervix. pH: 4,0. Ein Nativ- sowie mikrobiologischer Abstrich werden entnommen.

Bimanuelle Palpation: Uterus antevertiert/anteflektiert. Kein Portioschiebeschmerz.

Fragen und Antworten

Wie ist die normale Scheidenflora aufgebaut?

In der reproduktiven Phase herrscht in der Scheide normalerweise eine Laktobazillen-Dominanz vor **(Döderlein-Bakterien).** Diese Stäbchenbakterien sind östrogenabhängig und setzen Glykogen aus dem Plattenepithel zu Milchsäure um, wodurch der physiologisch niedrige pH-Wert (< 4,5) erzielt wird. Durch das saure Milieu in der Scheide werden potenziell pathogene Erreger, wie *Gardnerella vaginalis, E. coli, Pseudomonas aeruginosa* oder B-Streptokokken, unter einer kritischen Grenze gehalten. Solange keine Symptome bestehen, muss auch keine Therapie erfolgen. Obligat ist die Therapie allerdings beim Nachweis von Streptokokken A oder sexuell übertragbaren Erkrankungen, wie Trichomonaden, Gonokokken, Chlamydien oder *Treponema pallidum.*

Wie lautet Ihre Verdachtsdiagnose und was erwarten Sie von dem entnommenen Nativabstrich?

Ihre Verdachtsdiagnose ist die **Soorkolpitis**. Hierfür typisch sind der beschriebene starke Juckreiz sowie die Entzündungszeichen, im Sinne der Rötung und Schwellung intravaginal, und der weißlich krümelige Fluor (➤ Abb. 4.1). Charakteristisch ist zudem, dass keine Erhöhung des pH-Werts vorliegt.

Bei Verdacht auf eine vaginale Infektion sollte immer auch ein Nativabstrich entnommen werden. Dieser wird auf einem Objektträger ausgestrichen, mit NaCl 0,9 % fixiert und anschließend direkt unter dem Mikroskop beurteilt. Mithilfe der 40-fachen Vergrößerung in der **Auflichtmikroskopie** können entscheidende Hinweise auf die Erreger der Entzündung erkannt werden.

Auch Sie untersuchen den Nativabstrich unter Ihrem Mikroskop (➤ Abb. 4.2). Neben den physiologischerweise vorkommenden Laktobazillen, die sich als große Stäbchenbakterien darstellen,

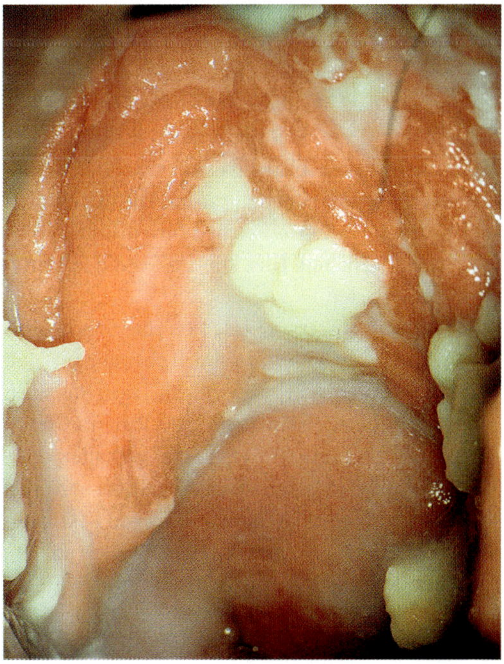

Abb. 4.1 Soorkolpitis durch *Candida albicans* mit krümeligem Fluor [M438]

4

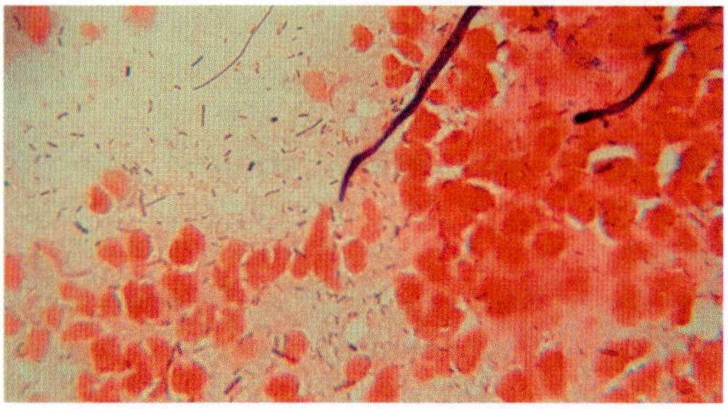

Abb. 4.2 Nativabstrich: Dargestellt sind Epithelzellen und Myzelien von Pilzen (dunkler). [M438]

erkennen Sie langgestreckte Sprosszellen, sog. **Pseudomyzelien,** die für die vermutete Mykose sprechen. In 80 % der Fälle handelt es sich um eine Infektion mit *Candida albicans,* bei 10 % der Patientinnen wird *Candida glabrata* nachgewiesen und in 10 % eine andere *Candida*-Art.

Welche Fragen quälen die Patientin, wie beruhigen Sie sie?

Frau F. hat sich nach der Untersuchung wieder angezogen und sitzt Ihnen mit weiterhin besorgtem Blick gegenüber. Sie versuchen, sie zu beruhigen, und erklären ihr in einfachen Worten, dass bisher alle Befunde auf eine vaginale Pilzinfektion und keine schwere sexuell übertragbare Erkrankung hindeuten. Außerdem versuchen Sie, der Patientin verständlich zu machen, dass ihr diese Infektion nicht peinlich sein muss und sie 75 % aller Frauen im Laufe ihres Lebens betrifft. Die Ursachen sind vielfältig, hierauf kommen Sie später nochmal zurück. Die Infektion ist aber in jedem Fall kein Zeichen für ein unvernünftiges Sexualverhalten. Hier können Sie die Patientin ebenfalls entlasten.

Sie erklären weiterhin, dass sich eine Soorkolpitis in der Regel sehr gut und schnell therapieren lässt und die Patientin bereits in wenigen Tagen von allen Symptomen befreit sein sollte. Die Patientin fragt, wie sie sich ihrem Partner gegenüber verhalten solle. Sie sagen ihr, dass sie offen mit ihm darüber sprechen sollte und die beiden bis zur vollständigen Beschwerdefreiheit keinen Geschlechtsverkehr haben sollten. Dies kommt für die Patientin aktuell sowieso nicht infrage. Da die *Candida*-Infektion bei Männern häufig asymptomatisch verläuft, könnte sich der Partner entweder prophylaktisch mitbehandeln oder einen Abstrich machen lassen.

Welche Differenzialdiagnosen kommen in Betracht? Wie würden sich diese darstellen?

Die Diagnose wird definitiv durch die Auswertung des mikrobiologischen Abstrichs gestellt. Hierfür muss dieser in ein externes Labor geschickt werden. Dort wird eine Kultur angelegt, die über mehrere Tage angezüchtet wird, sodass man auch erst dann mit einer endgültigen Diagnose rechnen kann.

Differenzialdiagnostisch kommen andere Formen der Vaginose in Betracht, die sich je nach Erreger bzw. Ursache unterschiedlich darstellen.

Bakterielle Vaginose

Es handelt sich um die häufigste mikrobiologische Störung des Scheidenmilieus. Der Leitkeim ist *Gardnerella vaginalis.* Die Diagnose gilt als gesichert, wenn drei der folgenden vier Faktoren vorliegen:

- Dünnflüssiger, homogener Fluor
- Erhöhung des Scheiden-pHs über 4,5
- Amingeruch des Fluors, insbesondere nach Alkalisierung mit Kalilauge (KOH)
- Nachweis von Clue Cells im Nativpräparat

Clue Cells sind pathognomonisch für die bakterielle Vaginose. Hierbei erkennt man unter dem Mikroskop mit Bakterien beladene Epithelzellen. Die Anzahl der Laktobazillen ist entscheidend reduziert. Für die Darstellung der Clue Cells muss der Nativabstrich statt mit NaCl mit Methylenblau fixiert werden (➤ Abb. 4.3).

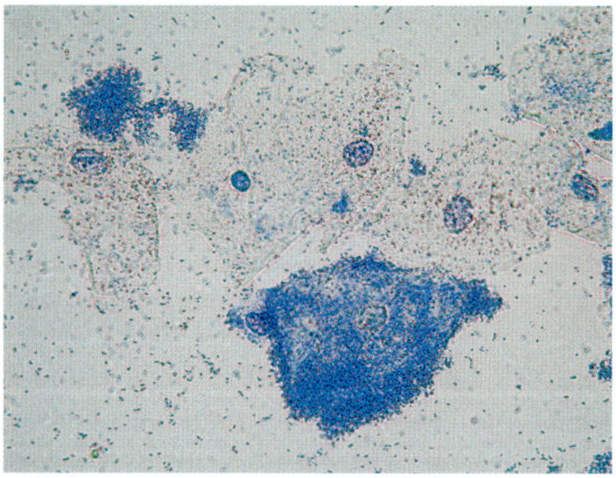

Abb. 4.3 Clue Cells bei bakterieller Vaginose: Die Epithelzelle ist mit Bakterien besetzt. (mit freundlicher Genehmigung von Prof. Dr. med. E. Petersen, Freiburg) [M441]

Trichomonadenkolpitis

Ausgelöst wird diese Infektion durch *Trichomonas vaginalis*. Pathognomonisch ist ein schäumender, grünlicher, übelriechender, brennender Fluor. Die Patientinnen geben einen brennenden Schmerz während der Miktion an, aber nicht danach (DD: Zystitis). Der vaginale pH ist > 5. Im Vaginalabstrich können die Trichomonaden als birnenförmige, begeißelte Flagellaten, die sich ruckartig bewegen, identifiziert werden. Beim Nachweis einer Trichomonadenkolpitis müssen andere sexuell übertragbare Krankheiten ausgeschlossen werden.

Herpes genitalis

Ursächlich können sowohl Herpes simplex Typ 2 (genitaler Typ) als auch Herpes simplex Typ 1 (oraler Typ) sein. 50 % der Infektionen verlaufen klinisch asymptomatisch. Nur 30 % manifestieren sich klinisch eindeutig mit starken Schmerzen, Brennen und Jucken sowie den pathognomonischen kleinen, rosettenförmig angeordneten Bläschen mit klarem Inhalt. Zur Diagnosesicherung muss mit einem trockenen Watteträger der Bläscheninhalt abgestrichen und anschließend virologisch untersucht werden. Auch hier ist die Mitbehandlung des Partners entscheidend.

Colpitis senilis

Bedingt durch den Östrogenmangel, v. a. in der Postmenopause, atrophiert das Epithel. Das Gewebe ist dadurch sehr verletzlich, es kommt zu petechialen Blutungen und Schmerzen beim Geschlechtsverkehr. Der pH ist > 6, da auch die Laktobazillen östrogenabhängig sind und in dieser Situation die Umsetzung von Glykogen zu Milchsäure nicht mehr funktioniert. Im Nativabstrich erkennt man hauptsächlich Basalzellen und keine ausgereiften Epithelzellen mehr.

Welche Ursachen vermuten Sie für die Soorkolpitis von Frau F.? Welche anderen Ursachen kennen Sie?

Die Scheidenflora ist ein sehr sensibles Milieu. Schon kleine Veränderungen können zu Störungen dieses Gleichgewichts führen, die letztlich in einer Infektion sowohl mit Hefen als auch mit Bakterien münden können. Bei Frau F. vermuten Sie, dass die stattgehabte Otitis media sowie die folgende antibiotische Therapie entscheidend zur Soorkolpitis beigetragen haben. Zum einen war die Patientin durch die Infektion immungeschwächt, zum anderen hat das Antibiotikum auch der Vaginalflora geschadet, was ein vermehrtes Wachstum der Hefen und anderer pathogener Keime begünstigt.

Da *Candida* östrogenabhängig wächst, kann auch eine Veränderung des Hormonhaushalts zu einer Infektion beitragen, z. B. durch die Einnahme der Pille oder anderer hormoneller Verhütungsmittel. Auch eine Schwangerschaft kann durch den gleichen Mechanismus eine Soorkolpitis begünstigen. Zudem sind Frauen mit einer Immunschwäche oder einem schlecht eingestellten Diabetes mellitus besonders prädisponiert. Und auch Stress fördert das Auftreten einer solchen Infektion.

Den neuen Partner der Patientin kann man also kaum verantwortlich für die Situation machen. Der Partnerwechsel könnte die Infektion lediglich zusätzlich begünstigt haben. Denn durch Geschlechtsverkehr wird der bakterielle Biofilm des Partners übertragen und so die Balance der Scheidenflora verändert.

Welche Therapie empfehlen Sie Ihrer Patientin? Wie würde sich die Empfehlung verändern, wäre die Patientin bereits zum vierten Mal in diesem Jahr erkrankt?

Bei einer unkomplizierten Erstinfektion mit *Candida albicans* ist normalerweise eine Lokaltherapie mit Clotrimazol ausreichend. Hierfür stehen Zäpfchen und Salben zur Verfügung. Sie rezeptieren Frau F. eine Einmaltherapie mit einem 500 mg Zäpfchen Clotrimazol. Alternativ wären auch niedriger dosierte Zäpfchen für 3 Tage möglich (200 mg). Das Zäpfchen sollte abends vor dem Schlafengehen eingeführt werden, damit es über Nacht wirken kann.

Von einer **chronisch-rezidivierenden Candidose** spricht man, wenn mindestens vier Infektionen pro Jahr vorliegen. In einem solchen Fall muss eine umfangreiche Eradikation erfolgen (Behandlungsdauer mindestens 1 Jahr).

MERKE

Der vaginale pH ist im Falle einer Soorkolpitis in der Regel unauffällig.

4

ZUSAMMENFASSUNG

Ungefähr drei von vier Frauen erkranken im Laufe ihres Lebens an einer Soorkolpitis. In den meisten Fällen kann die Diagnose durch das klinische Erscheinungsbild im Sinne des krümelig weißlichen Fluors, vaginalen Juckreizes sowie des Nachweises von Pseudomyzelien im Nativabstrich gestellt werden. In der überwiegenden Zahl der Fälle genügt eine einmalige Anwendung eines Clotrimazol-haltigen Ovulums zur Therapie. Eine orale Therapie ist lediglich bei anderen Organmanifestationen (z. B. des Darms) oder bei rezidivierenden Erkrankungen notwendig.

WAS WÄRE, WENN ...

- ... die Patientin nicht 25, sondern 65 Jahre alt wäre?
  - Hefen wachsen östrogenabhängig. Eine Soorkolpitis bei einer älteren Frau, die keine lokale Östrogentherapie anwendet, ist somit unwahrscheinlich. Hier müsste man eher an eine Colpitis senilis denken, bei der es durch Östrogenmangel und eine dadurch bedingte Atrophie des Epithels zu ähnlichen Beschwerden kommt.
- ... Sie in dem vorliegenden Fall Kalilauge auf Ihren Nativabstrich geträufelt hätten?
  - Das oben genannte Vorgehen beschreibt den Whiff-Test, der für den Nachweis der bakteriellen Vaginose wichtig ist. Bei einer Infektion mit *Gardnerella vaginalis* kommt es dann zu dem pathognomonisch fischigen Geruch. In unserem Fall würde sich keine Veränderung ergeben.

4

4.1.3 Ich erkenne mich nicht mehr wieder

Anamnese

In Ihrer Praxis stellt sich Ihre langjährige Patientin, Frau L. vor. Die 52-jährige Frau ist schlank, sportlich und wirkt deutlich jünger. Heute ist sie allerdings sehr erschöpft und berichtet, dass sie seit Monaten nicht mehr richtig schlafen könne. Ständig wache sie auf. Zudem sei ihr Zyklus komplett unvorhersehbar. Manchmal bleibe die Periode mehrere Monate aus und dann komme sie plötzlich dreimal kurz hintereinander und so stark, wie sie es gar nicht kenne. Außerdem sei sie oft niedergeschlagen, schnell gereizt und das Schwitzen sei das Unangenehmste überhaupt. Frau L. ist bisher immer gesund gewesen. Sie raucht nicht und trinkt wenig Alkohol.

Untersuchungsbefund

Spekulumeinstellung: Vulva/Vagina glatt, Portio sakral, Ektopie nicht einsehbar (T3-Zone). Fluor unauffällig. pH: 4,0.

Bimanuelle Palpation: Uterus antevertiert/anteflektiert, faustgroß, mobil. Keine Tastbefunde in der Adnexregion zu erheben. Kein Uteruskanten- oder Portioschiebeschmerz.

Transvaginale Sonografie: Uterus 8 × 7 × 8 cm, Endometrium schmal. Ovarien bds. unauffällig.

Fragen und Antworten

Frau L. beschreibt eine ausgeprägte Symptomatik. Welche Verdachtsdiagnose besprechen Sie mit ihr? Wie kommt es zu den Beschwerden und ist die Bestimmung des Hormonstatus sinnvoll/notwendig?

Frau L. präsentiert sich in Ihrer Praxis mit dem Vollbild der **perimenopausalen Beschwerden.** Zum einen beschreibt die Patientin **Zyklusstörungen,** die vor allem für das **Periklimakterium** charakteristisch sind (➤ Abb. 5.7). Physiologischerweise nimmt die Ovarfunktion in der Perimenopause ab. Daraus resultieren stark schwankende Spiegel von Östradiol, Progesteron, LH und FSH. Die Follikelrekrutierung und Ovulation erfolgen zu früh und die Zyklen sind verkürzt. Dies wird ggf. noch durch eine Lutealphaseninsuffizienz unterstützt, die Abbruch- und Durchbruchblutungen durch das nur ungenügend transformierte Endometrium hervorrufen kann. Folgen sind ungleichmäßige Zyklen bis hin zur **Hyper- und Polymenorrhö.** Im weiteren Verlauf lässt die Ovarfunktion immer weiter nach und es entsteht die klassische Hormonkonstellation mit **niedrigem Östrogen und Progesteron,** aber **hohem LH und FSH.** Bei Frau L. treten also zum einen die periklimakterischen Zyklusstörungen und zum anderen bereits **Östrogenmangelsymptome** auf. Eine Bestimmung des Hormonstatus kann sicherlich durchgeführt werden, um Ihre Diagnose zu untermauern, die Therapie sollte davon aber nicht abhängig gemacht werden, sondern sich hauptsächlich nach der Klinik richten.

Östrogenmangelsymptome

Vasomotorisch:
- Hitzewallungen
- Schweißausbrüche
- Schwindel
- Migräne

Psychisch:
- Schlafstörungen
- Stimmungslabilität
- Depressive Verstimmung
- Antriebslosigkeit

Langzeitfolgen:
- Trockenheit von Haut und Schleimhäuten/vulvovaginale Atrophie
- Osteoporose
- Endothelschäden und dadurch Veränderungen im Herz-Kreislauf-System

MERKE

Die Analyse des Hormonstatus ist nicht ausschlaggebend für die Indikationsstellung zur Hormontherapie. Die Klinik ist führend, auch um die Wirksamkeit der eingeleiteten Therapie zu beurteilen. Sind die Symptome unter der Therapie verschwunden, ist die Patientin ausreichend gut therapiert, unabhängig vom Hormonstatus.

Welche Therapie empfehlen Sie Ihrer Patientin? Wie wird diese angewendet? Gibt es Risikofaktoren, die Sie beachten müssen?

Die **nachlassende Ovarfunktion** ist **physiologisch** und muss nicht unbedingt therapiert werden. Treten bei einer Patientin aber Symptome auf, sollte eine Hormontherapie abgewogen werden. Grundsätzlich muss eine **Nutzen-Risiko-Abwägung** erfolgen, bevor man mit der Therapie beginnt. Prinzipiell muss geprüft werden, ob bei der Patientin **kardiovaskuläre Risikofaktoren** oder eine manifeste **KHK** vorliegen, ob es in der Anamnese ein **Mamma- oder Endometriumkarzinom** gegeben hat oder **Risikofaktoren für thrombembolische Ereignisse** vorliegen.

Frau L.s Anamnese ist bezüglich der genannten Risikofaktoren leer. Gleichzeitig präsentiert sie umfangreiche Symptome, die sie belasten, sodass eine **Hormontherapie** für sie sinnvoll erscheint. Die **Stabilisierung des Zyklus** wird durch ein **Gestagen** erreicht. Die **Östrogenmangelsymptome** müssen durch eine **Östrogensubstitution** ausgeglichen werden. Grundsätzlich gibt es verschiedene Möglichkeiten der Applikation. Zum einen kommt ein **kombiniertes orales Kontrazeptivum** infrage, alternativ kann das **Östrogen kontinuierlich oral oder transdermal,** als Gel oder Schaum angewendet werden. Das **Gestagen** wird entweder **kontinuierlich** parallel dazu eingenommen **oder ab dem 10. Zyklustag.** Auch eine Applikation durch ein gestagenhaltiges IUD wäre möglich. Wichtig ist, dass das Gestagen jeden Monat in Transformationsdosis gegeben wird, die Dosierung ist je nach Präparat unterschiedlich. Bei intaktem Uterus **darf keine Östrogen-Monotherapie** erfolgen, da diese das Endometriumkarzinomrisiko deutlich erhöhen würde (um den Faktor 10 nach 10 Jahren alleiniger Östrogentherapie!). Auch nach einer suprazervikalen Hysterektomie muss auf die Gestagengabe geachtet werden.

Für Frau L. erscheint die kombinierte Gabe eines Östrogens und eines Gestagens sinnvoll. Bei der Applikationsform kann die Patientin natürlich mitentscheiden.

MERKE

In der **WHI-(Womens Health Initiative)Studie** hatte sich gezeigt, dass die Frauen, die eine kombinierte Hormontherapie erhielten, seltener kardiovaskuläre Komplikationen erlitten. Dieser Effekt sollte auch für die Sekundärprävention geprüft werden. Es zeigte sich aber, dass Frauen, die bereits schwere kardiovaskuläre Risikofaktoren aufwiesen, **nicht** von der HT profitieren, sondern diese bei diesem Patientenkollektiv sogar zu einer Zunahme der kardiovaskulären Komplikationen führte. Eine Sekundärprävention war also nicht möglich. Beginnt man bei gesunden Frauen frühzeitig mit der HT (wenn die Östrogenwirkung am Endothel nachlässt), hat sie aber tatsächlich einen kardioprotektiven Effekt (*window of opportunity*).

Frau L. ist besorgt. Sie sagt, sie habe von einer Studie gehört, die gezeigt habe, dass das Risiko, ein Mammakarzinom zu entwickeln, deutlich erhöht sei, wenn man eine Hormontherapie (HT) erhalte. Was antworten Sie ihr?

Frau L. spielt auf die initialen Ergebnisse der bereits erwähnten WHI-Studie an. Hierbei handelt es sich um die größte bislang durchgeführte, randomisierte, placebokontrollierte Studie zur

4

Hormontherapie. 16.000 postmenopausale, nicht hysterektomierte Frauen erhielten im Mittel über 5,6 Jahre eine kombinierte HT oder ein Placebo. Parallel erhielten 10.000 hysterektomierte Frauen über ca. 7 Jahre eine Östrogen-Monotherapie bzw. ein Placebo. Das initial veröffentlichte Ergebnis lautete, dass eine Hormontherapie das Thrombose-, Herzinfarkt-, Apoplex- und Mammakarzinomrisiko erhöht. In der Folge erhielt fast niemand mehr eine Hormontherapie, ungeachtet des Beschwerdebildes. Mittlerweile haben sich selbst die Autoren der Studie von diesen Ergebnissen distanziert und bestätigt, dass es sich um eine Fehlinterpretation der Daten handelte. Die in die Studie eingeschlossenen Frauen waren nicht, wie häufig berichtet, gesund, sondern 50 % von ihnen wiesen kardiovaskuläre Risikofaktoren und 10 % sogar eine kardiovaskuläre Erkrankung auf. Die Patientinnen waren im Mittel 63 Jahre (!) alt, als sie mit der HT begannen, was deutlich über dem Alter liegt, in dem man normalerweise mit einer Symptomatik rechnen bzw. eine Therapie einleiten würde. Im Mittel tritt die Menopause zwischen dem 51. und 52. Lebensjahr auf. Die Daten der Studie wurden in der Folge nochmals nach Subgruppen analysiert und es zeigte sich, dass in der Gruppe zwischen 50 und 60 Jahren nur sehr wenige Ereignisse auftraten.

In absoluten Zahlen bedeutet dies (jeweils bezogen auf 1.000 Frauen):

- + 3 Fälle Mammakarzinom (statistische Signifikanz erst nach 5 Jahren der kombinierten Anwendung erreicht)
- + 2,5 Fälle Apoplex
- + 5,0 Fälle tiefe Beinvenenthrombose
- + 2,5 Fälle KHK

4

MERKE

Die initial kommunizierten Ergebnisse der WHI-Studie waren undifferenziert und einer Fehlinterpretation der Daten geschuldet. Patientinnen müssen hierüber und über die tatsächlichen Risiken dezidiert aufgeklärt werden.

Stellen Sie sich vor, Frau L. hätte ausschließlich Zyklusstörungen. Inwiefern würde sich Ihre Therapieempfehlung verändern? Wie sieht diese aus, wenn Frau L. 10 Zigaretten am Tag rauchen und 125 kg wiegen würde?

Vor Einleitung einer HT muss immer geklärt werden, ob lokale oder auch systemische Beschwerden bestehen und, wenn systemische Beschwerden bestehen, sich diese lediglich auf den Zyklus beziehen oder auch Östrogenmangelsymptome auftreten. Würde Frau L. ausschließlich unter Zyklusstörungen leiden, sollten Sie Ihr Therapiekonzept noch einmal überdenken. In diesem Fall wäre die alleinige Gabe eines zyklischen Gestagens ausreichend oder auch beispielsweise die Einlage einer gestagenhaltigen Spirale. Bei sehr ausgeprägten Zyklusstörungen kann auch ein kombiniertes orales Kontrazeptivum gegeben werden, wenn keine Kontraindikationen vorliegen.

Wäre Frau L. adipös und Raucherin, brächte sie bereits einige kardiovaskuläre Risikofaktoren mit, d. h., Sie müssen sie darüber informieren, dass durch eine Hormontherapie das Risiko für thrombembolische Ereignisse weiter gesteigert wird. Die Risikoerhöhung kommt durch die orale Gabe des Östrogens zustande. Deutlich reduziert werden kann dieses durch die **transdermale Anwendung des Östrogens.** Es liegen viele Studien vor, die zeigen, dass bei transdermaler Anwendung kein erhöhtes Thromboserisiko besteht. Man geht davon aus, dass dies auch für das Apoplexrisiko gilt, allerdings sind hier die Daten nicht ganz eindeutig.

Frau L. lehnt eine Hormontherapie ab. Sie möchte zunächst alternative Methoden ausprobieren. Was können Sie Ihrer Patientin empfehlen?

Lehnt Frau L. die Hormontherapie zunächst ab, können Sie ihr verschiedene alternative Methoden anbieten: Sport und besonders Yoga können zu einer ausgeglicheneren Stimmung beitragen. Phytoöstrogene können über Nahrungsmittel (v. a. Soja-Produkte) aufgenommen werden und so dem sinkenden Östrogenspiegel entgegenwirken. Kalziumreiche Ernährung und die Substitution von Kalzium und Vitamin D vermindern den Knochenabbau. Verschiedene pflanzliche Präparate können ebenfalls unterstützen: Mönchspfeffer hilft, den Zyklus zu stabilisieren, Rotklee, Traubensilberkerze und Johanniskraut lindern Hitzewallungen.

ZUSAMMENFASSUNG

Die zwischenzeitlich sehr in Verruf geratene Hormontherapie ist mittlerweile rehabilitiert. Trotzdem sollte die Initiierung der Therapie gut abgewogen werden. Das individuelle Risikoprofil der Patientin muss unbedingt miteinbezogen und die Therapie von der Symptomatik der Patientin abhängig gemacht werden. Ängste vor der Hormontherapie können durch eine ausführliche Aufklärung und die Erläuterung der absoluten Zahlen abgebaut werden. Eine regelmäßige Überwachung der Brust macht aufgrund des leicht erhöhten Mammakarzinomrisikos sicherlich zusätzlich Sinn. Die kardiovaskulären Risiken können durch die transdermale Applikation des Östrogens deutlich gesenkt werden.

WAS WÄRE, WENN ...

- ... Frau L. vor 5 Jahren ein Hormonrezeptor-positives Mammakarzinom gehabt hätte?
  - Nach einer Mammakarzinomerkrankung, auch wenn diese erfolgreich behandelt wurde, ist eine Hormontherapie nicht möglich, obwohl die Patientinnen häufig stärker unter klimakterischen Beschwerden leiden. Auch die transdermale oder lokale (vaginale) Anwendung ist nicht möglich, da noch nicht klar ist, inwieweit diese Östrogene systemisch wirken. Verschiedene Symptome können aber über alternative Wege behandelt werden. Zum einen, wie oben beschrieben, über Lebensstilveränderungen oder pflanzliche Präparate, zum anderen beispielsweise auch über Antidepressiva. SSRIs und SNRIs lindern Hitzewallungen und wirken stimmungsaufhellend. Man kann also auch diesen Patientinnen Hilfen anbieten, um besser durch die Wechseljahre zu kommen.

4.1.4 Sie sind meine letzte Hoffnung

Anamnese

In der Ambulanz Ihrer Klinik stellt sich die 32 jährige Frau S. vor. Die Patientin ist verzweifelt. Seit über 15 Jahren habe sie zyklusabhängige Unterbauchschmerzen. Zu Beginn seien die Schmerzen nicht so stark gewesen und sie habe geglaubt, sie seien während der Periode normal. Seit ungefähr 7 Jahren seien die Schmerzen aber kaum noch auszuhalten. Zudem habe sie seit etwa 6 Monaten auch rektale Blutungen während der Periode bemerkt. Schmerzen beim Wasserlassen und auch beim Stuhlgang bestünden sowieso immer. Sie sei schon oft in Behandlung gewesen, habe mehrfach die Gynäkologin gewechselt, aber niemand habe ihr bisher helfen können. Häufig habe sie gehört, sie habe zu viel Stress und dadurch die Beschwerden. Eigentlich wollte sie sich nicht noch einmal an jemand anderen wenden, aber die Beschwerden belasteten zunehmend auch ihre Beziehung. Der Geschlechtsverkehr sei extrem unangenehm und der Kinderwunsch seit über drei Jahren unerfüllt. „Sie sind meine letzte Hoffnung", sagt sie abschließend.

Untersuchungsbefund

Körperliche Untersuchung: junge sportliche Patientin in gemindertem AZ und schlankem EZ.

Spekulumeinstellung: Vulva glatt, Einstellung der Vagina bis zur Fornix posterior. Hier zeigen sich einzelne, etwas 0,5 cm durchmessende, bläulich-schwarze Knötchen. Portio mit T1-Zone, unauffällig. Normaler Fluor. Keine Blutung ex CK. pH: 4,0.

Bimanuelle Palpation: Uterus antevertiert/anteflektiert, wirkt fixiert. Kleine „Knötchen" im Douglas tastbar.

Rektale Palpation: Dem Rektum anliegend tasten sich ebenfalls kleine knotige Strukturen.

Transvaginale Sonografie: Uterus 8 × 7 × 8 cm, Endometrium schmal, das rechte Ovar ist unauffällig, links zeigt sich eine glatt berandete 2 × 3 cm große Zyste mit heterogener Echogenität („Schneegestöber").

Fragen und Antworten

Welche Verdachtsdiagnose besprechen Sie mit Frau S., basierend auf Ihren Untersuchungsbefunden? Welche weiteren Untersuchungen sind aufgrund der ausgeprägten Systematik sinnvoll?

Frau S. tut Ihnen sehr leid. Sie ist nicht Ihre erste Patientin, die eine so lange Leidensgeschichte mitbringt. Die beschriebene Symptomatik der **zyklusabhängigen Unterbauchschmerzen,** die zunehmende Intensität, die **perimenstruell** auftretenden **rektalen Blutungen,** die **Dysurie, die Dyschezie** und die **Sterilität** sowie die Befunde, die Sie bisher in Ihrer Untersuchung erhoben haben, wie die **Knötchen,** die Sie im **hinteren Scheidengewölbe (Fornix posterior)** gesehen und im **Douglas** und **rektovaginal** getastet haben, sowie der **fixierte Uterus** und der **Adnexbefund links** führen für Sie ganz eindeutig zur Verdachtsdiagnose einer

4

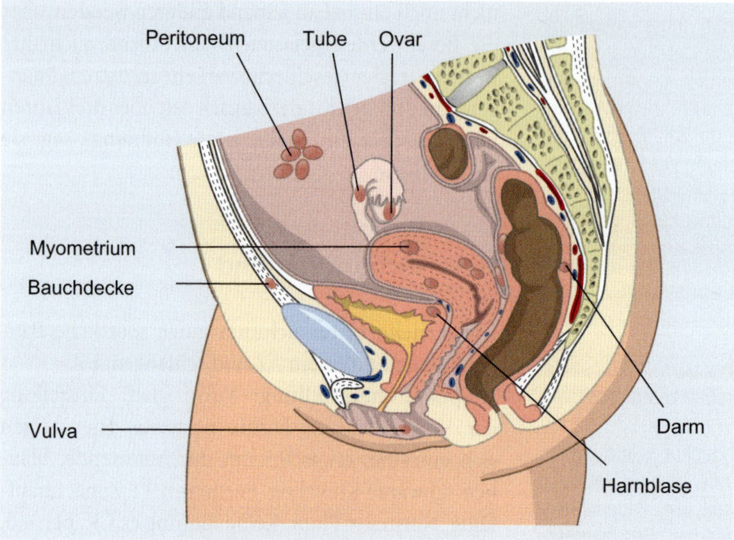

Abb. 4.4 Mögliche Lokalisationen der Endometrioseherde [L138]

4

ausgedehnten und am ehesten **tief-infiltrierenden Endometriose.**

Endometriose bezeichnet das Auftreten von Gewebeverbänden außerhalb des Cavum uteri, die histologisch und funktionell dem Endometrium ähneln (➤ Abb. 4.4).

Dysurie, Dyschezie und rektale Blutungen deuten auf eine Mitbeteiligung anderer Organsysteme, also des Urogenitaltrakts und des Darms, hin. Zunächst sollte eine **Abdomensonografie** erfolgen, um einen Harnstau auszuschließen (Beteiligung der Ureteren) und im Verlauf eine **Endosonografie** und **Rektoskopie** zur Klärung der peranalen Blutung sowie eine **Zystoskopie** zur Beurteilung einer Blasenbeteiligung.

MERKE

Entscheidend sind die dezidierte **Anamneseerhebung** und die gründliche **gynäkologische Untersuchung.** Das hintere Scheidengewölbe **(Fornix posterior)** muss mit eingesehen werden, um eine vaginale Beteiligung festzustellen. Auch die rektale Palpation sollte immer erfolgen. Je nach Symptomatik muss die Diagnostik ausgedehnt werden.

Erklären Sie Frau S., welche Theorien es zur Entstehung der Endometriose gibt. Wie wird die Endometriose eingeteilt (#ENZIAN/r-ASRM)?

1. **Retrograde Menstruation:** durch uterine Dys- oder Hyperperistaltik. Versprengtes Endometriumgewebe wird normalerweise von Makrophagen resorbiert, ist diese Immunreaktion gestört, entstehen Endometrioseherde.
2. **Metaplasie-Theorie:** Reifes Gewebe wird durch Irritationen in Zölomepithel umgewandelt. Hieraus entwickelt sich endometroides Gewebe.
3. **Immunologische Veränderung:** durch vermehrtes Vorkommen von Makrophagen und Wachstumsfaktoren im Peritonealsekret

Einteilung der Endometriose

1. **#ENZIAN-Klassifikation:**
   - Sowohl Klassifizierung der präoperativ (durch [u] = Ultraschall oder [m]= MRT) als auch der operativ ([s] = Surgical) diagnostizierten Endometriose
   - Beschreibung der oberflächlichen Endometriose (P = Peritoneum, O = Ovar, T-Adhäsionen und tubo-ovarialer Befund)
   - Beschreibung der tief-infiltrierenden Endometriose bei Befall des Bindegewebes und angrenzender Organe (A = Douglas, Vagina, B = Lig. sacrouterinum, Lig. cardinale, C = Darm, Rektum, Rektosigmoid, F = Fernmanifestation)
   - Je nach Ausdehnung und Größe der Herde werden ebenfalls Punktwerte vergeben.
   - Einteilung in Stadium I–IV
   - Der Hauptvorteil der #ENZIAN-Klassifikation ist die Berücksichtigung der tief-wsinfiltrieren-

den Endo8metriose und die Größeneinteilung dieser Herde.
2. **r-ASRM** (Revised Classification of the American Society of Reproductive Medicine):
   - Für die Größe und Ausdehnung der Herde an Ovar, Tuben und im Douglas-Raum sowie für Adhäsionen und Tubendurchgängigkeit werden Punkte vergeben.
   - Einteilung in Stadium I–IV

MERKE
Die Ausdehnung der Endometriose korreliert nicht unbedingt mit der Intensität der Schmerzen.

Frau S. kann nicht glauben, dass Sie so schnell eine Diagnose stellen konnten. „Sind Sie wirklich sicher?" fragt sie. Wie können Sie die Verdachtsdiagnose sichern?
Sie erklären Frau S., dass Sie sich aufgrund der erhobenen Befunde und der Anamnese sehr sicher sind, dass es sich tatsächlich um eine Endometriose handelt. Die bereits zuvor erwähnten zusätzlichen Untersuchungen wie Rektoskopie und Zystoskopie können weitere Hinweise geben. Eine definitive Klärung kann aber nur durch eine **diagnostische Laparoskopie** erfolgen. Diese kann durch eine Hysteroskopie und Chromopertubation ergänzt werden. Bei der Chromopertubation wird die Durchgängigkeit der Tuben überprüft. Dies macht in diesem Fall sicherlich Sinn, da die Patientin auch einen unerfüllten Kinderwunsch angibt.

MERKE
Der Goldstandard zur Diagnose der Endometriose ist die diagnostische Laparoskopie, die bei Bedarf durch eine Hysteroskopie und Chromopertubation ergänzt werden kann.

Frau S. ist perplex aufgrund der Fülle der Informationen, die sie in der kurzen Zeit erhalten hat. Auf der einen Seite ist sie natürlich glücklich, dass sie endlich Antworten und Hilfe erhält, auf der anderen Seite ist sie wütend, dass es so lange gedauert hat, bis sie eine Diagnose erhalten hat, und ihre gravierenden Symptome über Jahre abgetan wurden. Sie sagen Frau S., dass Sie ihre gemischten Gefühle gut verstehen können, aber dass man jetzt nach vorne blicken solle. „Welche Therapieoptionen gibt es denn für mich?", fragt sie Sie schließlich.

Welche Therapiemöglichkeiten gibt es allgemein? Welche Therapie empfehlen Sie Ihrer Patientin? Müssen Sie hierfür andere Fachabteilungen involvieren?

Operative Therapie

Der **Goldstandard zur Symptomkontrolle** ist die operative Therapie. Nach Möglichkeit sollten, so wenig invasiv wie möglich, **laparoskopisch** alle Herde entfernt werden. Ist die Familienplanung noch nicht abgeschlossen, muss unbedingt darauf geachtet werden, dass die ovarielle Reserve erhalten bleibt. Gerade bei tief infiltrierender Endometriose mit Blasen-, Darm- oder vaginaler Beteiligung handelt es sich um **große Operationen,** die ein hohes Nebenwirkungspotenzial mit sich bringen. Solche Operationen sollten unbedingt in **Endometriose-Zentren** durchgeführt werden.

4

Medikamentöse Therapie

- **Kombinierte orale Kontrazeptiva:** Ein Therapieversuch über 6 Monate ist möglich, wenn die Anamnese positiv für einen Endometriose ist, laparoskopisch aber keine Korrelate nachweisbar sind.
- **Gestagene (2 mg Dienogest [Visanne®]):** Pille, die zur Behandlung der Endometriose zugelassen ist, explizit aber nicht zur Empfängnisverhütung, obwohl die Dosis des Gestagens hierfür ebenfalls ausreichend wäre (Aufklärung der Patientin wichtig!). Ein **Therapieversuch** über **1 Jahr** ist möglich. Nach 6 Monaten sollten die erste Kontrolle und eine Reevaluation erfolgen. **Cave:** umfangreiche **Nebenwirkungen: Libidoverlust, Gewichtszunahme, Depressionen!**
- **GnRH-Analoga (z. B. Zoladex®):** Therapiedauer maximal **6 Monate. Cave: Verlust** der **Knochendichte, Symptome eines Östrogenmangels!**

Bei Frau S. kommt eine medikamentöse Therapie aufgrund der ausgeprägten Symptomatik und des Kinderwunsches nicht infrage. In der diagnostischen Laparoskopie bestätigt sich ein ausgeprägter abdominaler Befall. Zusätzlich ließ sich ein Befall des Lig. sacrouterinum darstellen sowie in der Zystoskopie ein Befall der Blasenwand und in der Rektoskopie ein

Befall des Rektums nachweisen, neben dem bereits nachgewiesenen Befall der Vagina und des Endometriums am linken Ovar (s. initiale Untersuchung).

Sie müssen die Patientin nun auf eine umfangreiche Operation vorbereiten:

- Entfernung aller sichtbaren Herde intraabdominal
- Entfernung des Endometrioms am linken Ovar
- Eröffnen der Scheide von abdominal und Resektion der Herde
- Retroperitoneale Präparation des Uterus und Entfernung des Lig. sacrouterinum
- Teilresektion der Blasenwand
- Rektumteilresektion

Explizit müssen Sie die Patientin über die mögliche Anlage eines Anus praeter aufklären. Präoperativ sollte je ein Team der Urologie und der Allgemeinchirurgie informiert werden, damit sie intraoperativ hinzugezogen werden können.

„Und warum werde ich nicht schwanger? Wird mein Kinderwunsch auch weiterhin unerfüllt bleiben?" Wie beantworten Sie diese Fragen?

Die Entstehung der Sterilität durch die Endometriose ist multifaktoriell. Zum einen sind die Tuben durch Adhäsionen häufig nicht frei beweglich, außerdem ist das intrauterine Milieu verändert und es werden reichlich Entzündungsmediatoren wie IL-1 und TNF-α ausgeschüttet. Insgesamt entsteht eine **fertilitätsunfreundliche Umgebung.**

Bei einer nur milde ausgeprägten Endometriose kann nach erfolgter Operation für 6–12 Zyklen abgewartet werden, ob spontan eine Schwangerschaft eintritt. Sollte dies nicht der Fall sein, kann anschließend mit einer Stimulation bzw. In-vitro-Fertilisation begonnen werden. Bei sehr ausgeprägter, tief-infiltrierender Endometriose sollte nicht so lange abgewartet werden, da der spontane Schwangerschaftseintritt unwahrscheinlich ist. Die Patientin sollte sich in einem Kinderwunschzentrum beraten lassen.

MERKE

Der Goldstandard zur Symptomkontrolle ist die komplette operative Resektion aller Herde, was häufig eine sehr umfangreiche Operation notwendig macht. Eine spontan eintretende Schwangerschaft ist nach einer solchen erfolgreichen Operation trotzdem nicht immer sicher, sodass gerade ältere Patientinnen frühzeitig in einem Kinderwunschzentrum vorgestellt werden sollten.

ZUSAMMENFASSUNG

Obwohl die Endometriose nach Myomen die **zweithäufigste benigne gynäkologische Erkrankung** ist und zwischen **4–12 %** aller Frauen zwischen dem 20. Lebensjahr und der Menopause davon betroffen sind, wird die **Diagnose durchschnittlich erst 10 Jahre nach** dem Auftreten der **ersten Symptome** gestellt. Entscheidend sind die gründliche Anamnese und gynäkologische Untersuchung. Den endgültigen Beweis liefert im Anschluss die diagnostische Laparoskopie. Therapeutisch besteht der Goldstandard in der operativen Resektion aller Herde, was unter Umständen eine sehr ausgedehnte Operation bedeutet. Auch medikamentöse Therapieversuche sind möglich, die allerdings zeitlich begrenzt seien sollten aufgrund ausgeprägter Nebenwirkungsprofile.

WAS WÄRE, WENN ...

- ... die Patientin eine operative Therapie ablehnen würde?
  - Aufgrund der ausgeprägten Symptomatik kann der Patientin nicht zu einer rein medikamentösen Therapie geraten werden. Wenn sie die operative Sanierung allerdings ablehnt, bleibt keine andere Möglichkeit als der Therapieversuch mit einem oralen Kontrazeptivum oder der Visanne®. In jedem Fall muss die Patientin auch darauf hingewiesen werden, dass die Fertilität durch diese Therapie nicht positiv beeinflusst werden wird.

4.1.5 Ich taste einen Knoten in meiner Brust

Anamnese

In Ihrer Sprechstunde im Brustzentrum der Klinik stellt sich die 73-jährige Frau W. vor. Zufällig habe sie vor 2 Monaten erstmals eine Verhärtung in der linken Brust getastet. Umgehend wollte sie sich bei ihrer Fachärztin vorstellen, aber es habe fast 4 Wochen gedauert, bis sie einen Termin bekommen habe. Die Frauenärztin habe sie nun direkt hierher überwiesen. In der Zwischenzeit sei der Befund nicht merklich größer geworden, sodass Frau W. kaum besorgt ist. Außerdem sei sie bis zu ihrem 69. Lebensjahr immer zuverlässig bei der Mammografie gewesen. Auffälligkeiten habe es nicht gegeben. Bei ausgeprägtem Uterus myomatosus mit Hb-relevanten Meno-/Metrorrhagien hat Frau W. mit 55 Jahren eine Hysterektomie erhalten.

Untersuchungsbefund

Körperliche Untersuchung: Frau W. setzt sich vor Sie auf die Untersuchungsliege. Sie lassen sie zunächst die Arme über den Kopf heben und dann in die Seiten stemmen. Beide Mammae sind gut beweglich. Über dem linken oberen äußeren Quadranten erahnt man eine Plateaubildung sowie eine kleine Einziehung bei 10–11 Uhr.

Bimanuelle Palpation: Sie tasten zunächst die supraklavikulären und anschließend die parasternalen Lymphbahnen ab, die sich unauffällig darstellen. Anschließend palpieren Sie bimanuell beide Mammae: rechtsseitig unauffälliger Befund. Linksseitig tastet man bei 10–11 Uhr eine derbe, schwer verschiebliche, ca. 1,5 × 1,2 cm große Struktur mit unregelmäßiger Oberfläche. Keine Druckdolenz. Die axillären Lymphknoten sind palpatorisch beidseits unauffällig.

Fragen und Antworten

Welche Verdachtsdiagnose besprechen Sie mit Frau W. und wie sehen die weiteren diagnostischen Schritte aus? Was verstehen Sie unter der ACR- und BI-RADS-Klassifikation?

Nach der Untersuchung setzt sich Frau W. wieder zu Ihnen. Sie erklären, dass man nach der klinischen Untersuchung noch keine sichere Diagnose stellen kann, dass ein solcher Befund aber in jedem Fall weiter abgeklärt werden muss.

Diagnostik

Für Frau W. bedeutet dies, dass sich heute noch eine **Sonografie der Mammae und der Lymphabflusswege (1),** anschließend eine **Mammografie (2)** und höchstwahrscheinlich auch eine **Stanzbiopsie (3)** des Befundes anschließen werden. Frau W. ist verwundert und nun auch besorgt, war sie doch davon ausgegangen, dass es sich um nichts „Schlimmes" handeln würde. „Warum muss denn direkt eine Probe entnommen werden?" Sie erklären, dass eine Bildgebung nie zu 100 % sicher ist und die Biopsie notwendig ist, um definitiv zu wissen, um was es sich handelt, und um dann die richtige Therapie einleiten zu können.

Sie begleiten Frau W. zur Mammadiagnostik. Sie werden sie nach den Untersuchungen noch einmal wiedersehen.

Untersuchungsbefunde

1. **Mammasonografie:** Die rechte Mamma stellt sich unauffällig dar. Linksseitig bei ca. 11 Uhr zeigt sich ein **längs ovaler** Herdbefund (Längsachse ist größer als die Querachse) mit **unscharfer Wandbegrenzung, inhomogenem Echogenitätsmuster** und **Spiculae** (radiäre Ausläufer in das umgebende Gewebe) sowie **dorsaler Schallauslöschung** (➤ Abb. 4.5). Der Befund ist zudem **nicht komprimierbar.** Die axillären Lymphknoten sind beidseits unauffällig.

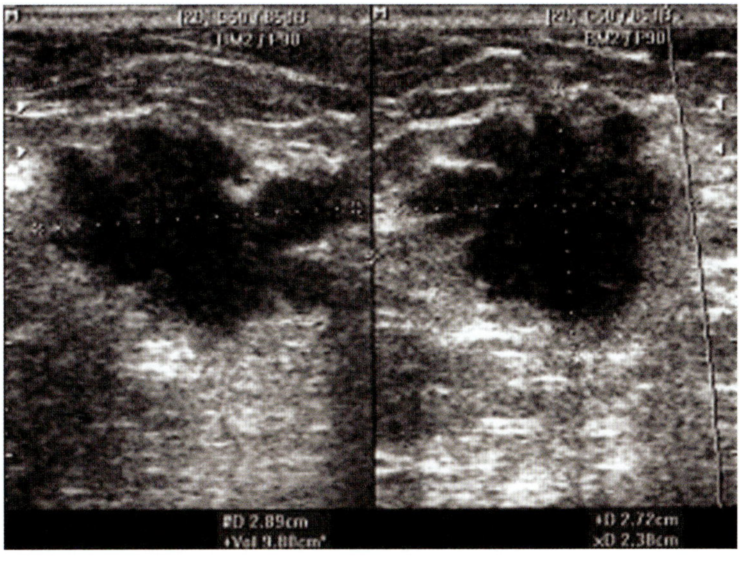

Abb. 4.5 Mammasonografie der Patientin [M453]

4

2. **Mammografie:** beidseits Involutionsbrust (entsprechend ACR I). Linksseitig Bestätigung des Befunds; links oben außen: asymmetrischer Herdbefund mit unscharfer Begrenzung sowie sternförmige Verdichtungen mit Spiculae („Krebsfüßchen“). BI-RADS 5. ➤ Abb. 4.6

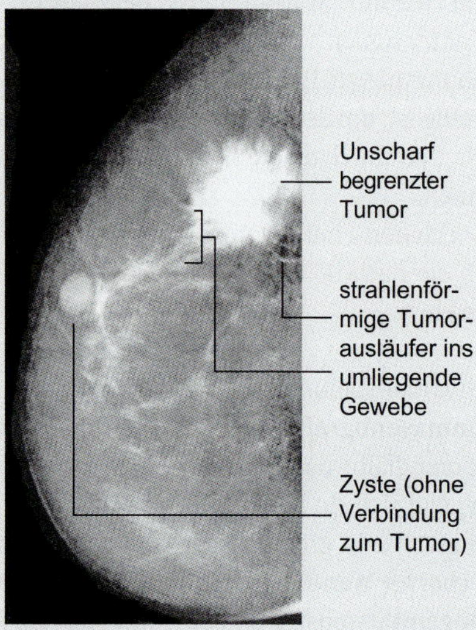

Abb. 4.6 Beispiel eines Mammakarzinoms in der Mammografie [M436]

Klassifikation

➤ Tab. 4.1, ➤ Tab. 4.2

Tab. 4.1 Beurteilung der Mammografie nach dem American College of Radiology (ACR) [W1147]

I	< 25 % Drüsengewebe, überwiegend lipomatös (Involutionsbrust)
II	Fibroglanduläres Gewebe 25–50 % (Teilinvolution)
III	Fibroglanduläres Gewebe 51–75 % (dichter Drüsenkörper)
IV	Fibroglanduläres Gewebe > 75 % (sehr dichter Drüsenkörper)

Tab. 4.2 Beurteilung der Mammografie nach BI-RADS [W1147]

0	Diagnostik unvollständig
1	Unauffälliger Befund
2	Sicher gutartiger Befund
3	Eher gutartiger Befund. Kontrolle in 6 Monaten.
4	Unklarer, eher gutartiger Befund. Kontrolle → bioptische Abklärung.
5	Dringend malignitätsverdächtig → histologische Bestätigung
6	Histologisch gesichertes Mammakarzinom

MERKE

Auch hinter sonografisch homogenen Befunden können sich Malignome verbergen, sodass v. a. bei Größenprogredienz immer auch zu einer bioptischen Abklärung geraten werden sollte, um keinen malignen Befund zu übersehen.

Stellen Sie sich vor, bei Frau W.s Tumor handele es sich um ein inflammatorisches Mammakarzinom und die axillären Lymphknoten wären in der klinischen Untersuchung suspekt. Woran müssen Sie zusätzlich denken?

Ist das Mammakarzinom lokal-fortgeschritten, das heißt ab einer Tumorgröße > 2 cm oder Infiltration der Haut oder Brustwand (bei jeder Tumorgröße), oder sind axilläre Lymphknoten befallen, muss neben der bioptischen Sicherung des Herdbefundes auch ein **komplettes Staging** erfolgen, da die Wahrscheinlichkeit einer hämatogenen Aussaat mit Fernmetastasen deutlich erhöht ist. In diesem Fall erhält die Patientin

1. eine **Skelettszintigrafie,** um ossäre Metastasen auszuschließen.
2. eine **CT Thorax und Abdomen** (alternativ Röntgen-Thorax und Oberbauchsonografie) zum Ausschluss von v. a. Lungen- und Lebermetastasen.

MERKE

Bei lokal fortgeschrittenem oder nodal-positivem Mammakarzinom muss vor Festlegung des Therapieregimes ein Staging durchgeführt werden. Eine cCT zum Ausschluss von Hirnmetastasen wird **nicht** standardmäßig durchgeführt.

Frau W. hat große Angst vor dem Ergebnis der Stanzbiopsie, da sie sich vor einer Chemotherapie fürchtet. Erläutern Sie Ihrer Patientin, wie sich die Therapie in Bezug auf die verschiedenen histopathologischen Subtypen verändert.

Nach Abschluss der Untersuchungen in der Radiologie kehrt Frau W. zu Ihnen zurück. Mittlerweile ist sie sehr belastet und aufgeregt. Sie setzen sich mit Frau W. in Ihr Besprechungszimmer und erklären, dass das Mammakarzinom die häufigste Krebserkrankung der Frau ist und das Lebenszeitrisiko bei etwa 12 % liegt. In den meisten Fällen ist die Heilungsrate > 90 %. Trotzdem ist Brustkrebs aber nicht gleich Brustkrebs und Therapieregime sowie Heilungsrate hängen von dem histologischen Typ ab:

Die **häufigste Form** ist das **Hormonrezeptor-positive, Her-2-neu-negativ**e Mammakarzinom. Bei einem primären Mammakarzinom dieser Art mit niedrigem Risiko strebt man zunächst eine operative Therapie an (brusterhaltend, wenn möglich) und anschließend eine Radiatio (bei Brusterhalt) sowie anschließend eine endokrine Erhaltungstherapie. Eine Chemotherapie ist hier meist nicht notwendig.

Anders sieht es bei aggressiveren Karzinomen aus:

Bei **Her-2-Positivität** oder **triple-negativen Tumoren** (sowohl Hormonrezeptor- als auch Her-2-negativ) muss in den allermeisten Fällen eine Chemotherapie erfolgen. Das Schema lautet normalerweise wie folgt: **4× Epirubicin + Cyclophosphamid (im Abstand von 2 oder 3 Wochen), gefolgt von 12× Paclitaxel (wöchentlich).** Im Falle einer Her-2-Positivität wird das Schema durch eine zielgerichtete Therapie (anti-Her-2) ergänzt, i. S. von **Trastuzumab** und **Pertuzumab.** Triple-negative Karzinome (TNBC) sind oft besonders aggressive Tumoren, weshalb die Chemotherapie um eine platinhaltige Substanz und ggf. Checkpoint-Inhibitoren ergänzt werden kann.

Bei Frau W. ist eher davon auszugehen, dass es sich um eine weniger aggressive Form handelt, sodass die Chancen, dass sich eine Chemotherapie umgehen lässt und eine Heilung erzielt werden kann, sehr gut stehen. Ihre Patientin ist nach dem Gespräch beruhigter.

MERKE

Muss bei einem primären Mammakarzinom eine Chemotherapie erfolgen, sollte diese möglichst neoadjuvant durchgeführt werden. Vor Beginn der Chemotherapie muss der Tumor und ggf. die positiven Lymphknoten clipmarkiert werden. Die Wirksamkeit der Chemotherapie kann dann an der Verkleinerung des Tumors sichtbar gemacht werden.

Der histologische Befund der Biopsie lautet: invasiv-duktales Karzinom, Hormonrezeptor-positiv (ER 8/PR12), Her-2-neu-negativ, Ki67: 5 %. Welche Therapie empfehlen Sie Ihrer Patientin? Was müssen Sie bei einer brusterhaltenden Therapie bedenken? Frau W. möchte auf der sicheren Seite sein und fragt direkt nach der bilateralen Mastektomie. Können Sie dies in der vorliegenden Situation empfehlen?

Drei Tage später ist Frau W. zur Besprechung der Befunde wieder bei ihnen. Das Ergebnis der pathologischen Untersuchung liegt nun vor und wie erwartet handelt es sich zwar um ein Mammakarzinom, allerdings ein, wie bereits erläutert, gut behandelbares.

Bei kleinem Tumor und relativ großem Brustvolumen schlagen Sie Ihrer Patientin eine **brusterhaltende Therapie (BET)** vor mit anschließender **Radiatio** der Brust (die Bestrahlung **muss** nach jeder brusterhaltenden Operation erfolgen) sowie eine **adjuvante endokrine** Therapie mit einem Aromatasehemmer, da die Patientin postmenopausal ist. Zudem erläutern Sie ihr die **Sentinellymphonodektomie**. Hierbei wird der Wächterlymphknoten im Rahmen der OP mit entfernt, um nachzuweisen, dass die Lymphknoten tatsächlich tumorfrei sind. Dieser Lymphknoten erhält als Erstes die aus der Brust drainierte Lymphflüssigkeit und ist daher auch mit größter Wahrscheinlichkeit bei einer Metastasierung betroffen. Der Sentinel wird am Tag vor der Operation radioaktiv markiert und kann intraoperativ mittels einer γ-Sonde aufgespürt werden.

Frau W. hat sich in den letzten Tagen umfangreich belesen und fragt nach der bilateralen Mastektomie.

Sie erklären, dass die BET mit anschließender Radiatio gleichwertig mit der Mastektomie ist und eine Mastektomie nur durchgeführt werden sollte, wenn eine BET nicht möglich ist, z. B. bei Multizentrizität, inflammatorischem Mammakarzinom, bei einem im Verhältnis zu großem Tumor für eine zu kleine Brust oder wenn eine adjuvante Radiatio nicht durchgeführt werden kann. Das Risiko für einen Befall der kontralateralen Brust ist in der vorliegenden Situation ebenfalls als gering einzuschätzen, sodass keine Indikation für eine kontralaterale Mastektomie besteht.

Frau W. versteht die Argumentation und willigt in die BET mit Sentinellymphonodektomie ein, die 1 Woche später unkompliziert erfolgt.

Aktuell laufen Studien, in denen die Notwendigkeit der SNL-Lymphonodektomie untersucht wird. Bei primärem Mammakarzinom mit klinisch unauffälligem LK-Status wird die Patientin entweder in die Gruppe mit LNE oder ohne SNL-LNE randomisiert.

Man geht mittlerweile davon aus, dass es sich bei einem Mammakarzinom immer um eine systemische Erkrankung handelt. Was bedeutet dies für Frau W. und Mammakarzinom-Patientinnen allgemein?

Man geht davon aus, dass es bei primären Mammakarzinomen schon früh zu einer hämatogenen **Aussaat der Tumorzellen** kommt und es sich somit um eine systemische Erkrankung handelt, die einer systemischen Therapie bedarf. Ziel ist es daher, eine **Erhaltungstherapie** durchzuführen, um diese zirkulierenden Tumorzellen abzufangen und das Risiko für eine Metastasierung möglichst gering zu halten. Im Falle von Hormonrezeptor-positiven Tumoren handelt es sich um eine endokrine Erhaltungstherapie mit einem Antiöstrogen (prämenopausal) oder einem Aromatasehemmer (postmenopausal). Auch bei Karzinomen, die einer Chemotherapie bedürfen, die aber trotzdem HR-positiv sind, erfolgt nach Abschluss der Chemotherapie eine endokrine Erhaltung. Bei Her-2-neu-positiven Karzinomen erfolgt die Erhaltungstherapie zielgerichtet mit Trastuzumab und Pertuzumab. Diese Substanzen werden für insgesamt 1 Jahr nach Ende der Chemotherapie gegeben.

MERKE

Das Mammakarzinom gilt als primär systemische Erkrankung, sodass auch immer eine systemische Therapie erfolgen sollte, in Form einer endokrinen oder zielgerichteten Therapie. Gerade beim Triple-negativen Mammakarzinom ist dies aufgrund des negativen Rezeptorstatus allerdings sehr schwierig.

ZUSAMMENFASSUNG

Das Mammakarzinom ist die häufigste maligne Erkrankung der Frau. Das Lebenszeitrisiko liegt bei 12 %. Therapieregime und Heilungsraten sind stark abhängig vom histopathologischen Subtyp. Bei dem häufigsten Subtyp, dem HR-positiven Her-2-negativen Mammakarzinom mit niedrigem Risiko, erfolgt die primär operative Therapie mit anschließender Radiatio und endokriner Erhaltungstherapie.

WAS WÄRE, WENN …

- … bei Frau W. die axillären Lymphknoten auffällig gewesen wären und sie deshalb ein Staging erhalten hätte, in dem sich hepatische Metastasen zeigen würden?
  - In diesem Fall würde es sich um eine primär metastasierte Erkrankung handeln. Die operative Therapie würde hier keine Rolle mehr spielen. Die Patientin würde direkt systemisch behandelt werden. Da es in dieser Situation um eine langfristige Therapie mit möglichst guter Lebensqualität geht, würde zunächst mit einer endokrinen Therapie, ggf. kombiniert mit CDK4/6-Inhibitoren und nur bei drohendem Organausfall mit einer Chemotherapie begonnen werden.

4.1.6 Auf einmal habe ich wieder meine Periode

Anamnese

Die 68-jährige Frau M. wurde von ihrer Gynäkologin zu Ihnen überwiesen. Die Patientin ist bei relativem Wohlbefinden, gibt aber an, seit ungefähr 3 Monaten intermittierend eine vaginale Blutung zu bemerken, obwohl die letzte reguläre Periodenblutung schon über 15 Jahre zurückliege. Zuvor habe die Patientin nie Probleme gehabt. Nebenbefundlich liegt eine Adipositas mit einem BMI von 31 kg/m^2 vor. Die Patientin ist anderweitig gesund. Sie hat keine Kinder geboren. Die letzte gynäkologische Untersuchung liegt bereits Jahre zurück. In der Familie ist ein Onkel „recht jung" an Darmkrebs gestorben und eine Schwester der Patientin ist ebenfalls an einem Kolonkarzinom erkrankt, aber mittlerweile geheilt.

Untersuchungsbefund

Körperliche Untersuchung: adipöse Patientin in befriedigendem Allgemeinzustand. Das äußere Genitale erscheint unauffällig.

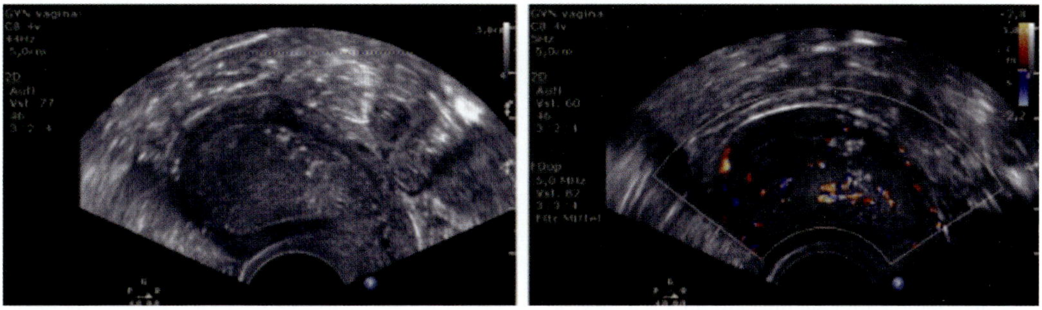

Abb. 4.7 [R418]

Spekulumeinstellung: leichte vaginale Atrophie, ansonsten ist die Vagina glatt. Portio nach rechts verzogen, unauffällig. Wenig altes Blut ex CK (Zervikalkanal).

Bimanuelle Palpation: Uterus antevertiert/anteflektiert, leicht vergrößert, kein Portioschiebeschmerz, Parametrien frei.

Transvaginale Sonografie: Uterus 12 × 7 × 8 cm, Endometrium hochaufgebaut (17 mm) und inhomogen (➤ Abb. 4.7).

Fragen und Antworten

Welche Verdachtsdiagnose besprechen Sie mit Frau M., basierend auf Ihren Untersuchungsbefunden? Welche Differenzialdiagnosen kommen grundsätzlich infrage (unabhängig von Ihrem Untersuchungsbefund)? Nennen Sie Vorläuferläsionen.

Sowohl die Anamnese als auch die Untersuchungsbefunde sprechen für ein **Endometriumkarzinom**. Dieses fällt häufig schon in einem frühen Stadium durch sein Leitsymptom, eine schmerzlose postmenopausale Blutung, auf. Es handelt sich um das häufigste Karzinom des weiblichen Genitale und das vierthäufigste Karzinom der Frau.

Differenzwwialdiagnosen

- **Endometriumpolyp:** Im Endometrium erkennt man eine längliche, glatt berandete, meist echoleere Struktur.
- **Myome:** verstärkte vaginale Blutung möglich, v. a. während der Periode. Meist Besserung nach der Menopause.
- **Colpitis senilis:** Durch Östrogenmangel atrophiert in der Postmenopause die vaginale Schleimhaut, wodurch es leicht zu Irritationen und Kontaktblutungen kommen kann.
- **Uterussarkom:** seltene, aber aggressive Erkrankung. Meist sehr schnelles Wachstum. Metrorrhagien sind möglich. Sonografisch dem Myom sehr ähnlich. Die definitive Diagnostik ist erst durch die pathologische Untersuchung möglich.
- **Zervixkarzinom:** Auch hier treten vaginale Blutungen auf, allerdings v. a. Kontaktblutungen. Zudem bemerken die Patientinnen häufig einen bräunlichen Ausfluss (fleischwasserfarben).
- **Vaginal- oder Vulvakarzinom:** Irreguläre Blutungen sind möglich. Die Patientinnen spüren aber zunächst eher Verhärtungen oder Raumforderungen im Bereich von Vulva und Vagina.

Frau M. hört sich Ihre Ausführungen aufmerksam an und sagt, dass sie gar nicht verstehen könne, wieso ihr das passiere. Sie fragt, ob ein Endometriumkarzinom „einfach so“ entstehe.

Vorläuferläsionen

Sie erklären Ihrer Patientin, dass es Vorläuferläsionen gibt, aus denen sich ein Endometriumkarzinom entwickeln kann.

- **Endometriumhyperplasie ohne Atypien:** Hierbei handelt es sich nicht um eine Präkanzerose, aber um eine Risikoerkrankung. Durch eine vermehrte Östrogenexposition kommt es zur Vermehrung von Stroma und Drüsen. Therapiert werden kann diese Vorstufe durch orale Kontrazeptiva, systemische Gestagene oder ein Gestagen-IUP. Das Risiko für die Entstehung eines invasiven Karzinoms liegt bei 1 %.

- **Atypische Endometriumhyperplasie:** Hierbei handelt sich um eine Präkanzerose. Das Verhältnis von Stroma zu Drüsen ist zugunsten der Drüsen verschoben und es entstehen Atypien. Das Risiko, in der Folge an einem Endometriumkarzinom zu erkranken, liegt bei 30 %. Bei postmenopausalen Patientinnen und prämenopausalen mit abgeschlossener Familienplanung sollte beim Nachweis einer solchen Läsion eine Hysterektomie und Salpingektomie (bzw. Adnektomie in der Postmenopause) durchgeführt werden.

MERKE

Das Kardinalsymptom des Endometriumkarzinoms ist die schmerzlose, postmenopausale Blutung. Da diese meist schon frühzeitig auftritt, kann das Endometriumkarzinom häufig in einem frühen Stadium entdeckt werden. Jede postmenopausale Blutung sollte in der Regel histologisch abgeklärt werden.

Frau M. ist adipös und kinderlos. Dies sind bereits zwei Risikofaktoren für die vorliegende Erkrankung, welche weiteren kennen Sie? Warum ist die familiäre Belastung mit kolorektalen Karzinomen interessant für Sie?

Neben den bereits genannten Risikofaktoren gibt es noch einige weitere, die das Auftreten eines Endometriumkarzinoms begünstigen:

- Zunehmendes Alter
- Frühe Menarche und späte Menopause
- Diabetes mellitus
- PCOS
- Peri- und postmenopausale Östrogensubstitution ohne gleichzeitige Anwendung von Gestagenen
- Tamoxifentherapie (Verdopplung des Risikos nach 2 Jahren, Vervierfachung nach 5 Jahren der Anwendung)
- Lynch-/Cowden-Syndrom

Das **HNPCC** (hereditäres nicht-Polyposis-assoziiertes, **kolorektales Karzinom**) oder **Lynch-Syndrom** ist eine erbliche Form des Darmkrebses ohne das Auftreten von vielen Polypen. Es sind mittlerweile verschiedene Gene bekannt, deren Mutation für die Entstehung eines HNPCC verantwortlich sein kann (MSH2, MSH6, MLH1, PMS2, EPCAM). Liegt eine solche Mutation vor, steigt das Lebenszeitrisiko für die Entwicklung von Karzinomen des Kolons, Magens, Urogenitaltrakts, Dünndarms, ZNS und der Haut sowie bei Frauen für die Entwicklung von **Endometrium- und Ovarialkarzinomen.**

MERKE

Die meisten Endometriumkarzinome sind östrogenabhängig (Typ-1-Karzinome). Durch die vermehrte Expression der Aromatase durch die steigende Anzahl von Adipozyten bei Adipositas wird mehr Östrogen gebildet und das Risiko für die Entwicklung eines solchen Karzinoms steigt.

Frau M. ist natürlich sehr besorgt und weint. Was können Sie der Patientin sagen, um sie zu beruhigen? Wie geht die Diagnostik nun weiter? Welche verschiedenen Typen des Endometriumkarzinoms gibt es?

Sie wenden sich Frau M. zu und versuchen, sie zu beruhigen. Sie erklären ihr, dass aktuell alles für einen günstigen Verlauf und die Entdeckung der Erkrankung in einem frühen Stadium spricht. Die Gesamtanamnese weist auch eher auf ein **östrogenabhängiges Karzinom (Typ-1-Karzinom)** hin, was in der Regel sehr gut zu behandeln ist. Neben den Typ-1-Karzinomen gibt es auch **Typ-2-Karzinome.** Diese sind **serös** oder **klarzellig, nicht östrogenabhängig** und immer schlecht differenziert **(G3).**

Um die Histologie definitiv zu klären und die Diagnostik zu vervollständigen, muss eine kurze Operation erfolgen. Hierbei wird in Vollnarkose eine Gebärmutterspiegelung (Hysteroskopie) durchgeführt, in deren Rahmen auch, getrennt voneinander, Gewebe aus Gebärmutterhals und Gebärmutterkörper gewonnen wird (HSK und fraktionierte Abrasio). Das entnommene Gewebe wird in die Pathologie geschickt und dort untersucht. Das Ergebnis liegt meist innerhalb von wenigen Tagen vor. Abhängig davon muss dann das weitere Prozedere geplant werden. Tritt einmalig eine postmenopausale Blutung auf und ist die Endometriumdicke sonografisch < 3 mm, kann zunächst eine klinische Kontrolle in 3 Monaten durchgeführt werden, bevor die HSK/Abrasio erwogen wird.

Sie erklären Frau M. außerdem, dass aufgrund der Familienanamnese auch eine genetische Belastung bestehen könnte. Diesbezüglich sollte an anderer Stelle eine umfangreiche **genetische Beratung** erfolgen. Hierfür würden Sie die Patientin im Verlauf nochmals bei dem Team der Humangenetik vorstellen.

Nachdem Sie Frau M. mündlich und schriftlich aufgeklärt haben, vereinbaren Sie einen OP-Termin für übermorgen und geben ihr auch gleich einen Termin in der nächsten Woche, um die Ergebnisse zu besprechen.

MERKE

Der Goldstandard zur Diagnose eines Endometriumkarzinoms sind die HSK und die fraktionierte Abrasio. Bei multimorbiden Patientinnen, denen zwei Narkosen nicht zugemutet werden können, kann auch mittels eines kleinen Röhrchens, in dem ein Unterdruck erzeugt wird (Pipelle), ein Teil der Gebärmutterschleimhaut entnommen werden (während der gynäkologischen Untersuchung).

Es hat sich ein östrogenabhängiges, gut differenziertes (G1) Endometriumkarzinom bestätigt. Was sagen Sie Ihrer Patientin bezüglich der weiteren Therapie?

Wie vereinbart, sehen Sie Frau M. eine Woche später wieder. Die OP hat sie gut überstanden. Sie konnte die Klinik ambulant verlassen. Ihnen liegen nun die Befunde der pathologischen Untersuchung vor. Sie haben den Fall auch bereits am Morgen in der Tumorkonferenz Ihrer Klinik vorgestellt, sodass das weitere Vorgehen bereits festgelegt ist. Frau M. ist sehr aufgeregt und blickt Sie ängstlich, aber auch erwartungsvoll an.

In der Histologie hat sich das Endometriumkarzinom bestätigt. Erfreulicherweise ist es östrogenabhängig und gut differenziert (G1). Sie erläutern Ihrer Patientin, dass nun eine weitere Operation auf sie wartet, nämlich die Entfernung der Gebärmutter und der Eierstöcke **(einfache Hysterektomie mit Adnektomie).** Sollte sich hier das Stadium pT1a, G1 bestätigen, müssen weder eine Lymphonodektomie noch eine adjuvante Radiatio oder Chemotherapie erfolgen.

Die **operative und adjuvante Therapie** des Endometriumkarzinoms ist komplex und von den einzelnen Stadien abhängig, besonders was die Lymphonodektomie und Radiatio betrifft. Bei **Typ-2-Karzinomen** muss **immer** die **radikale Lymphonodektomie,** d. h. die Entfernung der pelvinen und paraaortalen Lymphknoten bis zum Nierenstiel, erfolgen.

Zunehmend wird das Endometriumkarzinom nach molekularen Eigenschaften eingeteilt, um die Prognose abzuschätzen und eine entsprechende Therapie einleiten zu können. Es gilt der Grundsatz: je schlechter die Prognose, je mehr Therapie:

Gute Prognose	POLE (polmerase epsilon) Mutation
Intermediäre Prognose	Mikrosatellitenstabilität (MSI), NSMP (*non specific molecular risk profile*)/copy-number-low
Schlechte Prognose	P53-Mutation/*copy-number-high*

Bei frühen Stadien mit guter bis intermediärer Prognose kann lediglich eine Sentinel-Node-Biopsie durchzuführt werden. Dieses führt zu einer deutlich niedrigeren Morbiditätsrate. Sind die Sentinel-Lymphknoten befallen, muss eine vollständige Lymphonodektomie erfolgen. Bei Frau M. bestätigt sich in der abschließenden Pathologie erfreulicherweise das Stadium **pT1a, G1, p53-wt (Wildtyp/unauffällig), MSI, POLE-Mutation vorliegend.** Die Lymphknoten waren intraoperativ makroskopisch unauffällig, sodass die Therapie hiermit abgeschlossen ist. Intraoperativ vergrößerte und/oder palpatorisch auffällige Lymphknoten (Bulky Nodes) hätten sonst entfernt werden müssen.

Stellen Sie sich vor, die Patientin wäre nicht 68 Jahre alt, sondern 32 und Sie entdecken ein frühes Endometriumkarzinom. Der Kinderwunsch ist noch nicht abgeschlossen. Wie kann eine Therapie aussehen?

Zeigt sich bei einer jungen Patientin ein **frühes Endometriumkarzinom,** muss auch dieser Patientin zur Hysterektomie und Adnektomie geraten werden. Das Risiko, dass synchron ein Endometrium- und Ovarialkarzinom (SEOC) vorliegen, liegt bei 3 % insgesamt, bei jungen Frauen aber bei 11–36 %. Hierüber muss die Patientin auch explizit aufgeklärt werden. Ist der **Kinderwunsch** noch nicht abgeschlossen, befindet man sich in einer schwierigen Situation. Nach umfangreicher **Risikoaufklärung** (Fortschreiten der Erkrankung, Metastasierung etc.) kann ein **konservativer Therapieversuch** mit **Gestagenen,** in Form von MPA oder einem IUP, unternommen werden. Alle **6 Monate** werden **Kontrollabrasiones** durchgeführt. Sobald die **Komplettremission** erreicht ist, sollte der Kinderwunsch umgesetzt werden. Nach Abschluss des Kinderwunsches müssen die Hysterektomie und Adnektomie erfolgen. Lässt sich keine Komplettremission erreichen, sollte umgehend operiert werden.

MERKE

Bei jungen Frauen mit noch bestehendem Kinderwunsch kann beim **frühen Endometriumkarzinom** ein **konservativer Therapieversuch** unternommen werden. **Cave:** Das Risiko, dass synchron ein Endometrium- und Ovarialkarzinom **(SEOC)** vorliegen, liegt bei jungen Frauen zwischen **11 und 36 %.**

ZUSAMMENFASSUNG

Das Endometriumkarzinom ist das häufigste Genitalkarzinom der Frau. Aufgrund seines Leitsymptoms, der schmerzlosen postmenopausalen Blutung, wird es häufig schon im Frühstadium entdeckt und kann gut therapiert werden. In der Regel handelt es sich um die Östrogen-abhängigen Typ-1-Karzinome. Diese müssen von den aggressiveren Typ-2-Karzinomen unterschieden werden, die nicht östrogenabhängig sind und mit einer schlechteren Prognose einhergehen. Vorläuferläsionen sind die Endometriumhyperplasien ohne Atypien und die atypische Endometriumhyperplasie. Die Therapien der Wahl beim frühen Endometriumkarzinom sind die Hysterektomie und Adnektomie beidseits (ebenso bei der atypischen Endometriumhyperplasie). Von einer Endometriumablation oder suprazervikalen Hysterektomie muss abgeraten werden.

WAS WÄRE, WENN ...

- ... die Patientin 35 Jahre alt und Anlageträgerin für das Lynch-Syndrom wäre?
  - Ab dem 35. Lebensjahr sollte bei Anlageträgerinnen jährlich eine vaginale Untersuchung mit TVUS und eine Endometriumbiopsie stattfinden. Ab dem 40. Lebensjahr bzw. 5 Jahre vor dem jüngsten Erkrankungsalter in der Familie sollten die Hysterektomie und Salpingektomie erfolgen. Die Ovarien können nach Risikoaufklärung vorerst belassen und nach der Menopause entfernt werden. Alternativ kann die Adnektomie beidseits direkt durchgeführt werden, um auch das Risiko für ein Ovarialkarzinom zu minimieren. Eine Hormonersatztherapie findet dann bis zum 50. Lebensjahr statt.

4.1.7 Ich hatte noch nie meine Periode

Anamnese

In Ihrer Praxis stellt sich die 19-jährige Frau A. vor. Die Patientin war zuvor noch nie bei Ihnen und hat heute einen Termin zur regulären gynäkologischen Vorsorge. Frau A. berichtet, dass sie gesund sei und keinerlei Probleme habe. Sie habe gerade das Abitur hinter sich gebracht und könne sich nun voll auf ihren Sport konzentrieren. Sie sei Leichtathletin und trainiere 6-mal in der Woche. Sie sei in einem Förderprojekt und habe ein Stipendium in den USA erhalten, das in einem Monat beginnen solle. Vorher wolle sie noch die jährlichen Vorsorgeuntersuchungen durchführen lassen.

Sie fragen nach der gynäkologischen Anamnese. Frau A. berichtet, dass auch hier noch nie Probleme aufgetreten seien. Sie habe einen festen Freund und verhüte mit Kondomen. Unterbauchschmerzen kenne sie nicht. Zu ihrer Freude habe sie noch nie ihre Periodenblutung gehabt. Diese hätte sie wahrscheinlich nur vom Training abgehalten. Sorgen mache sie sich deswegen nicht.

Untersuchungsbefund

Körperliche Untersuchung: sportliche, aber auffallend schlanke, fast kachektische Patientin. Gewicht: 48,5 kg, Körpergröße: 172 cm, BMI: 16,2 kg/m^2.

Spekulumeinstellung: Vulva/Vagina glatt. Portio sakral, Ektopie gut einsehbar und unauffällig, pH: 4,0.

Bimanuelle Palpation: Uterus antevertiert/anteflektiert, faustgroß, mobil.

Transvaginale Sonografie: Uterus 8 × 7 × 8 cm, Endometrium schmal, Ovarien bds. unauffällig.

Fragen und Antworten

Erläutern Sie Ihrer Patientin, was eine Eumenorrhö ist und welche Zyklusstörungen es gibt.

Die Eumenorrhö bezeichnet den normalen Menstruationszyklus. Dieser sollte per definitionem zwischen 24 und 35 Tagen lang sein. Minimale Schwankungen der Zykluslänge von +/- 3 Tagen gelten ebenfalls als normal.

Die Zyklusstörungen können folgendermaßen zusammengefasst werden (➤ Abb. 4.8):

Polymenorrhö:	Zykluslänge < 24 Tage
Oligomenorrhö:	Zykluslänge > 35 Tage
Primäre Amenorrhö:	Eine Regelblutung ist noch nie aufgetreten.
Sekundäre Amenorrhö:	Ausbleiben der Regelblutung > 3 Monate

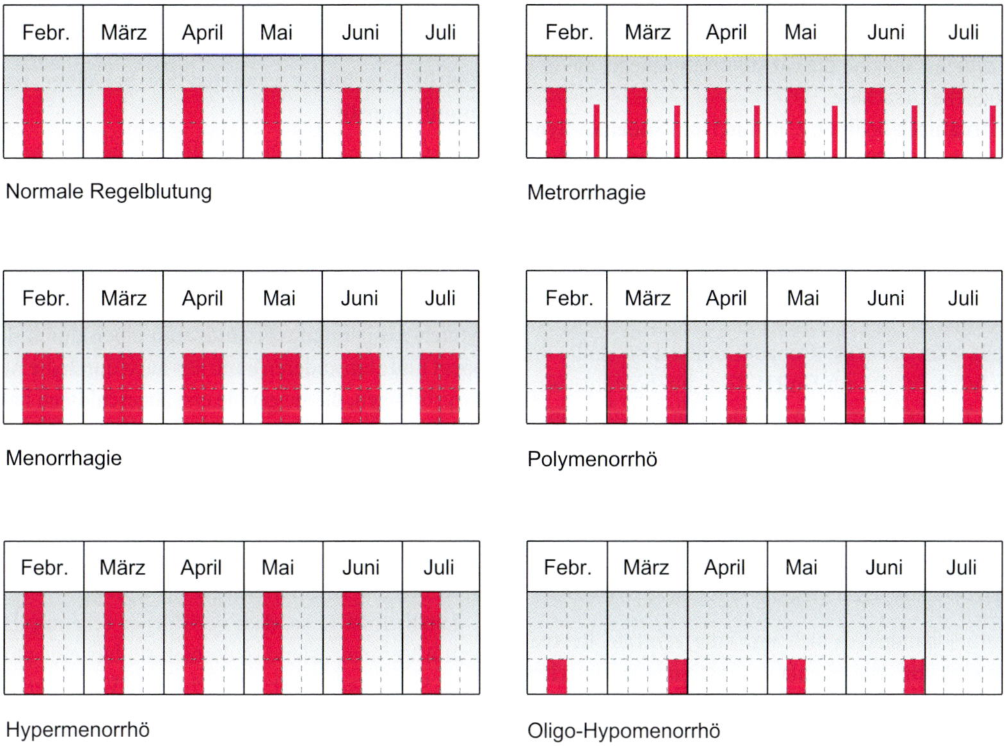

Abb. 4.8 Zyklusanomalien im Kaltenbach-Schema [L157]

Hypomenorrhö:	zu schwache Regelblutung
Hypermenorrhö:	zu starke Regelblutung
Menorrhagie:	verlängerte Regelblutung (7–10 Tage)
Metrorrhagie:	Blutungsdauer > 10 Tage

Im normalen Zyklusverlauf können zudem Zwischenblutungen auftreten, die ebenfalls unterschiedliche Ursachen haben können.

Stellt sich eine Patientin mit Zyklusstörungen bei Ihnen vor, egal welcher Natur, sollte die Untersuchung immer auch eine **transvaginale Sonografie** beinhalten, um Uterus und Adnexe darzustellen bzw. Auffälligkeiten zu erkennen und organische Ursachen ausschließen zu können.

MERKE

Der normale Menstruationszyklus (Eumenorrhö) sollte zwischen 24 und 30 Tagen lang sein. Schwankungen von +/–3 Tagen sind normal.

Welche Diagnose stellen Sie bei Frau A.? Welche Ursachen kommen infrage? Kennen Sie die WHO-Definition dieses Krankheitsbildes?

Frau A. ist 19 Jahre alt und hatte bisher noch nie eine Regelblutung. Bei ihr liegt demnach eine **primäre Amenorrhö** vor. Sie haben bereits eine gynäkologische Untersuchung durchgeführt und konnten Uterus und Adnexe regelrecht darstellen. Eine Hymenalatresie liegt ebenfalls nicht vor, da diese eine Spekulumuntersuchung unmöglich gemacht hätte. Organische Ursachen der primären Amenorrhö können Sie somit also zu einem großen Teil bereits ausschließen.

Die WHO hat die Amenorrhöen in fünf Kategorien eingeteilt:

WHO I:	hypogonadotroper Hypogonadismus
WHO II:	hypothalamisch-hypophysäre Dysfunktion
WHO III:	hypergonadotroper Hypogonadismus
WHO IV:	organisch bedingt
WHO V/VI:	hyperprolaktinisch bedingt

Hypogonadotroper Hypogonadismus

In diesem Fall sind die Gonadotropinspiegel niedrig. Mögliche Ursachen:

- **Organisch** bedingt: z. B. durch ein **Sheehan-Syndrom.** Dabei handelt es sich um einen Hypophyseninfarkt postpartal durch mangelnde Perfusion.
- **Idiopathisch** bedingt: beispielsweise als Folge einer Radiatio des Schädels oder angeboren, z. B. beim **Kallmann-Syndrom** (Mangel an Gonadoliberin)

Stellt man niedrige Gonadotropine fest, sollte im nächsten Schritt ein **GnRH-Test** durchgeführt werden, um zu überprüfen, ob sich die Gonadotropinausschüttung stimulieren lässt. Ist der GnRH-Test pathologisch, müssen **raumfordernde Prozesse** intrakraniell **ausgeschlossen** werden.

4

Hypothalamisch-hypophysäre Dysfunktion

Hierbei handelt es sich um eine zentrale Regulationsstörung, die ebenfalls verschiedene Ursachen haben kann. Ausgeschlossen werden müssen: **Hyperandrogenämie/Hyperkortisolismus, Hyperprolaktinämie, Akromegalie** und **Schilddrüsenfunktionsstörungen.** Die Störung kann auch idiopathisch sein, ohne dass sich weitere Auffälligkeiten zeigen.

Hypergonadotroper Hypogonadismus

Als Reaktion auf eine verminderte Ausschüttung der peripheren Geschlechtshormone werden verstärkt Gonadotropine ausgeschüttet, die dadurch deutlich erhöht sind. Ursächlich ist z. B. eine prämature Ovarialinsuffizienz.

Hyperprolaktinämie

Erhöhte Prolaktinwerte führen zu einer verminderten Freisetzung der Gonadotropine und somit ebenfalls zu einer Störung der Hypothalamus-Hypophysen-Ovar-Achse.

MERKE

Die Amenorrhö wird von der WHO in fünf verschiedene Gruppen eingeteilt, die jeweils unterschiedliche Ursachen haben. Diese müssen bei der Diagnostik abgeklärt werden.

Was scheint vor dem Hintergrund der erhobenen Befunde die Ursache der Problematik zu sein? Welche Ergebnisse erwarten Sie bei einer Hormondiagnostik?

Frau A. ist Leistungssportlerin, die sich hohe Ziele gesteckt hat. Ihr Ernährungszustand lässt darauf schließen, dass sie sich auch in diesem Bereich extrem – und offensichtlich zu sehr – diszipliniert, um vermeintlich noch bessere Leistungen bringen zu können. Zudem befindet sie sich in einem permanenten Anspannungszustand, zum einen durch den Sport und zum anderen natürlich auch durch die Abiturprüfungen, die sie gerade erst abgeschlossen hat.

Leistungssport, Essstörungen und Stress können zu einer zentralen Regulationsstörung führen, die dem hypogonadotropen Hypogonadismus gleicht. Funktionell gehört sie aber zu den hypothalamisch-hypophysären Dysfunktionen. Typisch für diese Störung ist ein **niedriger LH-Spiegel.**

Letztlich ist es so, dass der Körper erkennt, dass sein Allgemeinzustand so desolat ist, dass eine mögliche Schwangerschaft sehr schlechte Voraussetzungen hätte. Um das zu verhindern, reguliert er gegen.

MERKE

Leistungssport, Essstörung und Stress können zu einer zentralen Regulationsstörung führen, die dem hypogonadotropen Hypogonadismus gleicht, funktionell aber zu den hypothalamisch-hypophysären Dysfunktionen zählt. Typisch ist der niedrige LH-Spiegel.

Sie müssen nun mit Ihrer Patientin ins Gespräch kommen. Welche Schwierigkeiten sehen Sie? Was möchten Sie ihr vermitteln?

Frau A. fühlt sich sportlich, gesund und fit. Sie sagt selbst, dass sie sich überhaupt keine Sorgen mache, dass sie noch nie ihre Periode gehabt habe.

Natürlich können Sie nicht wissen, ob dies tatsächlich so ist oder die Patientin insgeheim weiß, dass ihr Lebensstil ungesund ist, dies aber nicht wahrhaben möchte bzw. den sportlichen Erfolg über die gesundheitlichen Folgen stellt. Sie begegnen der Patientin zum ersten Mal und wissen nicht, ob sich Frau A. in der jüngsten Vergangenheit so extrem entwickelt hat oder ob sie vielleicht schon von Kindheitstagen an in diese Richtung gelenkt wird. Bezüglich des sozialen Netzes wissen Sie bisher auch nur, dass sie einen festen Freund hat. Über familiäre Strukturen und andere Freundschaften wissen Sie nichts. Die Patientin ist 19 Jahre alt. Sie können also auch nicht die Eltern informieren und von Ihren Sorgen berichten. Die Patientin ist mit dem BMI von 16,2 kg/m² zwar deutlich untergewichtig, aber noch nicht in einem solchen Umfang, in dem sie künstlich ernährt und in die Klinik eingewiesen werden müsste. Dies ist also ebenfalls keine Option und würde sich sowieso nicht positiv auf Ihr Vertrauensverhältnis auswirken.

Es erscheint sinnvoll, dass Sie zunächst versuchen, Vertrauen aufzubauen und mehr über die Patientin zu erfahren, bevor Sie sie evtl. vor den Kopf stoßen, indem Sie sagen, dass sie untergewichtig ist und ihrem Körper dauerhaft schadet. Sicherlich könnten Sie aber sagen, dass Ihnen die primäre Amenorrhö zu denken gibt und auch Ernährungsgewohnheiten und Sport ein Auslöser sein können. Sie bitten Frau A. also, kurz zu beschreiben, wie sie zur Leichtathletik gekommen ist, wie sie sich ernährt und wie ihr Tagesablauf jetzt aussieht.

Frau A. berichtet, dass sie schon als kleines Mädchen immer mit dem Vater laufen gewesen sei. Auch der Vater sei ein guter Leichtathlet gewesen. Schon früh habe man festgestellt, dass sie eine gute Läuferin sei, und habe sie speziell gefördert. Sie habe schon immer mindestens 4× die Woche trainiert und sehr auf ihre Ernährung geachtet. Vor allem im letzten Jahr sei sie aber nochmal deutlich strenger mit sich geworden, weil sie auf das Stipendium hingearbeitet habe. Sie esse morgens Haferflocken mit Wasser und etwas Obst, anschließend trainiere sie 2,5 h. Mittags gebe es meist gedünstetes Gemüse und Fisch oder mageres Fleisch, selten Kohlenhydrate (Vollkornnudeln oder Reis), nachmittags stehe das zweite 2,5-stündige Training an. Im Anschluss trinke sie meist einen Eiweiß-Shake und abends esse sie Salat. Ihre Eltern hätten in den letzten Monaten auch gesagt, dass sie sehr dünn geworden sei, aber sie wolle ja erfolgreich sein und ihre Eltern stolz machen.

Frau A. scheint noch keine manifeste Essstörung entwickelt zu haben und in ihren Ansichten noch nicht festgefahren zu sein. Ein stabiles soziales Netz scheint es ebenfalls zu geben. Welche Hilfe können Sie Ihrer Patientin anbieten?

Um Patientinnen auf ein krankmachendes Verhalten aufmerksam zu machen, hilft es häufig, pathophysiologische Zusammenhänge zu erläutern, damit sie selbst erkennen, dass sie sich schaden. In jedem Fall sollte man vermeiden, Vorwürfe zu machen, da dies nicht zu einem gegenseitigen vertrauensvollen Verhältnis führen kann.

Im vorliegenden Fall können Sie erklären, dass ein völliges Ausbleiben der Periode nicht normal ist und durch eine **zentrale hormonelle Regulationsstörung** bedingt sein kann. Die verminderte Ausschüttung der Geschlechtshormone führt nicht nur dazu, dass die Periode ausbleibt, sondern auch zu einem Abbau der Knochenmasse, Libidoverlust und zu depressiver Stimmung (bedingt durch Östrogenmangel). Gerade die Knochengesundheit ist im Leistungssport von entscheidender Bedeutung. Wenn Frau A. also noch lange erfolgreich sein möchte, ist es wichtig, dass sie einen ausgeglichenen Hormonhaushalt hat. Erreichbar wird dies aber nur, wenn es zu einer Gewichtszunahme kommt. Hier können Sie sagen, dass Sie sich vorstellen können, dass ihr das Angst macht, weil sie glaubt, der Erfolg sei an das niedrige Gewicht gekoppelt. Um diese Ängste abzubauen, könnten Sie ihr z. B. Ernährungsberater empfehlen, die sich vor allem um Sportler kümmern, um ein Konzept zu erarbeiten, wie körperliche Gesundheit und sportlicher Erfolg erzielt werden können.

MERKE

Möchte man Patientinnen auf ein krankmachendes Verhalten aufmerksam machen, helfen Vorwürfe selten. Wichtig ist, ein Vertrauensverhältnis zu etablieren.

ZUSAMMENFASSUNG

Primäre Amenorrhöen können verschiedene hormonelle oder organische Ursachen haben. Die Durchführung einer transvaginalen Sonografie ist für die Diagnostik essenziell, um organische Ursachen ausschließen zu können. Des Weiteren sind die gründliche Anamnese und Bestimmung der Hormonkonstellation wichtig. Je nach zugrunde liegender Ursache können Verhaltensänderungen ausreichend, eine medikamentöse oder operative Therapie notwendig sein.

WAS WÄRE, WENN …

- … die Patientin bereits eine manifeste Essstörung mit Körperschemastörung ohne Krankheitseinsicht hätte?
  - Zeigt die Patientin keine Krankheitseinsicht, haben Sie, wie oben bereits geschildert, wenige Möglich-

keiten. Sie können lediglich versuchen, die Patientin regelmäßig wieder einzubestellen und immer wieder ins Gespräch zu kommen, bis sich ihre Einstellung ggf. doch etwas ändert und sie weitere Hilfe, z. B. durch Therapeuten, akzeptiert.

4.1.8 Ich traue mich kaum noch raus

Anamnese

In Ihrer Sprechstunde stellt sich Ihre langjährige Patientin Frau F. vor. Sie ist mittlerweile 68 Jahre alt, wirkt aber deutlich jünger und ist bisher immer gesund gewesen. Heute stellt sie sich erstmals außerplanmäßig vor. Sie berichtet, dass sie seit einigen Monaten Urin verliere. Anfangs habe sie es nicht so ernst genommen, aber nun komme es immer häufiger vor, vor allem beim Treppensteigen, Husten oder Lachen. Eine Dysurie habe sie nicht bemerkt. Frau F. hat drei Kinder spontan geboren, alle drei waren recht schwer mit 3.900, 4.000 und 4.200 g.

Untersuchungsbefund

Körperliche Untersuchung: schlanke, sportliche Patientin in gutem Allgemeinzustand.

Spekulumeinstellung: Vulva unauffällig, leichte vaginale Atrophie, ansonsten ist die Vagina glatt. Mäßige Zystozele, Portio sakral, unauffällig. Wenig Fluor vaginalis.

Bimanuelle Palpation: Uterus antevertiert/anteflektiert, normal groß, kein Portioschiebeschmerz, Parametrien frei.

Um welche Form der Inkontinenz handelt es sich am ehesten bei Frau F.? Welches sind die häufigsten Formen?

Die von Frau F. beschriebene Symptomatik spricht für eine Belastungsinkontinenz (früher Stressinkontinenz)

Die **Belastungsinkontinenz** kann in drei Grade eingeteilt werden:

- **Grad 1:** Urinabgang beim Husten, Lachen oder Niesen
- **Grad 2:** Urinabgang beim Laufen und Treppensteigen
- **Grad 3:** Urinabgang im Stehen (**Cave:** nicht im Liegen!)

95 % aller Inkontinenzen sind Belastungs- oder Dranginkontinenzen, d. h., bei fast allen Frauen, die sich bei Ihnen mit Inkontinenzbeschwerden vorstellen, können Sie in der Regel davon ausgehen, dass es sich um die eine oder die andere Form handelt. Während der **Belastungsinkontinenz** ein mechanisches Problem zugrunde liegt, kann die **Dranginkontinenz** sensorisch oder motorisch bedingt sein. Bei der **sensorischen Form** wird der Füllungszustand der Blase zu früh gemeldet, bei der **motorischen Form** kommt es zu einer unwillkürlichen Detrusoraktivität. Beide Ursachen münden in einen unwillkürlichen Urinabgang, begleitet von einem **imperativen Harndrang.**

Weitere Inkontinenzformen:

- **Neurogene Detrusorüberaktivität mit Harninkontinenz:** bedingt durch Nervenschädigung, z. B. durch Querschnittslähmung, diabetische Neuropathie oder Multiple Sklerose. Die Symptomatik entspricht der Dranginkontinenz, mit dem Unterschied, dass sich hier Restharn bildet.
- ÜAB (überaktive Blase): übergeordnetes Syndrom mit den Symptomen imperativer Harndrang, häufig begleitet von Nykt- oder Pollakisurie sowie Dranginkontinenz. Sollte ein Harnwegsinfekt oder eine andere Erkrankung der unteren Harnwege vorliegen, darf der Begriff nicht verwendet werden.
- **Inkontinenz bei chronischer Harnretention (früher Überlaufinkontinenz):** bedingt durch eine infravesikale Obstruktion. Die Kapazität der Blase wird überschritten und sie läuft über. Restharnbildung.
- **Mischharninkontinenz:** Kombination einer Belastungs- und Dranginkontinenz
- **Enuresis nocturna:** unbemerkter Urinabgang während des Schlafens (meist nachts)
- **Extraurethrale Inkontinenz:** bedingt durch Fisteln
- **Physiologische Inkontinenz:** bei Kindern < 5 Jahren
- **Sonderformen:** Lagerungsinkontinenz (Lagewechsel führt zum **un**willkürlichen Urinverlust), koitale Harninkontinenz (Urinabgang während des Geschlechtsverkehrs und/oder Orgasmus)

MERKE

95 % aller Inkontinenzen sind Belastungs- oder Dranginkontinenzen.

Fragen und Antworten

„Aber wie kommt es jetzt plötzlich zu den Beschwerden? Ich habe doch nichts verändert." Was können Sie Frau F. zur Pathophysiologie der Inkontinenz sagen?

Zwar hat Frau F. bislang noch keine Beschwerden gehabt, trotzdem weist sie einige Risikofaktoren auf, die zu einer Belastungsinkontinenz führen können.

Inkontinenz ist eine multifaktorielle Erkrankung. Um diese zu begreifen, muss man zunächst das Kontinenzorgan, die Blase, verstehen. Die Harnblase hat keinen Sphinkter (Schließmuskel). Scherkräfte, Widerlager der Muskulatur des Beckenbodens und der Turgor (Wanddruck) des Gewebes und der Gefäße sind essenziell für die Aufrechterhaltung der Kontinenz.

Verschiedene Faktoren können dazu führen, dass das o. g. System nicht mehr ausreichend funktioniert:

- **Gestörte Drucktransmission:** Durch **Schwäche des Beckenbodens** erreicht der intraabdominelle Druck zwar die Blase, aber nicht in gleichem Maße die Urethra. Somit kommt es zum Urinverlust.
- **Gestörter Urethraverschlussdruck:** Der Urethraverschluss wird durch verschiedene Faktoren beeinflusst, fast alle sind **östrogenabhängig: muskuläre Okklusion, Turgor der Urethra und des submukösen Gefäßplexus,** Transmissionsdruck auf die proximale Urethra (s. o.).
- **Schwäche der vorderen Vaginalwand:** Die vordere Vaginalwand dient als Widerlager für die Urethra. Steigt der Druck an, wird die Harnröhre auf die Unterlage gepresst und so abgedrückt (kein Urinverlust). Lässt die Elastizität der Unterlage nach, funktioniert das Widerlager nicht mehr und man verliert Urin. Diese Elastizität ist ebenfalls **östrogenabhängig.**
- **Schwäche des paraurethralen Bandapparats:** Die paraurethralen Bänder (Ligg. pubourethralia) straffen sich bei intraabdomineller Druckerhöhung, dadurch wird die Urethra abgedrückt. Sind die Bänder schlaff, funktioniert dies nicht mehr.
- **Urethraltonus:** Ist der Tonus der glatten und quergestreiften Muskulatur der Urethra reduziert, kann die Kontinenz kompromittiert sein (auch **östrogenabhängig!**).

Frau F. ist 68 Jahre alt. Die Östrogenproduktion ist in diesem Alter deutlich reduziert. Die Atrophie der Vaginalschleimhaut deutet ebenfalls auf einen Östrogenmangel hin. Zudem hat sie drei große Kinder geboren, was den Beckenboden stark beansprucht hat. Die Zystozele zeigt die Beckenbodenschwäche an.

MERKE

Voraussetzungen für die Kontinenz sind ein funktionierender Bandapparat, Beckenboden und Gewebsturgor. Gibt es hier Einschränkungen, führt dies zur Belastungsinkontinenz.

Welche Therapie bieten Sie Frau F. in der vorliegenden Situation an? Welche weiteren Untersuchungen sollten durchgeführt werden? Gehören auch urodynamische Messungen dazu?

Frau F. hat erst vor kurzem Symptome bemerkt und sich zügig in der Praxis vorgestellt, was für die Einleitung der weiteren Therapie sehr günstig ist. Die Symptomatik deutet auf eine Belastungsinkontinenz Grad II hin. Da bislang noch keine Therapie initiiert wurde, kann man zunächst eine konservative Intervention probieren. Hierfür ist keine urodynamische Messung notwendig. Bevor man mit den Maßnahmen beginnt, sollten allerdings ein Harnwegsinfekt und eine Restharnproblematik ausgeschlossen werden.

Konservative Maßnahmen

- **Östrogenisierung** des Urothels, Gefäßplexus, der Vagina und der Beckenbodenmuskulatur. Am besten durch topische Östrogene.
- **Gewichtsreduktion bei Übergewicht**
- **Verringerung der Koffeineinnahme** kann Symptomatik der Dranginkontinenz verbessern.
- Überprüfung und ggf. Modifizierung der **Trinkmenge**
- **Beckenbodentraining:** mit Unterstützung einer speziell ausgebildeten Physiotherapeutin. Vor Beginn des Trainings muss vaginal untersucht werden, um Schwachstellen zu erkennen. Ggf. mit Biofeedback.
- **Vaginale Pessartherapie:** bei Belastungsinkontinenz möglich, v. a., wenn die Patientin erst bei starker körperlicher Belastung symptomatisch ist. Ziel ist die Stabilisierung des Blasenhalses

(z. B. Urethra- oder Würfelpessar oder auch ein Kontinenztampon). Die Patientin setzt das Pessar morgens selbst ein und nimmt es abends wieder heraus, sodass keine Ulzera entstehen (wichtig: auf ausreichende Östrogenisierung achten!).
- **Miktionsprotokoll und Blasentraining** bei Dranginkontinenz
- **Medikamente:**
  - Bei **Belastungsinkontinenz: Duloxetin** (SNRI). Stärkere Aktivierung des N. pudendus und der sympathischen Wirkung am Blasenhals → stärkerer Urethralverschluss. NW: Übelkeit, Schlaflosigkeit, trockener Mund.
  - Bei **Dranginkontinenz:**
    - **Anticholinergika (z. B. Vesikur®).** Hemmung des M3-Rezeptors → Entspannung der glatten Muskulatur. NW: Mundtrockenheit, Schlafstörungen, Gedächtnisstörungen und Verwirrtheitszustände.
    - **β_3-Adrenorezeptor-Agonisten (Mirabegron):** β_3-Rezeptoren befinden sich v. a. in der glatten Muskulatur der Blase. Ihre Stimulation führt zu einer Relaxation dieser Muskulatur. **Cave:** Hypertonie als NW!

Frau F. ist froh über die ausführlichen Erläuterungen und strebt ebenfalls einen konservativen Therapieversuch an. Die selbstständige Handhabung eines Pessars macht ihr aktuell noch Angst, sodass Sie zunächst eine Östrogenisierung und gezieltes Beckenbodentraining vereinbaren. In 6 Wochen wollen Sie den Erfolg der Therapie reevaluieren.

MERKE

Inkontinenz ist ein sehr schambehaftetes Thema. Viele Frauen gehen mit ihren Beschwerden erst zum Arzt, wenn diese schon lange bestehen und der Leidensdruck zu groß wird. Leider ist es dann häufig für einen konservativen Therapieversuch zu spät.

Welche urogynäkologischen Untersuchungen kennen Sie? Was ist der Sinn der Urodynamik?

Leiten Sie bei einer Patientin eine konservative Inkontinenztherapie ein, sollten Sie den Erfolg spätestens nach 6 Wochen evaluieren. Stellt sich in dieser Zeit keine Verbesserung der Symptomatik ein, sollten weitere urogynäkologische Untersuchungen und eine urodynamische Messung durchgeführt werden.

Urogenitale Sonografie

Die Blase wird mit 300 ml Flüssigkeit gefüllt (normale Blasenkapazität). Die Untersuchung kann anschließend als Perineal- oder Introitussonografie erfolgen. Der zystourethrale Übergang wird in vier Funktionszuständen untersucht: in Ruhe, beim Pressen, beim Husten und bei angespannter Beckenbodenmuskulatur. Feststellen kann man eine Trichterbildung der proximalen Urethra (was zu Harndrang führt), Lage und Mobilität der Urethra und Mobilität des Blasenbodens (Zystozele, Deszensus etc.).

Urodynamische Messung

Ziel der Untersuchung ist es, eine Belastungs- von einer Dranginkontinenz zu unterscheiden. Bei einer Belastungsinkontinenz kommt eine operative Therapie infrage, bei Dranginkontinenz sollte eine medikamentöse Therapie erfolgen.

Zystomanometrie (Messung des intravesikalen Drucks):
- Langsames Auffüllen der Blase bis zur maximalen Kapazität von 300–350 ml
- Erster Harndrang wird normalerweise ab 100 ml angegeben. Wird dieser bereits weit unter einem Füllvolumen von 100 ml bemerkt → V. a. sensorische Drangkomponente.
- Harndrang deutlich < 300 ml → V. a. milde sensorische Drangkomponente
- Unwillkürliche Detrusorkontraktionen und intravesikaler Druckanstieg → V. a. motorische Drangkomponente

Profilometrie:
- Katheter mit zwei Messkammern misst den Druckanstieg in Urethra und Blase.
- Messung im Stehen und Liegen
- **Ruheprofil:** Der Urethraverschlussdruck (UVDR) wird in Relation zum Blasenruhedruck dargestellt.

→ Normaler UVDR max. 100–Alter
- **Stressdruckprofil:** Differenz zwischen Druckanstieg in Blase und Urethra unter Stress (UVDS)

→ Normal UVDS > 20 cmH_2O
→ Stressinkontinenz Grad I: UVDS 0–20 cmH_2O
→ Stressinkontinenz Grad II: UVDS < 0 cmH_2O

Sie bestellen Frau F. nach 6 Wochen konservativer Therapie wieder ein. Leider haben die Maßnahmen keinen Erfolg gebracht. Wie gehen Sie weiter vor?

Leider haben die eingeleiteten Maßnahmen bei Frau F. nicht den gewünschten Erfolg gebracht. Es gibt aber weitere Optionen, die Sie mit Ihrer Patientin besprechen können. Weiterhin besteht die Möglichkeit einer **Pessartherapie,** die bei der bekannten Zystozele sinnvoll erscheint. Das Pessar würde den Levatoren aufsitzen und den Descensus korrigieren, was zu einer Verbesserung der Kontinenz führt. In der Regel wird ein ein **Würfelpessar** gewählt, das der Patientin individuell angepasst wird. Das richtige Einsetzen kann in der Praxis oder Klinik geübt werden.

Sollte **auch dies keinen Erfolg bringen, kommt eine operative Korrektur infrage.** Ziel der Inkontinenzoperationen ist es, die **Scheide im Bereich des zystourethralen Übergangs zu stabilisieren (Kolposuspension).** Bei Druckerhöhung wird die Urethra in der Folge wieder auf einen „festen Untergrund" gedrückt und verschließt sich. Früher war der Goldstandard dieses OP-Verfahrens die **Burch-Operation**. Dabei wurden die Fäden an den Cooper-Ligamenten fixiert und die Scheide so gespannt. Mittlerweile wurde der Eingriff von einem anderen Verfahren abgelöst, nämlich der Einlage von Bändern (**TVT** – *tension-free vaginal tape*). Die Bänder werden möglichst spannungsfrei unter die Urethra platziert und dienen als Widerlager. Sinnvoll ist der Eingriff nur, wenn ausschließlich eine Belastungsinkontinenz und kein Deszensus vorliegt.

Frau F. ist nun mit der Anwendung eines Würfelpessars einverstanden. Sie bestellen die Patientin in 6 Wochen erneut ein. Die bereits begonnenen konservativen Maßnahmen laufen weiter.

MERKE

Liegen parallel ein Deszensus und eine Belastungsinkontinenz vor, sollte ein zweiseitiges operatives Vorgehen gewählt werden. Zunächst erfolgt die Behebung des Deszensus. Dieses kann bereits zu einer deutlichen Verbesserung der Inkontinenz führen. Sollte keine Verbesserung der Inkontinenz eingetreten sein, kann nach 2–3 Monaten die Inkontinenz-OP erfolgen, da erst dann klar ist, wie die Bänder an die neuen anatomischen Verhältnisse angepasst werden müssen.

ZUSAMMENFASSUNG

Jede dritte Frau leidet an Inkontinenzbeschwerden. In 95 % der Fälle handelt es sich um eine Belastungs- oder Dranginkontinenz. Sind Restharn und Harnwegsinfekt ausgeschlossen, kann zunächst ein konservativer Therapieversuch unternommen werden. Bringt dieser nicht den gewünschten Erfolg, sollte im Anschluss eine urodynamische Messung durchgeführt werden. Handelt es sich um eine Belastungsinkontinenz, sind operative Korrekturen möglich (TVT, Burch). Bei einer Dranginkontinenz kommt eher eine medikamentöse Therapie mit Anticholinergika infrage. Liegt neben der Belastungsinkontinenz auch ein Deszensus vor, sollte ein zweizeitiges, operatives Vorgehen gewählt werden.

WAS WÄRE, WENN ...

- ... Frau F. nach einer Korrektur durch ein TVT keinen Spontanurin lassen könnte?
  - Kurzfristig nach der Operation kann es durch Schwellung zu einem vorübergehenden Harnverhalt kommen, der in der Regel nach kurzer Zeit aber wieder rückläufig ist. Es ist aber auch möglich, dass es durch das TVT zu einer Überkorrektur und somit zu einer Drangsymptomatik oder auch einem dauerhaften Harnverhalt kommt. In solchen Fällen muss eine Revisions-OP erfolgen.

4.1.9 Die Periode ist zu stark und ich werde nicht schwanger

Anamnese

In Ihrer Praxis stellt sich die 28-jährige Frau A. vor. Sie berichtet von einer immer deutlich verstärkten und verlängerten Regelblutung sowie einem unerfüllten Kinderwunsch seit nun drei Jahren. Zeitweise habe sie dumpfe Unterbauchschmerzen. Eine gynäkologische Untersuchung sei bislang nicht erfolgt. Vorerkrankungen liegen nicht vor. Medikamente nimmt die Patientin ebenfalls nicht ein.

Untersuchungsbefund

Körperliche Untersuchung: junge Patientin in gutem Allgemein- und normalem Ernährungszustand.

Spekulumeinstellung: Vulva, Vagina, Portio glatt, Muttermund geschlossen. Unauffälliger Fluor. Keine Blutung ex CK. pH: 4,0.

Bimanuelle Palpation: Adnexlogen frei, Uterus beweglich. Kein Portio-Schiebeschmerz. Im Fundusbereich tasten Sie mehrere glatt begrenzte Resistenzen in verschiedenen Größen.

Fragen und Antworten

Frau A. hat bemerkt, dass Ihnen etwas aufgefallen ist, und blickt Sie besorgt an. Welche Verdachtsdiagnose haben Sie? Was können Sie ihr zu den Ursachen sagen? Sie fragen Frau A. nach einer weiteren Symptomatik. Welche wäre das?

Frau A. ist ganz aufgeregt. Sie wenden sich ihr zu und versuchen zu beruhigen. Sie erklären ihr, dass es sich am ehesten um einen **Uterus myomatosus** handelt, was bedeutet, dass sich in der Gebärmuttermuskulatur gutartige Knoten bilden.

Frau A. blickt Sie ungläubig an und fragt, warum das ausgerechnet ihr passieren müsse. Sie erläutern, dass sie auf keinen Fall eine Ausnahme ist, sondern **25–50 % aller Frauen** Myome haben. Die Beschwerdesymptomatik kann sehr unterschiedlich sein. Die genaue Entstehung der Myome ist noch nicht endgültig geklärt. Man weiß, dass es eine genetische Prädisposition geben kann. Zudem wachsen Myome östrogenabhängig, sodass Frauen im fertilen Alter deutlich stärker betroffen sind als peri- oder postmenopausale Frauen.

Aufgrund der Beschreibung der Hypermenorrhö und Menorrhagie und dem damit verbundenen Blutverlust vermuten Sie zudem, dass die Patientin eine **sekundäre Anämie** entwickelt haben könnte. Sie fragen die Patientin nach Leistungsfähigkeit und Belastbarkeit. Sie berichtet, dass sie sich in der letzten Zeit immer sehr schwach fühle und auch schon bei leichter Belastung schnell außer Atem sei, obwohl sie sonst immer sportlich gewesen sei. Bisher habe sie die Erschöpfung aber immer auf die Belastung durch den unerfüllten Kinderwunsch geschoben.

MERKE

Viele Frauen sind von Myomen betroffen. Häufig verläuft die Erkrankung asymptomatisch und muss dann auch nicht behandelt werden. Eine Therapieindikation besteht erst bei starken Symptomen, wie Hypermenorrhö, Blutungsanämie, Schmerzen, Infertilität, Pollakisurie, Nykturie oder Harnstau.

Sie erklären Frau A., dass Sie noch eine weitere Untersuchung durchführen müssen, um die Diagnose zu sichern. Welches Ergebnis erwarten Sie und wie können Ihre Befunde klassifiziert werden?

Diagnostik

Zur Klärung Ihrer Verdachtsdiagnose führen Sie im nächsten Schritt zunächst eine **transvaginale Sonografie** durch. Hier zeigt sich der folgende Befund:

TVUS: Uterus antevertiert/anteflektiert: 9 × 8 × 8 cm, Endometrium verläuft wellig, ist aber schmal. An der Vorderwand zeigen sich zwei solide echoarme rundliche Strukturen mit zirkulärer Blutversorgung von 6 × 5 cm und 2 × 3 cm Größe, die erste mit Kontakt zum Endometrium, die zweite ohne. Zudem zeigt sich eine 4,5 × 5 cm große, a. e. gestielte Raumforderung, von der Hinterwand ausgehend. Keine freie Flüssigkeit im Douglas-Raum.

Im Anschluss führen Sie eine transabdominale Sonografie durch, um einen Harnstau auszuschließen, der durch Druck der Myome auf die Ureteren entstehen könnte. Die Nieren zeigen sich auf beiden Seiten unauffällig.

Um Ihre Vermutung der sekundären Anämie zu klären, nehmen Sie zusätzlich ein Blutbild ab. Hier zeigt sich ein **Hb von 9,4 g/dl.**

Klassifikation

Frau A. hat Ihre Untersuchung auf dem Bildschirm beobachtet und fragt, wie sie sich das mit den Myomen genau vorstellen müsse. Sie erklären, dass Myome je nach ihrer Lokalisation eingeteilt werden (➤ Abb. 4.9):

- **Intramurale Myome:** Sie liegen in der Gebärmutterwand und können die Kontraktilität einschränken, was zu Blutungsstörungen und Anämie führt.
- **Subseröse Myome:** Sie liegen unter der Serosa und sind häufig gestielt. Beschwerden entstehen

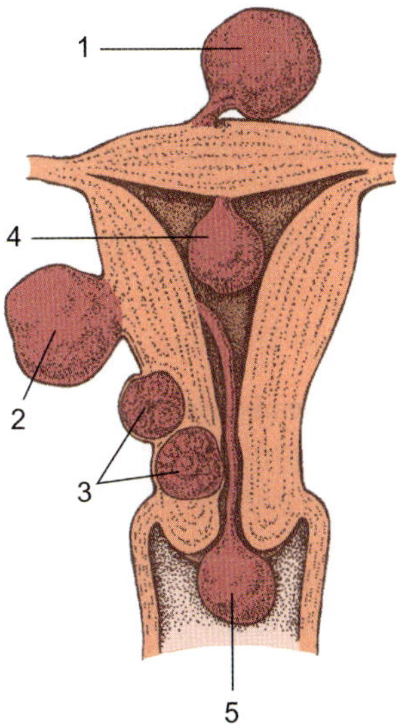

Abb. 4.9 Lokalisation der Myome [L234]

durch Stieldrehung oder Druck auf andere Organe.

- **Submuköse Myome:** Sie liegen unter dem Endometrium und prädestinieren für Hypermenorrhöen und andere Blutungsstörungen.
- **Intraligamentäre Myome:** Sie liegen häufig im Lig. latum und machen Beschwerden durch Verdrängungserscheinungen.

Eingeteilt werden die Myome zudem nach FIGO (➤ Tab. 4.3).

→ Bei Ihrer Patientin handelt es sich a. e. um zwei intramurale Myome an der Vorderwand und ein subserös, gestieltes Myom an der Hinterwand.

Tab. 4.3 FIGO-Klassifikation der Myome [F797-007]

	Stadium	Merkmale
Submukös	0	Intrakavitär gestielt
	1	< 50 % intramural
	2	≥ 50 % intramural
Intramural	3	Intramural mit Kontakt zum Endometrium
	4	Komplett intramural ohne Kontakt zum Endometrium
Subserös	5	Subserös, ≥ 50 % intramural
	6	Subserös, < 50 % intramural
	7	Subserös gestielt

MERKE

Die präoperative Diagnostik kann ein Myom **nicht** von einem Sarkom unterscheiden!

Frau A. fragt Sie, ob die Erkrankung auch der Grund für den unerfüllten Kinderwunsch sei und ob sie jetzt niemals Kinder bekommen könne. Was können Sie ihr bezüglich der Fertilität sagen?

Frau A. ist sehr belastet durch den bislang unerfüllten Kinderwunsch und nun noch mehr, da sie davon ausgeht, dass die Diagnose gleichbedeutend mit Kinderlosigkeit ist. Erneut nehmen Sie sich Zeit und versuchen zunächst zu erklären, wie die Myome überhaupt zu einer Infertilität führen. Es gibt sowohl **mechanische** als auch **immunologische** Ursachen: Die Myome verändern die Anatomie des Cavums, was zu einer **dsyfunktionellen Uteruskontraktilität** führen kann. Myome können zudem die **Tubenostien verlegen** und so **Spermien- und Eitransport behindern.** Außerdem kann es durch die veränderte Geometrie zu **Vaskularisierungsstörungen** des Endometriums und somit zu **Implantationsstörungen** und einer erhöhten Abortrate kommen. Darüber hinaus wird eine Entzündungsreaktion des Endometriums ausgelöst, was das Milieu für die Nidation negativ verändert. Besonders negativ wirken sich intrakavitäre und submuköse Myome auf die Fertilität aus sowie intramurale, die in das Cavum „vorbuckeln".

Sie beruhigen Ihre Patientin und erläutern ihr, dass es die Möglichkeit gibt, die Myome operativ zu entfernen. Hierdurch kann eine signifikante Verbesserung der Fertilität erreicht werden (in Studien bis zu 70 % v. a. nach Resektion von intrakavitären und submukösen Myomen).

Welche Therapieoptionen sind generell möglich? Welche wäre in der vorliegenden Situation die sinnvollste?

Bei Ihrer jungen Patientin, die sich mit einer Vielzahl von Symptomen präsentiert, ist eine Therapie dringend erforderlich. Verschiedene Möglichkeiten stehen zur Verfügung.

Medikamentöse Therapie

Ziele der medikamentösen Therapie sine eine Größenreduktion der Myome und somit Symptomkontrolle und eine bessere Operabilität.

- **GnRH-Rezeptor-Antagonisten in Kombination mit Östrogen und Gestagen:**
  - Die Add-back-Therapie mit Östrogen und Gestagen führt zu deutlich weniger Nebenwirkungen.
  - Alternative zur OP bei Hypermenorrhö
- **GnRH-Analoga:**
  - Durch die kontinuierliche Anwendung kommt es zu einer Down-Regulation der Rezeptoren. In der Folge wird die Freisetzung von LH und FSH gehemmt und dadurch die Östrogen- und Gestagenkonzentration gesenkt.
  - Nachteile: **Östrogenmangelsymptome** und erschwerte intraoperative Präparation, da ausgeprägte Fibrose der Myome
- **Ulipristalacetat (UPA = selektiver Progesteronrezeptormodulator)**
  - **5 mg/d über 3 Monate**
  - Intervalltherapie ebenfalls möglich, falls keine OP möglich oder gewünscht
  - **Cave: hepatotoxisch!** Engmaschiges Monitoring der Leberwerte. Darf bei vorbestehenden Lebererkrankungen nicht angewendet werden.
  - Aufgrund des Nebenwirkungsprofils Anwendung nur noch in Einzelfällen

Operative Therapie (➤ Abb. 4.10)

- **Hysteroskopisch:**
  - Bei intrakavitär gestielten oder vorwiegend intrakavitär liegenden Myomen
  - Abstand zur Serosa 5–8 mm
- **Laparoskopisch:**
  - Intramurale oder subseröse Myome
  - Myom sollte nicht größer als 10–12 cm sein.
  - Uterus muss mehrschichtig verschlossen werden.

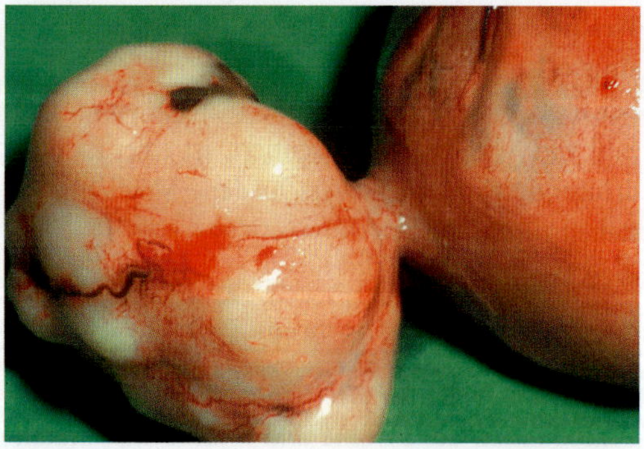

Abb. 4.10 OP-Präparat: gestieltes subseröses Myom [M436]

- **Offen chirurgisch:**
  - Meist über Pfannstiel-Querschnitt
  - Große Myome > 10 cm
  - Multiple Myome, insbesondere bei zervixnaher Lage
  - Keine Morcellierung der Myome notwendig

Interventionelle Therapie

- **Uterusarterienembolisation (UAE):**
  - Bei abgeschlossener Familienplanung, großen Myomen und eingeschränkter Operabilität möglich
- **MR-geführter fokussierter Ultraschall:**
  - Punktuelle Erwärmung des Myoms durch Ultraschall auf 60–80 °C
  - Nicht möglich, wenn mehr als fünf Myome vorliegen und der Einzeldurchmesser > 10 cm liegt
- **Radiofrequenzablation:**
  - Über eine Sonde wird Wechselstrom in das Myom eingebracht.

Für Ihre Patientin wäre sicherlich die laparoskopische Myomenukleation die Therapie der Wahl.

Über welche Gefahren müssen Sie Ihre Patientin unbedingt aufklären, sowohl präoperativ als auch in Bezug auf eine zukünftige Schwangerschaft?

Präoperativ kann zwischen einem Myom und einem **Sarkom,** einer bösartigen Neubildung der Muskulatur, nicht sicher unterschieden werden. Es besteht somit ein sehr geringes Risiko (1:416), ein Sarkom statt eines Myoms intraoperativ zu morcellieren. In einem solchen Fall würde man Sarkomzellen im ganzen Bauchraum verteilen, was für die weitere Prognose der Patientin besonders schlecht wäre. Mittlerweile gibt es die Möglichkeit, das Myom im Bauch in einem Beutel zu morcellieren und somit das Risiko von Zellverschleppungen zu reduzieren. Um das Risiko so gering wie möglich zu halten, sollte man zusätzlich Risikofaktoren für die Entstehung eines Sarkoms erfragen. Solche wären: eine **pelvine Bestrahlung, antihormonelle Therapie** mit Tamoxifen, eine **genetische Prädisposition** im Sinne eines **Lynch-Syndroms** beispielsweise.

Sie beruhigen Ihre Patientin: Ein Sarkom ist insgesamt sehr selten mit jährlich 2,02 Fällen/100.000 Frauen. Die meisten dieser Patientinnen sind außerdem bereits postmenopausal.

In Bezug auf eine Schwangerschaft muss der Patientin dazu geraten werden, nach einer laparoskopischen Myomenukleation mindesten 8–12 Monate abzuwarten. Sollte das Cavum uteri intraoperativ eröffnet worden sein, muss zusätzlich eine primäre Sectio empfohlen werden (die Entscheidung über den Geburtsmodus sollte die Operateurin treffen). Außerdem muss die Patientin wissen, dass das Risiko für eine Uterusruptur nach ausgedehnter Myomenukleation auf 1–10 % steigen kann.

MERKE

Nach erfolgter laparoskopischer oder offen-chirurgischer Myomenukleation sollten bis zum Eintritt einer Schwangerschaft 8–12 Monate abgewartet werden.

ZUSAMMENFASSUNG

25–50 % aller Frauen sind von Myomen des Uterus in unterschiedlich starker Ausprägung betroffen. Die genaue Ätiologie ist noch nicht geklärt. Myome wachsen östrogenabhängig. Außerdem scheint es eine genetische Prädisposition zu geben. Die Therapie sollte sich an der Symptomatik der Patientin orientieren. Machen Myome gar keine Beschwerden, ist eine Therapie auch nicht notwendig.

WAS WÄRE, WENN …

- … Ihre Patientin 42 Jahre alt wäre, sehr starke Symptome und die Familienplanung abgeschlossen hätte?
  - In dieser Situation könnte der Patientin natürlich auch die Hysterektomie angeboten werden. Diese könnte ebenfalls laparoskopisch und unter Erhalt der Cervix uteri erfolgen. Die Ovarien würde man aufgrund der prämenopausalen Situation belassen, über die Entfernung der Tuben kann man mit der Patientin sprechen, da sich viele Ovarialkarzinome primär aus den Tuben entwickeln und man diesem Risiko vorbeugen könnte. Sollte die Zervix belassen werden, muss die Patientin darüber aufgeklärt werden, weiterhin zur regulären Zervixkarzinomvorsorge zu erscheinen.

4.1.10 Ich blute nach dem Geschlechtsverkehr

Anamnese

In der Notaufnahme stellt sich die 42-jährige Frau Z. vor. Die Patientin wirkt sehr belastet. Sie berichtet, dass sie seit einigen Monaten nach dem Geschlechtsverkehr eine leichte vaginale Blutung bemerke und zeitweise auch Schmerzen habe. Dies sei vorher noch nie passiert. Zudem habe sie einen wässrigen, bräunlichen Ausfluss, der sie irritiere. Frau Z. ist eine gepflegte Frau, Sie fragen nach der weiteren gynäkologischen Anamnese. Sie berichtet, dass sie mit 18 einmal eine Interruptio hatte. Damals sei sie sehr rebellisch gewesen und nicht bereit für eine feste Partnerschaft, geschweige denn eine Familie. Sie habe viel gefeiert, manchmal auch Drogen genommen und geraucht. Mittlerweile führe sie ein sehr „spießiges“ Leben. Sie sei verheiratet, habe eine Tochter und einen guten Job. Sie arbeite viel und sei deswegen bestimmt auch schon fünf Jahre nicht mehr beim Gynäkologen gewesen. Jetzt habe sie so kurzfristig keinen Termin bekommen und stelle sich deshalb in der Notaufnahme vor. Derartige Beschwerden habe sie noch nie gehabt. Insgesamt sei sie immer gesund gewesen. Der Zyklus sei regelmäßig.

Untersuchungsbefund

Körperliche Untersuchung: schlanke Patientin in reduziertem Allgemeinzustand.

Spekulumeinstellung: äußeres Genitale unauffällig, Vagina glatt, Fluor wässrig-bräunlich, an der vorderen Muttermundslippe zeigt sich eine kraterförmige Läsion von etwa 3 cm horizontaler Ausdehnung, die auf Berührung leicht blutet.

Bimanuelle Palpation: Uterus antevertiert/anteflektiert, normal groß und gut beweglich. Keine Resistenzen im kleinen Becken tastbar.

Transvaginale Sonografie: Uterus 8 × 7 × 8 cm, Endometrium schmal. Ovarien beidseits regelrecht darstellbar. Keine freie Flüssigkeit im kleinen Becken. Die Blasenwand erscheint unauffällig.

Fragen und Antworten

Was ist Ihre Verdachtsdiagnose? Welche Risikofaktoren gibt es und sind diese mit der Anamnese der Patientin vereinbar? Was ist nach aktueller Auffassung der wichtigste Risikofaktor für die Entstehung des Zervixkarzinoms?

Die Kontaktblutungen, der bräunliche Ausfluss („fleischwasserfarben“) und die Läsion an der vorderen Muttermundslippe deuten auf ein Zervixkarzinom hin. Mit ihrer Anamnese präsentiert Frau Z. zudem ein Potpourri an Risikofaktoren, die ebenfalls zu Ihrer Verdachtsdiagnose passen.

Hauptrisikofaktor:

- HPV-Infektion

Allgemeine Risikofaktoren:

- Nikotinabusus (> 15 Zigaretten/Tag)
- Immunsuppression
- Orale Kontrazeption (> 5 Jahre)
- Genitalwarzen in der Anamnese
- Niedriger sozioökonomischer Status

Risikofaktoren, die mit dem Sexualverhalten zu tun haben:

- Häufig wechselnde Geschlechtspartner (> 4 in 10 Jahren)
- Aufnahme von Geschlechtsverkehr vor dem 14. Lebensjahr
- Andere Infektionen (Herpes genitalis, Chlamydien, Gonokokken)

Dysplasien:

- CIN 1–3 (zervikale intraepitheliale Neoplasie und Adenocarcinoma in situ)

Die sexuellen Risikofaktoren hängen hauptsächlich mit dem **Hauptrisikofaktor** für das Zervixkarzinom, der **HPV-Infektion,** zusammen. Sie wissen nicht, ob Frau Z. tatsächlich eine **Infektion** mit den **Humanen Papillomaviren** hat, die Anamnese legt dies aber nahe. Eine solche Infektion kann **bei 90 % der Frauen mit Zervixkarzinom** nachgewiesen werden. Mittlerweile sind um die 100 Genotypen des Virus identifiziert worden. Es werden High- und Low-risk-Gruppen unterschieden. Vor allem die **High-risk-Typen 16 und 18** sind für die Entstehung des Zervixkarzinoms relevant. **HPV 16** ist vor allem bei **Plattenepithelkarzinomen** zu finden, **HPV 18** eher bei **Adenokarzinomen.** Bei 40 % aller geschlechtsreifen Frauen liegt eine Infektion mit HPV vor. Spontane Ausheilungen sind häufig. In 5–10 % der Fälle persistiert die Infektion allerdings. 3 % aller infizierten Frauen erkranken an einem Zervixkarzinom.

MERKE

Hauptrisikofaktor für die Entwicklung eines Zervixkarzinoms ist die Infektion mit HPV. Die High-risk-Typen 16 und 18 sind für 75 % aller Karzinome verantwortlich.

Als Sie Frau Z. Ihren Verdacht mitteilen, ist sie völlig aufgelöst und beginnt zu weinen. Sie fragt, ob es Möglichkeiten der Vorsorge gegeben hätte. Wie gehen Sie mit der Frage um und was können Sie dazu sagen?

Frau Z. hat in den letzten Jahren die Vorsorgeuntersuchungen versäumt. Dass sie Sie direkt danach fragt, zeigt, dass sie sich bereits Vorwürfe macht. Sie sollten versuchen, diese Schuldgefühle nicht noch zu verstärken. Bestärken Sie sie darin, dass es gut war, jetzt in die Klinik zu kommen, und dass man jetzt gemeinsam nach vorne blickt.

Trotzdem sollten Sie wahrheitsgemäß auf die Frage antworten. Sie erklären, dass es sowohl eine Primär- als auch Sekundärprävention für das Zervixkarzinom gibt.

Die **Primärprävention** besteht in der **HPV-Impfung.** Seit 2006 gibt es Impfstoffe gegen HPV, eine Impfempfehlung der STIKO für Mädchen gibt es seit 2007. Die Empfehlung wurde mittlerweile auch auf Jungen ausgeweitet und sollte möglichst zwischen dem 9. und 14. Lebensjahr erfolgen. Daten für die Sinnhaftigkeit einer Impfung nach dem 25. Lebensjahr liegen bislang nicht vor, sodass die Impfung für Ihre Patientin sowieso eher nicht infrage gekommen wäre.

Bei der **Sekundärprävention** handelt es sich um die jährliche Vorsorgeuntersuchung und den PAP-Abstrich bzw. die Ko-Testung (PAP-Abstrich und HPV-Test). Die Wahrscheinlichkeit, dass in den Vorsorgeuntersuchungen bei Frau Z. eine Vorläuferläsion oder eine HPV-Infektion aufgefallen wäre, ist groß.

MERKE

Für das Zervixkarzinom gibt es sowohl eine Primär- (HPV-Impfung) als auch eine Sekundärprävention (jährliche Vorsorgeuntersuchung mit Zytologie und ggf. HPV-Test).

Die Gebärmutterkrebsfrüherkennung sieht neuerdings für 20–34-Jährige jährlich eine Spekulumeinstellung und PAP-Untersuchung vor. Ab 35 Jahren wird der PAP nur alle 3 Jahre parallel mit einem HPV-Abstrich der Zervix durchgeführt. Trotzdem sollen alle Patientinnen weiterhin jährlich zur Vorsorge!

Wie sichern Sie die Diagnose? Was ist das Besondere bei der Einteilung des Zervixkarzinoms und wie sieht diese Einteilung aus?

Die Diagnose sichern Sie mithilfe einer Biopsie. Im Fall von Frau Z. ist dies relativ einfach, da die Läsion direkt erkennbar ist. Bei deutlich kleineren Läsionen oder mikroinvasivem Karzinom muss die Probe mittels Kolposkopie aus dem auffälligen Bereich entnommen werden (*targeted biopsy*) Die Darstellung des auffälligen Bereichs gelingt durch das Betupfen mit Essigsäure.

Das Besondere an der Einteilung des Zervixkarzinoms ist, dass es das einzige gynäkologische Karzinom ist, bei dem die Klassifikation und damit die Therapieentscheidung allein auf klinisch-diagnostischen Kriterien und nicht auf der histopathologischen Aufarbeitung beruhen (➤ Tab. 4.4).

Müssen Sie für Frau Z. weitere Untersuchungen veranlassen?

Sie erläutern Frau Z., dass das Therapieregime letztlich durch die Ausbreitung der Erkrankung

Tab. 4.4 TNM- und FIGO-Klassifikation des Zervixkarzinoms [W1146/G924]

TNM-Klassifikationen	FIGO-Klassifikationen	Charakteristik
Tx		Primärtumor kann nicht beurteilt werden
T0		Kein Anhalt für Primärtumor
Tis	**0**	Carcinoma in situ
T1a	**IA**	• Präklinisches, invasives Karzinom • Auf die Zervix begrenzt • Nur mikroskopisch erkennbar
T1a1	IA1	• Stromainvasion ≤ 3 mm • Horizontale Ausdehnung ≤ 7 mm
T1a2	IA2	• Stromainvasion zwischen 3 und 5 mm • Horizontale Ausdehnung ≤ 7 mm
T1b	**IB**	• Klinisch erkennbar • Auf den Uterus begrenzt
T1b1	IB1	• Klinisch erkennbar • Läsion ≤ 4 cm
T1b2	IB2	• Klinisch erkennbar • Läsion > 4 cm
T2	**II**	• Infiltration über den Uterus hinaus • Aber nicht der Beckenwand und des unteren Drittels der Vagina
T2a	**IIA**	• Keine Infiltration der Parametrien • Infiltration der oberen zwei Drittel der Vagina
T2a1	IIA1	• Befund ≤ 4 cm
T2a2	IIA2	• Befund > 4 cm
T2b	**IIB**	• Infiltration der Parametrien • Keine Infiltration der Beckenwand
T3	**III**	• Ausbreitung bis Beckenwand • Und/oder Infiltration des unteren Drittels der Vagina • Und/oder Hydronephrose/stumme Niere
T3a	IIIA	• Unteres Drittel der Vagina betroffen • Keine Ausbreitung bis zur Beckenwand
T3b	IIIB	• Ausbreitung bis zur Beckenwand • Und/oder Hydronephrose/stumme Niere
T4	IV	• Infiltration der Mukosa von Blase und Rektum • Und/oder Überschreitung der Grenzen des kleinen Beckens

4

bestimmt wird. Um diese definitiv beurteilen zu können, müssen weitere Untersuchungen durchgeführt werden:

- **Gynäkologische Untersuchung:** ist bereits erfolgt. Die Parametrien erschienen hier frei. Basierend auf Ihrer Spekulumuntersuchung gehen Sie von einem Stadium **IB1** (Tumor ungefähr 3 cm groß) aus. Ab diesem Stadium muss ein MRT des Beckens erfolgen, um die lokale Ausdehnung festzustellen.
- **CT Thorax/Abdomen:** sollte ab einem Stadium IB2 erfolgen, insbesondere mit Darstellung der oberen Thoraxapertur, um auch die Lymphknoten der Skalenusregion zu beurteilen.
- **TVUS:** wurde von Ihnen durchgeführt. Die Blase erschien unauffällig, ihre Infiltration ist also eher unwahrscheinlich.
- **Zysto- und Rektoskopie:** Diese können durchgeführt werden, wenn ein Verdacht auf Infiltration der Blase oder des Rektums besteht.
- **Nierensonografie:** kann unkompliziert erfolgen, um einen Harnstau auszuschließen, was auf eine Infiltration des Ureters schließen lassen würde.
- **Staging-Laparoskopie:** Diese ist entscheidend! Hiermit kann zum einen die **Ausdehnung im kleinen Becken** beurteilt werden. Zum anderen muss ein **Staging der pelvinen und paraaortalen Lymphknoten** erfolgen (CT und MRT sind in Studien für den Nachweis von LK-Metastasen nicht sensitiv genug). Der Ausschluss bzw. Nachweis von LK-Metastasen ist entscheidend für die Festlegung der Therapie. Liegen LK-Metastasen vor, ist eine primäre Radiochemotherapie die Therapie der Wahl und nicht die OP.

Nachdem das Staging abgeschlossen ist, ergibt sich ein Stadium IB1, N0. Erläutern Sie Frau Z. die allgemeinen Therapieprinzipien und Ihre Therapieempfehlung für ihren Fall.

Grundsätzlich sollte eine trimodale Therapie aus Operation, Chemotherapie und Radiatio vermieden werden. Die primäre Therapie besteht daher entweder aus einer Operation oder aus einer Radiochemotherapie. Bei der Operation handelt es sich um eine **radikale Hysterektomie** (eingeteilt nach Piver, ➤ Tab. 4.5). Besteht die Indikation zur Radiochemotherapie, soll keine Hysterektomie erfolgen. Die Radiochemotherapie wird ab einem Stadium IB2 empfohlen bzw. wenn LK-Metastasen nachgewiesen sind oder drei oder mehr Risikofaktoren vorliegen.

Risikofaktoren sind:

- Positiver LK-Status
- R1/R2-Resektion
- Befall der Parametrien
- Tumorgröße > 4 cm
- G3-Karzinom
- Tiefe Stromainvasion
- Lymphangiosis (L1) oder Gefäßinvasion (V1)

Bei Frau Z. liegt ein Stadium IB1 vor ohne LK-Metastasen (und weitere Risikofaktoren). Somit können Sie ihr die **primäre operative Therapie** empfehlen. Die Patientin ist prämenopausal. Die Ovarien können belassen werden, da sie unauffällig sind.

Tab. 4.5 Klassifikation der radikalen Hysterektomie nach Piver [F797-008]

Grad	Vorgehen
Piver I	Extrafasziale Hysterektomie (HE) ohne Mobilisation der Ureteren (Stadium IA1/IA2 + 1RF)
Piver II	HE + Resektion der medialen 50 % der Ligg. cardinalia und sacrouterina + Resektion des oberen Vaginaldrittels (Stadium IA1 + 2RF/IB1)
Piver III	HE + Resektion der gesamten Ligg. cardinalia und sacrouterina + Resektion der oberen 50 % der Vagina (Stadium IB2/IIA, wenn Radiochemotherapie nicht erfolgen kann)
Piver IV	Resektion des periuretralen Gewebes, Ligatur der A. vesicalis superior und Resektion von drei Vierteln der proximalen Vagina (Indikation bei Rezidiv ohne Blaseninfiltration)
Piver V	Resektion von drei Vierteln der proximalen Vagina mit Blase und Ureteren (vordere Exenteration bei Rezidiv mit Blasenbeteiligung)

ZUSAMMENFASSUNG

Das Zervixkarzinom ist aktuell das zwölfthäufigste Karzinom der Frau in Deutschland. Die Inzidenz ist durch die jährliche Vorsorgeuntersuchung (sekundäre Prävention) seit 1971 stetig zurückgegangen. Vor deren Einführung war das Zervixkarzinom noch das häufigste Karzinom der Frau. Bei 90 % der erkrankten Frauen lässt sich eine HPV-Infektion nachweisen. In 75 % der Fälle sind es die High-risk-Typen 16 und 18. Gegen diese kann mittlerweile geimpft werden, was von der STIKO auch für alle Mädchen und Jungen zwischen dem 9. und 14. Lebensjahr empfohlen wird (primäre Prävention). Die Therapie besteht entweder aus einer radikalen Operation oder einer primären Radiochemotherapie. Ein trimodales Therapiekonzept sollte vermieden werden.

WAS WÄRE, WENN ...

- ... die Patientin 35 Jahre alt wäre und einen ausgeprägten Kinderwunsch hätte?
  - Unter bestimmten Voraussetzungen ist es möglich, nur den tumortragenden Teil der Zervix zu entfernen: Der Tumor muss kleiner als 2 cm sein, ein Sicherheitsabstand von 5 mm zum Gesunden kann eingehalten werden, die Restzervix ist noch mindestens 1 cm lang und es liegt keine Ausbreitung in Nachbarorgane oder Lymphknoten vor. Bei dieser Operation **(radikale Trachelektomie)** werden zwei Drittel der Zervix unter Mitnahme der Parametrien entfernt, während die Restzervix und der Uterus erhalten bleiben. Der innere Muttermund wird mit einer **permanenten Zerklage** versorgt. Die Schwangerschaftsrate liegt im Anschluss bei etwa 40 %. Die 5-Jahres-Überlebensrate liegt bei 95 %.
  - Bei sehr kleinen Tumoren (IGO-Stadium IA1 und IA2 ohne Risikofaktoren) ist auch eine ausschließliche Konisation mit Zervixkürettage möglich.

4.1.11 Ich fühle mich richtig krank

Anamnese

Sie werden von der Notaufnahme angerufen. Soeben wurde eine junge Patientin mit dem Rettungswagen eingeliefert, die bei Fieber und starken Schmerzen im gesamten Unterbauch den Notarzt gerufen habe. Sie ordnen die Abnahme eines Aufnahmelabors inklusive Gerinnungsstatus an und begeben sich in die ZNA.

Im Behandlungsraum finden Sie die 20-jährige Frau S. vor, die gekrümmt auf der Trage liegt und sich den Unterbauch hält. Sie berichtet, dass sie seit gestern Schmerzen im gesamten Unterbauch habe, die zunächst besser geworden seien, sich heute Nacht aber deutlich verschlimmert hätten. Zudem habe sie zu Hause Fieber bis 39,5 °C gemessen. Übelkeit oder Erbrechen bestünden nicht. Stuhlgang regelmäßig, keine Diarrhöen. Sie sei sonst gesund, ihre letzte Periode sei vor einer Woche zu Ende gegangen. Die letzte gynäkologische Vorsorge vor 6 Monaten sei unauffällig gewesen.

Untersuchungsbefund

Abdominelle Palpation: schlanke Bauchdecke, weich, im Unterbauch deutliche Druckdolenz und Abwehrspannung. Mc-Burney- und Lanz-Punkt unauffällig. Nierenlager frei.

Spekulumeinstellung: Vulva/Vagina glatt, Portio sakral, Ektopie gut einsehbar und unauffällig, putrider Fluor ex CK. pH: 7,5. Nativpräperat: Mischflora mit vermehrt Leukozyten, Bakterielle Abstriche von hinterem Scheidengewölbe und Zervix entnommen.

Bimanuelle Palpation: Uterus antevertiert/anteflektiert, ausgeprägter Portioschiebeschmerz nach rechts.

Transvaginale Sonografie: Uterus 8 × 7,3× 7,4 cm, Endometrium schmal. Ovar links mit zwei reizlosen ca. 1,5 × 1 cm großen Follikelzysten, Ovar rechts ebenfalls regelrecht darstellbar, direkt angrenzend zeigt sich eine flaue, unscharf begrenzte Struktur von ca. 3 × 2 cm Größe. Wenig freie Flüssigkeit im Douglas-Raum.

Vitalzeichen: Blutdruck: 118/63 mmHg, Puls: 85 bpm. Temperatur 38,7 °C.

Fragen und Antworten

Welche Verdachtsdiagnose besprechen Sie mit Frau S.? Welche Differenzialdiagnosen gehen Ihnen durch den Kopf? Welcher wichtige Befund ist noch ausstehend?

Die Patientin ist schmerzgeplagt, hat Fieber und Sie tasten eine Resistenz im Douglas-Raum, die sich auch sonografisch reproduzieren lässt. Die Befunde sprechen in der Zusammenschau für eine **Adnexitis** mit zudem bestehendem **Tuboovarialabszess,** a. e. ausgehend vom rechten Adnex. Der ausgeprägte Portioschiebeschmerz und der putride Fluor unterstützen die Hypothese. Zudem interessieren Sie die Ergebnisse der Urinuntersuchung und insbesondere des Schwangerschaftstests. Sie erhalten die Auskunft, dass der Schwangerschaftstest negativ ist und der Urin ansonsten ebenfalls unauffällig.

Differenzialdiagnosen

- **Extrauterine Gravidität:** Bei starken Schmerzen im Unterbauch bei einer jungen Patientin muss man die EUG immer in Betracht ziehen. Eine

Schwangerschaft muss unbedingt ausgeschlossen werden. Das negative β-HCG im Urin ist häufig nicht ausreichend, sondern es sollte zudem die Bestimmung im Serum erfolgen.
- **Stielgedrehtes Ovar:** Eine Stieldrehung führt zu stärksten Unterbauchschmerzen. In der Regel kann die Perfusion der Ovarien per Dopplersonografie dargestellt werden. Allerdings kann auch bei nachgewiesener Perfusion eine Torsion vorliegen. Zudem erkennt man bei einer Stieldrehung am Ovar meist große Zysten, die für ein Ungleichgewicht sorgen.
- **Appendizitis:** bei rechtsseitigen Unterbauchschmerzen und Fieber immer auch daran denken.
- **Zystitis:** Die Zystitis kann mit einer sehr ausgeprägten Symptomatik einhergehen (➤ Abb. 4.11). Bei auffälligem U-Stix sollte eine Urinkultur angelegt werden.

4

MERKE

Bei jeder Frau im gebärfähigen Alter, die sich mit Unterbauchschmerzen vorstellt, muss ein Schwangerschaftstest durchgeführt werden.

Frau S. möchte wissen, wie es zu der Erkrankung kam. Was können Sie der Patientin dazu sagen? Wieso haben Sie zwei Abstriche entnommen?

Frau S. ist nachdenklich. Sie sagt, sie habe noch nie gynäkologische Probleme gehabt. In der letzten Zeit sei nichts anders gewesen als sonst. Auch mit ihrem Partner sei sie schon drei Jahre zusammen. Sie ergreifen das Wort und erklären, dass schon kleine Veränderungen der Vaginalflora und damit des vaginalen pHs dazu führen können, dass es zu einem Anstieg physiologisch vorkommender Bakterien in der Scheide kommt. Ein Überschuss von potenziell pathogenen Bakterien kann dann zu einer Infektion führen, meist in der Vagina. Diese Bakterien können, z. B. im Rahmen der Periode, wenn die Zervix geöffnet ist, **aszendieren** und im weiteren Verlauf eine Adnexitis hervorrufen (➤ Abb. 4.11). Frau S. fragt, ob Sie schon sagen könnten, um welche Bakterien es sich handele. Sie erklären, dass es ein Erregerspektrum gebe, das häufig solche Infektionen auslöse, wie z. B. **E. coli** oder **Enterokokken,** aber auch **Chlamydien, Gonokokken** oder **Mykoplasmen** kämen infrage. Um den genauen Erreger nachzuweisen, haben Sie die Abstriche entnommen. Wichtig ist, dass sich **Chlamydien** meist nur in einem **Zervixabstrich** nachweisen lassen.

MERKE

Eine Adnexitis entsteht meist durch aszendierende Keime. Aber auch eine hämatogene Keimaussaat ist möglich, z. B. bei Tuberkulose. Außerdem kann es zu einer sekundären Beteiligung der Adnexe kommen, z. B. im Rahmen eines perityphlitischen Abszesses (Ausbreitung per continuitatem von der Appendix).

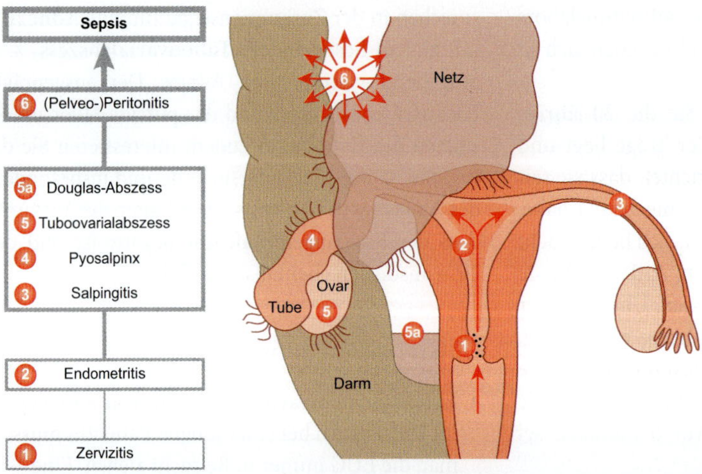

Abb. 4.11 Keimaszension nach Zervizitis [L231]

Sie erhalten die Laborwerte. Der Hb liegt bei 12 g/dl, die Leukozyten sind 19 × 10^9/l, das CRP ist 126 mg/l und β-HCG < 2 IU/l. Die anderen Laborwerte inklusive Gerinnungsstatus sind unauffällig. „Muss ich heute noch operiert werden?", fragt sie Sie. Wie sieht Ihr Therapieplan aus?

Die Laborwerte passen zu Ihrer Verdachtsdiagnose und spiegeln die ausgeprägte Infektion, die sich im Körper der Patientin abspielt, wider. Auch die EUG können Sie nun definitiv ausschließen, da das β-HCG im Serum im normalen Bereich liegt.

Bei der akuten Adnexitis mit Tuboovarialabszess wird zunehmend von der primär operativen Therapie abgesehen, da die Operation zusätzlich Stress für den Organismus bedeutet und dies zu schwerwiegenden Komplikationen führen kann. Sie können Frau S. also zunächst beruhigen und erklären ihr, warum heute keine OP ansteht. Stattdessen beginnen Sie mit einer **Dreifach-Antibiose,** die gegen alle potenzielle Keime wirken soll.

Die Standardtherapie beinhaltet ein **Cephalosporin,** meist **Ceftriaxon** in Kombination mit **Metronidazol.** Beide Präparate werden über 10 Tage i. v. verabreicht. Zudem erhält die Patientin ein **Tetrazyklin,** meist **Doxycyclin** über 14 Tage oral, um die möglicherweise vorliegenden Chlamydien mitzubehandeln.

Die Patientin wird also stationär aufgenommen. Sie legen einen i. v.-Zugang, über den die Erstgabe der Antibiose appliziert wird. Dann melden Sie die Patientin auf der gynäkologischen Station an. Eine sonografische Verlaufskontrolle wird in zwei Tagen erfolgen, um die Wirksamkeit der antibiotischen Therapie nachzuvollziehen. Sollte sich der Befund nicht regredient zeigen oder sich der Allgemeinzustand der Patientin nicht adäquat bessern, müssen die Umstellung der Therapie und ggf. auch die Operation erwogen werden. Die Entzündungswerte werden zunächst täglich kontrolliert, bis sie sich deutlich fallend zeigen.

MERKE

In der akuten Entzündungssituation sollte nur in Ausnahmefällen und bei großen Tuboovarialabszessen primär eine Operation erfolgen. Therapie der Wahl ist zunächst die kombinierte Gabe von Antibiotika. Es ist v. a. wichtig, immer auch die potenziell vorliegenden Chlamydien mit einem Tetrazyklin mitzubehandeln.

Frau S. ist besorgt, ob die Infektion ihre zukünftige Familienplanung beeinflussen könnte. Was sagen Sie dazu?

Sie können Frau S. insofern beruhigen, als dass Sie ihr zunächst sagen, dass die Funktion der Ovarien durch die Infektion nicht beeinflusst wird. Es könnte theoretisch jedoch sein, dass sich durch den Infekt Adhäsionen, sowohl in der Tube als auch im kleinen Becken, bilden, die zu **mechanischen Problemen** führen könnten. Das bedeutet, dass die Eizellen nicht durch die Tube zum Uterus transportiert werden (erhöhtes Risiko für EUG) oder die **Tubenmotilität** so stark **eingeschränkt** ist, dass die Eizelle nicht aufgenommen werden kann.

Die Infektion von Frau S. wird nun adäquat therapiert, sodass die begründete Hoffnung besteht, dass sie folgenlos abheilt. Sollte es in der Zukunft Probleme bei der Konzeption geben, könnte zeitnah die weitere Diagnostik eingeleitet werden.

Stellen Sie sich vor, das Labor von Frau S. sehe folgendermaßen aus: Hb 12,0 g/dl, Lz 10 × 10^9/l, CRP 3 mg/l und β-HCG 59 IU/l. Der Schwangerschaftstest im Urin ist negativ. Was ist jetzt Ihre Verdachtsdiagnose und was tun Sie?

Sie haben mit der Patientin schon den ganzen Therapieplan besprochen, als Sie die Laborwerte erhalten. Jetzt müssen Sie Ihre Verdachtsdiagnose doch noch einmal hinterfragen: Die Entzündungswerte im Blut sind negativ, zudem ist aber das β-HCG erhöht, obwohl der Schwangerschaftstest im Urin negativ war. Das heißt, laborchemisch liegt eine Schwangerschaft vor. Die wahrscheinlichste Ursache für die Beschwerdesymptomatik ist nun die **EUG**. Sie bitten die Patientin, sich noch einmal auf den gynäkologischen Stuhl zu setzen. Sie möchten den Befund reevaluieren. Seit der ersten Untersuchung sind ungefähr 2 h vergangen. Es zeigt sich nun reichlich freie Flüssigkeit im Douglas-Raum. Der zuvor flaue Befund flottiert jetzt frei in der Flüssigkeitsansammlung und entspricht a. e. der aufgetriebenen Tube. Bei näherer Betrachtung hat man das Gefühl, dass es aus einer Stelle der Tube kontinuierlich blutet. Die Verdachtsdiagnose lautet nun **akute EUG mit am ehesten Tubarabort** und akuter Blutung. Die Patientin wird umgehend von Ihnen für die Laparoskopie aufgeklärt, da man bei Verdacht auf eine akute Blutung keine Zeit verlieren sollte. Frau S. wird für die

OP vorbereitet und von Ihnen bei der Anästhesie und OP-Pflege nachgemeldet. Etwa 20 min später sind Sie im OP und operieren die Patientin. Als Sie das Bild des kleinen Beckens auf dem Bildschirm sehen, ist Ihre Verdachtsdiagnose bestätigt. Es befinden sich etwa 500 ml Blut im Bauch. Die rechte Tube ist an einer Stelle rupturiert, aus der es sickernd blutet. Darunter erkennt man das Abortmaterial.

MERKE

Es ist wichtig, eine initial gestellte Diagnose immer wieder zu hinterfragen, vor allem wenn man neue Befunde erhält, die nicht komplett dazu passen. Man sollte sich großzügig immer noch einmal ein Bild von der Patientin machen oder eine Kollegin bitten, die Patientin zu reevaluieren.

ZUSAMMENFASSUNG

Eine Adnexitis entsteht meist durch eine **aufsteigende Infektion** mit Darmkeimen **(E. coli, Enterokokken)** oder **Chlamydien.** Auch eine hämatogene Aussaat der Keime oder eine Infektion per continuitatem ist möglich. Die Behandlung sollte zunächst mit einer **Breitbandantibiose,** insbesondere auch unter Einbezug der möglicherweise vorliegenden Chlamydien, erfolgen. Engmaschige Verlaufskontrollen sind notwendig, um den Erfolg der Therapie zu überprüfen. Von einer primär operativen Therapie wird zunehmend abgeraten.

WAS WÄRE, WENN ...

- ... die Patientin mit einem IUP verhütet hätte?
  - Der Rückholfaden des IUP liegt in der Scheide und ist eine gern genutzte Eintrittspforte für Bakterien, um in den Uterus zu gelangen. Insbesondere in den ersten 4–6 Wochen nach Einlage ist das Infektionsrisiko erhöht, danach lediglich geringfügig. Im Falle einer ausgeprägten Adnexitis oder ausbleibender Besserung unter antibiotischer Therapie sollte das IUP gezogen werden.

4.1.12 Mein Zyklus spielt verrückt und schwanger werde ich auch nicht

Anamnese

Bei Ihnen stellt sich die 35-jährige Frau B. vor. Die Patientin ist sehr belastet. Bereits vor 3 Jahren habe sie die Pille abgesetzt, aber schwanger sei sie immer noch nicht. Ihr Zyklus mache ihr große Sorgen. Zunächst habe sie noch alle 8 Wochen ihre Periode bekommen, seit ca. 6 Monaten habe sie aber gar keine Blutung mehr gehabt. Die junge Frau ist übergewichtig. Zudem leidet sie unter einer ausgeprägten Akne. Sie berichtet außerdem von Haarwuchs an Kinn und Wangen. Die Hautproblematik und den Haarwuchs habe sie bereits als Jugendliche gehabt, nach Beginn der Pilleneinnahme sei dies aber deutlich besser geworden. Neben der Infertilität leide sie nun wieder mehr unter diesen zusätzlichen Symptomen. Die Patientin ist anderweitig gesund. Sie raucht nicht. Allerdings könne sie sich aufgrund der aktuellen Anspannung kaum zu gesundem Essen disziplinieren, weswegen sie in den letzten Monaten fast 10 kg zugenommen habe.

Untersuchungsbefund

Körperliche Untersuchung: adipöse Patientin in befriedigendem Allgemeinzustand. BMI 32 kg/m^2. Das äußere Genitale erscheint unauffällig.

Spekulumeinstellung: Vulva/Vagina glatt. Portio sakral, Ektopie gut einsehbar und unauffällig. Fluor albus. pH: 4,0.

Bimanuelle Palpation: Uterus antevertiert/anteflektiert, normal groß, kein Portioschiebeschmerz, gut beweglich.

Transvaginale Sonografie: Uterus 8 × 7 × 8 cm, Endometrium schmal, Ovarien bds. mit ca. 20 Follikelzysten, die perlschnurartig aufgereiht und teilweise > 10 mm groß sind (➤ Abb. 4.12).

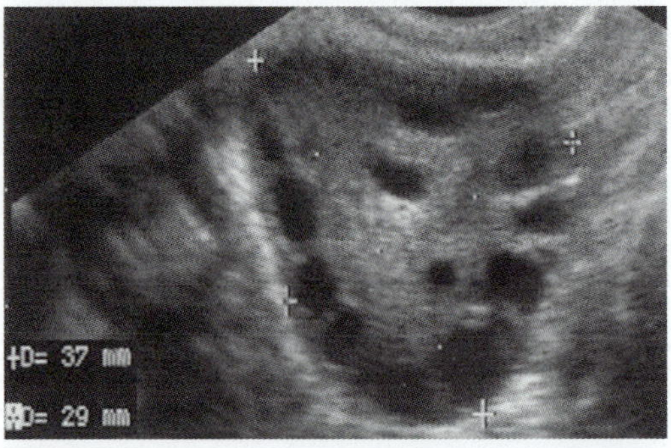

Abb. 4.12 [R417]

Fragen und Antworten

Unter welchem Symptomkomplex werden die Behaarung an Kinn und Wangen sowie eine ausgeprägte Akne zusammengefasst? Was gehört noch dazu und welche Differenzialdiagnosen müssen Sie im Kopf haben, die dazu führen können?

Hirsutismus (Behaarung von Frauen an Stellen, die für männliche Behaarung typisch sind) und **Akne** gehören zum Symptomkomplex der **Androgenisierung.** Hinzu kommt außerdem die **Alopezie,** d. h. der verstärkte Ausfall der Kopfbehaarung.

Verschiedene Krankheitsbilder können zu einer verstärkten Androgenproduktion führen und somit Androgenisierungserscheinungen auslösen.

Differenzialdiagnosen:

- Polyzystisches Ovarsyndrom (PCOS)
- Adrenaler Enzymdefekt (late-onset androgenitales Syndrom)
- Cushing-Syndrom
- Steroidabusus
- Androgen-produzierender Tumor

MERKE

Zum Symptomkomplex einer Androgenisierung gehören Hirsutismus, Akne und Alopezie. Ursache können verschiedene Erkrankungen sein.

Zu welcher Verdachtsdiagnose kommen Sie in der Zusammenschau der beschriebenen Symptomatik, des Erscheinungsbildes und Ihres Untersuchungsbefunds? Wie lautet die Definition?

Die von Frau B. beschriebene Symptomatik, ihr Erscheinungsbild und Ihre Untersuchungsbefunde deuten auf ein **polyzystisches Ovarsyndrom (PCOS)** hin. Dabei sollten Sie im Hinterkopf behalten, dass es sich hierbei um eine **Ausschlussdiagnose** handelt. Das bedeutet, alle anderen Differenzialdiagnosen müssen zunächst ausgeschlossen werden, bevor man die Diagnose stellen darf.

Definition

Rotterdam-Kriterien der European Society of Human Reproduction and Embryology (ESHRE) und der American Society of Reproductive Medicine (ASRM). Mindestens zwei von drei Kriterien müssen erfüllt sein.

1. Zyklusstörungen mit Oligo-/Amenorrhö und/oder Oligo-/Anovulation
2. Hyperandrogenämie
3. Sonografisch polyzystische Ovarien

Nach der Definition des National Institute of Health (NIH) gilt ein PCOS als diagnostiziert, wenn

1. eine Hyperandrogenämie nachgewiesen ist oder Androgenisierungserscheinungen vorliegen (auch bei normalen Androgenspiegeln) und
2. Zyklusstörungen im Sinne einer Oligo-/Amenorrhö und/oder Oligo-/Anovulation vorliegen.

Polyzystische Ovarien sind nicht pathognomonisch für die Erkrankung des PCOS. Sie können auch bei anderen mit Androgenisierung einhergehenden Erkrankungen vorliegen bzw. es kann auch ein PCOS diagnostiziert werden ohne das Vorliegen polyzystischer Ovarien.

MERKE

PCOS ist eine **Ausschlussdiagnose.** Alle anderen Erkrankungen, die zu einer Androgenisierung führen können, müssen zunächst ausgeschlossen werden.

Wir nehmen an, dass Sie bereits alle anderen Erkrankungen ausgeschlossen haben. Welche Hormone bestimmen Sie bei Ihrer Patientin und welche Konstellation erwarten Sie?

Die für die Diagnostik relevanten Androgene sind:

- Androstendion
- Dehydroepiandrosteron (DHEA) und DHEA-Sulfat (DHEAS)
- Testosteron
- Dihydrotestosteron

Androstendion, DHEA und DHEAS sind schwach potente Androgene, Testosteron ist bereits potenter und Dihydrotestosteron nochmals deutlich potenter als Testosteron und das am stärksten wirksame Androgen im menschlichen Körper. DHEAS unterliegt im Vergleich zu den anderen Androgenen weniger Tages- und Zyklusschwankungen, grundsätzlich sollten die Androgene aber am Zyklusanfang bestimmt werden. Ist die Patientin amenorrhöisch, muss die **ovarielle Funktionsruhe** nachgewiesen werden, d. h.:

- das Endometrium ist flach und
- sonografisch lässt sich kein Leitfollikel (> 10 mm) nachweisen.

4

Für die Hormondiagnostik Ihrer Patientin bestimmen Sie:

- LH
- FSH
- DHEAS
- Testosteron
- Prolaktin
- SHBG (Steroidhormon-bindendes Globulin)
- AMH (Anti-Müller-Hormon)

→ LH ist häufig erhöht und dadurch der **LH/FSH-Quotient** zugunsten von LH verschoben. Ein Wert > **1** ist **typisch.**

→ **Testosteron** und **DHEAS** sind **erhöht** (bzw. der freie Androgenindex ist erhöht).

→ SHBG ist reduziert.

→ **AMH** wird in den Primär- und Sekundärfollikeln produziert und ist bei PCOS häufig ebenfalls **erhöht.**

MERKE

Die Hormonkonstellation ist nicht ausschlaggebend für die Einleitung einer Therapie. Dies sollte vom klinischen Beschwerdebild abhängig gemacht werden. Die Bestimmung der Hormone ist aber wichtig, um andere Ursachen der Androgenisierung auszuschließen und die Verdachtsdiagnose zu untermauern.

Welche Problematik liegt bei Frau B. höchstwahrscheinlich zusätzlich vor und verstärkt die Symptomatik? Wie können Sie die Patientin hierauf untersuchen und inwiefern spielt dies für die Pathogenese der Androgenisierung eine Rolle?

Ein Zusammenhang zwischen PCOS und einer reduzierten Insulinsensibilität ist seit Längerem bekannt. Eine erniedrigte Glukosetoleranz liegt bei 30–40 % aller Patientinnen mit PCOS vor. Die Insulinempfindlichkeit wird zum einen durch genetische Faktoren gemindert, zum anderen führen Adipozyten dazu, dass sie weiter reduziert wird. Diese Konstellation führt zu verschiedenen Mechanismen, die die Androgenisierung noch verstärken können. Das Insulin, das nicht an seinem eigentlichen Bestimmungsort wirken kann, führt am Ovar dazu, dass die Androgenproduktion gesteigert und an der Hypophyse, dass vermehrt LH ausgeschüttet wird, was ebenfalls die Androgenbiosynthese triggert. Auf der anderen Seite führen die vermeintlich niedrigen Insulinspiegel an den Hepatozyten dazu, dass die Glukoneogenese angekurbelt wird, was die metabolische Situation noch weiter verschlechtert.

Nachgewiesen werden kann die Insulinresistenz durch einen **75 g oGTT (oraler Glukosetoleranztest)** mit paralleler Messung der Insulinspiegel (➤ Tab. 4.6). Hierbei werden zunächst nüchtern Blutzucker und Insulin gemessen, anschließend trinkt die Patientin 75 g eines Glukosesirups. Nach 60 und 120 min werden Blutzucker und Insulin kontrolliert. Anhand des Kurvenverlaufs lassen sich die Insulinresistenz und Pathologien im Glukosestoffwechsel nachweisen. Der **Glukose-Insulin-Quotient** oder der **HOMA-IR** (*homeostasis model assessment-insulin resistance*) sind Indices, mit denen man eine Insulinresistenz erkennen kann. Dabei sind diese nicht immer verwertbar und können bei Patientinnen mit pathologischem Kurvenverlauf trotzdem normal sein.

- Glukose-Insulin-Quotient: Glukose (nüchtern)/Insulin (nüchtern)

→ Referenzbereich < 4,5

- HOMA-IR: **(Glukose [nüchtern] x Insulin [nüchtern])/405**

→ Referenzbereich > 2,5

Sie führen bei Frau B. eine entsprechende Messung durch. Der Nüchtern-BZ ist mit 105 mg/dl zu hoch, die anderen Werte sind in Ordnung. Zudem liegt eine Insulinresistenz vor.

Ihre Patientin hat einen ausgeprägten Kinderwunsch. Wie sieht vor diesem Hintergrund Ihr Therapiekonzept aus?

Bei der Patientin liegt mit einem BMI von 32 kg/m^2 eine Adipositas Grad I vor. Erster Schritt auf dem Weg, ovulatorische Zyklen zu etablieren, muss die **Gewichtsreduktion** sein. Sie müssen Frau B. zunächst dazu raten, ihr Gewicht auf einen BMI von < 30 kg/m^2 zu reduzieren. Sie können der Patientin

Tab. 4.6 Referenzwerte des oGTT (75 g)

	Nüchtern	1 h	2 h
Gestörte Nüchtern-glukose	> 100 mg/dl > 5,6 mg/dl	–	–
Gestörte Glukose-toleranz	–	–	> 140 mg/dl > 7,8 mg/dl
Diabetes mellitus	> 126 mg/dl > 7,0 mg/dl	–	> 200 mg/dl > 11,1 mg/dl

Ernährungsberater, Psychologen und auch Sportangebote empfehlen, die ihr helfen, dieses Ziel zu erreichen. Bei bereits gestörtem Glukosestoffwechsel sollte auch eine **diabetologische Vorstellung** erfolgen. Während der Gewichtsreduktion können Sie einen parallelen Therapieversuch mit **Metformin** starten, wodurch die Glukosestoffwechsellage verbessert wird. Diese Kombination fördert die Wahrscheinlichkeit für ovulatorische Zyklen und damit die Wahrscheinlichkeit einer spontanen Konzeption. Liegt der BMI < 30 kg/m^2, bringt die Gabe von Metformin nur wenig zusätzlichen Benefit. In dieser Situation kann eine Stimulation der ovariellen Funktion mit **Clomifen** erfolgen. In diesem Fall muss die Patientin über das erhöhte Risiko für eine Mehrlingskonzeption aufgeklärt werden. Führt die Clomifenstimulation nicht zum Erfolg, kann Metformin die Ansprechrate verbessern. Dabei erhält die Patientin für 6–8 Wochen Metformin parallel zu Clomifen.

MERKE

Durch eine Gewichtsreduktion von 5–10 % in 6 Monaten können bei 50 % der Patientinnen wieder ovulatorische Zyklen erreicht werden.

ZUSAMMENFASSUNG

Das PCOS ist eine der häufigsten hormonellen Störungen der Frau. Betroffen sind etwa 8–13 % aller Frauen im fertilen Alter. Die Diagnose kann gestellt werden, wenn Androgenisierungserscheinungen (mit oder ohne erhöhte Androgenspiegel) und oligo- oder anovulatorische Zyklen bzw. eine Oligo- oder Amenorrhö vorliegen. Polyzystische Ovarien können nachweisbar sein, sind aber nicht pathognomonisch. In der Hormondiagnostik ist der LH/FSH-Quotient häufig zugunsten von LH verschoben und > 1. Die Patientinnen leiden oft zusätzlich unter einer Insulinresistenz bzw. einer Glukosestoffwechselstörung, die die Symptomatik noch verschlechtert. Die Therapie richtet sich danach, ob aktuell ein Kinderwunsch besteht oder nicht. In beiden Fällen sollte der erste Schritt die Gewichtsreduktion auf einen BMI < 30 kg/m^2 sein. Anschließend kann je nach Bedarf weiter medikamentös therapiert werden, um den Hormon- und Glukosehaushalt zu normalisieren.

WAS WÄRE, WENN ...

- ... die Patientin keinen Kinderwunsch hätte?
  - Besteht kein aktueller Kinderwunsch, stehen zwei Ziele der Therapie im Vordergrund: Regulierung des Zyklus und Milderung der Androgenisierungserscheinungen sowie möglichst eine Verbesserung der Insulinempfindlichkeit. Denkbar ist die Therapie mit einem kombinierten oralen Kontrazeptivum (KOK). Es sollte ein Gestagen mit antiandrogener Wirkung gewählt werden. Antiandrogene Substanzen steigern zudem die Insulinempfindlichkeit. **Cave:** Ethinylöstradiol! Der Anteil sollte möglichst niedrig gewählt werden, da Ethinylöstradiol in hören Dosierungen die Insulinempfindlichkeit reduziert. Zudem muss man bei adipösen Patientinnen die kardiovaskulären Risikofaktoren beachten, bevor man ein KOK rezeptiert. Die Gewichtsreduktion muss in jedem Fall mit der Patientin besprochen werden (BMI < 30 kg/m^2). Sollte ein KOK nicht infrage kommen, kann ein individueller Heilversuch mit Metformin unternommen werden.

4.1.13 Ich halte diese Schmerzen nicht mehr aus!

Anamnese

Sie sind diensthabende Ärztin der Gynäkologie in der Klinik. Auf dem Weg in Ihr Dienstzimmer klingelt das Telefon. Ihre allgemeinchirurgische Kollegin ruft an. Sie berichtet von einer jungen Patientin, die sie gerade in der ZNA gesehen hat. „28-jährige Frau, die sich mit starken rechtsseitigen Unterbauchschmerzen seit dem Nachmittag vorstellt. Keine Übelkeit, kein Erbrechen, kein Fieber. Entzündungswerte unauffällig. Sonografisch kein Hinweis auf Appendizitis. Gynäkologische Mitbeurteilung erwünscht." Laut Ihrer Kollegin liegen keine Vorerkrankungen vor. Ein Schwangerschaftstest sei noch nicht durchgeführt worden. Sie kehren zurück in die Notaufnahme. Vor Ihrem Untersuchungszimmer wartet eine sich krümmende, blasse junge Frau.

Untersuchungsbefund

Körperliche Untersuchung: junge, sportliche Patientin in gutem Ernährungs-, aber deutlich reduziertem Allgemeinzustand. Das Ausziehen für die gynäkologische Untersuchung fällt ihr sichtlich schwer. Aufrichten kann sie sich nicht. Letztlich nimmt sie auf dem gynäkologischen Stuhl Platz. Urin hatte sie bereits bei der Ankunft abgegeben.

Spekulumeinstellung: Vulva, Vagina, Portio glatt, Muttermund geschlossen. Minimale Schmierblutung ex CK. pH: 4,0. Abstriche werden entnommen.

Bimanuelle Palpation: Abdomen gespannt, v. a. deutlicher Druckschmerz im rechten Unterbauch mit Peritonismus und Abwehrspannung. Eindeutiger Portioschiebeschmerz mit Ausstrahlung nach rechts.

Transvaginale Sonografie: Uterus antevertiert/anteflektiert, 8,4 × 5 × 4,8 cm. Endometrium hoch aufgebaut mit zentral gelegener, leerer ovaler Struktur. Die Ovarien sind beidseits regelrecht darstellbar mit unauffälligen Follikelzysten auf beiden Seiten. Im Bereich der rechten Tube stellen Sie eine rundliche Struktur mit echogenem Randsaum dar. Wenig freie Flüssigkeit im Douglas-Raum.

Während der Untersuchung erzählt die Patientin, dass die Schmerzen heute ganz plötzlich eingesetzt hätten. Sie sei bisher immer gesund gewesen. Nur einmal vor 3 Jahren habe sie eine Eierstockentzündung gehabt, die antibiotisch behandelt werden musste. Das Einzige, was sie belaste, sei ein sehr unregelmäßiger Zyklus. Auch jetzt warte sie schon wieder seit fast zwei Wochen auf ihre Periode, aber das komme, wie gesagt, öfter vor.

Fragen und Antworten

Was ist Ihre Verdachtsdiagnose in der vorliegenden Situation? Welcher Parameter steht zur Diagnosesicherung noch aus? Was müssen Sie zusätzlich beachten und welche Differenzialdiagnosen kommen infrage?

In der Zusammenschau der Befunde besteht in der vorliegenden Situation der hochgradige Verdacht auf eine **extrauterine Schwangerschaft (extrauterine Gravidität, EUG).** Die **ausgebliebene Regelblutung,** die **plötzlich einsetzenden, starken Schmerzen,** das **akute Abdomen** und die sonografisch darstellbare **Raumforderung** im Bereich der rechten **Tube** sprechen klinisch eindeutig dafür, zumal eine Appendizitis als Differenzialdiagnose durch das Kollegium der Allgemeinchirurgie bereits ausgeschlossen worden war. Ein weiterer Hinweis ist die **stattgehabte Adnexitis,** die die Patientin beschreibt und die ein Risikofaktor für die Entwicklung einer extrauterinen Schwangerschaft ist.

Um eine extrauterine Schwangerschaft nachzuweisen, muss ein **Schwangerschaftstest** durchgeführt werden und dieser positiv sein. Ihre Patientin hat bereits Urin abgegeben, der aktuell getestet wird. Zudem sollte das **β-HCG im Serum** bestimmt werden. Da die Auswertung aber einige Zeit in Anspruch nimmt, ist zunächst die Testung im Urin ausschlaggebend.

Zudem müssen Vitalzeichen der Patientin und der Hb überprüft werden. Diese Parameter wurden bereits in der Allgemeinchirurgie überprüft:

- RR: 105/68 mmHg, Puls 78 bpm, Temperatur: 36,5 °C
- **Labor:** Hb: 11,3 g/dl, Lc: 9,5, CRP: 7

Differenzialdiagnosen

Aktuell ist in der Notaufnahme viel los, deshalb haben Sie das Ergebnis des Schwangerschaftstests noch nicht erhalten. Sie sind sich Ihrer Diagnose zwar sehr sicher, im Kopf gehen Sie aber noch einmal kurz die Differenzialdiagnosen durch.

- **Frühabort:** Die Symptomtrias sekundäre Amenorrhö, Unterbauchschmerzen und vaginale Schmierblutung im 1. Trimenon können auch auf einen Frühabort oder sogar eine intakte Frühgravidität hindeuten.
- **Adnexitis acuta:** kann eine ähnliche Symptomatik mit Portioschiebe- und lokalisiertem Schmerz in den Adnexlogen sowie Abwehrspannung bis hin zum akuten Abdomen hervorrufen. Hinzu kommen ein eher putrider, manchmal riechender Fluor, ein auffälliger pH und Entzündungswerte mit meist auch Fieber und allgemeinem Krankheitsgefühl.
- **Zystenruptur:** plötzliches Schmerzereignis mit Nachweis von freier Flüssigkeit im Douglas-Raum. Bei Blutung aus der rupturierten Zyste sind auch ein akutes Abdomen durch das Hämatoperitoneum und eine Kreislaufdysregulation möglich.
- **Torsionsovar:** Auch eine Ovarialtorsion löst starke abdominelle Schmerzen aus. Hierbei dreht sich das Ovar um die eigene Achse und wird nicht mehr oder nur unzureichend perfundiert. Ursächlich sind große Ovarialzysten/-tumore, bei z. B. Follikelpersistenz, die sich sonografisch abgrenzen lassen. Außerdem kann man ggf. die gestörte Perfusion des Ovars durch Dopplersonografie darstellen.

- **Appendizitis:** muss bei rechtsseitigen Unterbauchschmerzen immer mit in Erwägung gezogen werden. Die Anamnese und das eher unauffällige Entzündungslabor sprechen hier eher dagegen.

Sie sind gerade noch in Gedanken versunken, als Krankenpflegerin Anna in der Tür steht und Ihnen zuruft: „β-HCG ist positiv. Ansonsten unauffälliger Urinstatus!"

MERKE

Beweisend für die **EUG** ist die Darstellung einer Raumforderung im Adnexbereich mit darin enthaltenem Dottersack oder Embryo mit Herzaktion.
Cave: Wie auch hier beschrieben, kann häufig trotzdem intrauterin eine leere Struktur nachgewiesen werden. Dies ist der **Pseudogestationssack,** der aus Dezidua und Flüssigkeit gebildet wird. Er liegt immer **zentral** und unterscheidet sich dadurch von einer **intakten Fruchtanlage,** die **exzentrisch** positioniert ist. Zudem ist er in der Regel nicht rund.
Bei einer **intakten Schwangerschaft** kann sonografisch ein **double-sac-sign** vorliegen aus Gestationssack und Pseudogestationssack.

Welches Vorgehen besprechen Sie speziell mit Ihrer Patientin und warum?

Sie erklären Ihrer Patientin, dass alle Befunde, die Sie bisher erheben konnten, auf das Vorliegen einer Tubargravidität hindeuten und die ausgeprägte Beschwerdesymptomatik eine **operative Intervention** notwendig macht. Sie erklären weiter, dass man einen **laparoskopischen** Zugang wählen würde und dann versucht, die extrauterine Fruchtanlage zu entfernen (➤ Abb. 4.13). Hierfür gibt es verschiedene Möglichkeiten:

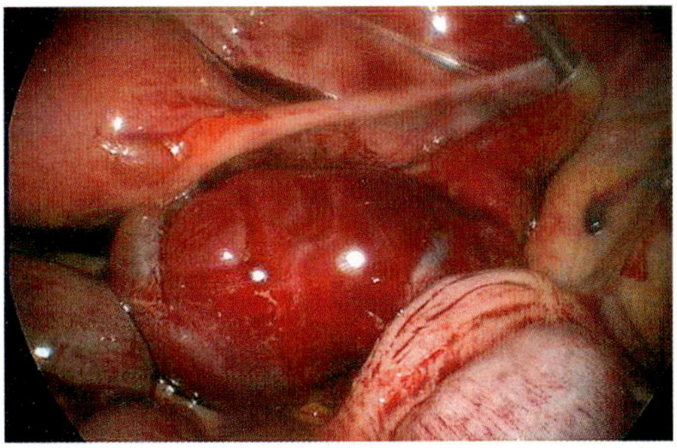

Abb. 4.13 Ampulläre Tubargravidität. Intraoperativer Situs bei Laparoskopie. [M452]

- **Melking out:** Die Gravidität wird mithilfe einer atraumatischen Fasszange **exprimiert.** Dadurch wird das Trauma im Bereich der Tube möglichst geringgehalten.
- **Salpingotomie:** Die Tube wird linear über der Gravidität eröffnet, diese entfernt und anschließend wieder verschlossen.
- **Salpingektomie:** Die betroffene Tube wird komplett entfernt.
- **Segmentteilresektion (selten):** Der betroffene Teil der Tube wird entfernt und anschließend eine End-zu-End-Anastomose durchgeführt.

Bei Tubenerhalt besteht durch postoperative Verwachsungen im Bereich der Tuben theoretisch ein erhöhtes Risiko, erneut eine Tubargravidität zu entwickeln. Zwei prospektiv randomisierte Studien (DEMETER- und ESEP-Studie) konnten allerdings zeigen, dass sowohl nach Salpingektomie als auch nach Tubenerhalt das Risiko für eine erneute Tubargravidität auf 5–10 % steigt (bei unauffälliger Anamnese ist das Risiko 1,3–2,4 %). Zudem konnte gezeigt werden, dass sich die Kumulativrate an intrauterinen Schwangerschaften nach zwei Jahren Beobachtungszeit in den beiden Gruppen nicht unterscheidet.

MERKE

Eine symptomatische Patientin mit hochgradigem Verdacht auf eine EUG muss einer operativen Therapie zugeführt werden.

Nachdem die Patientin die nächsten Schritte kennt, hat sie große Angst und fragt, ob es nicht eine alternative Strategie geben könnte. Sie habe von Freundinnen gehört, dass man das auch medikamentös behandeln könne. Was antworten Sie?

Sie erklären, dass es grundsätzlich tatsächlich noch zwei alternative Behandlungsstrategien gibt, diese aufgrund der ausgeprägten Symptomatik in diesem Fall aber nicht infrage kommen.

1. **Abwartendes Verhalten:** Ist eine Patientin komplett beschwerdefrei, findet sich kein sonografisches Korrelat und das Serum β-HCG ist < 1.000 IE/l, kann ein abwartendes Verhalten gerechtfertigt sein, da bei einer solchen Konstellation auch die intraoperative Lokalisation schwierig sein kann. Dies sollte unter klinischer Observation und regelmäßigen sonografischen

und β-HCG-Kontrollen stattfinden. Entweder fällt das β-HCG regelrecht bis auf einen Wert unter 10 IE/l ab oder es steigt adäquat an und es entwickelt sich ggf. eine intakte intrauterine Gravidität.

2. **Medikamentöse Therapie** mit Methotrexat (MTX): Voraussetzungen hierfür sind:
   - Symptomfreie Patientin
   - β-HCG ≤ 5.000 IE/l
   - EUG mit einem Durchmesser von max. 4 cm und ohne fetale Herzaktion
   - Unauffälliges Labor

   Für die Durchführung gibt es zwei Schemata:
   - **MTX-Multiple-Dose:** 1 mg/kg KG MTX alle zwei Tage i. v. oder i. m., so lange, bis β-HCG-Werte deutlich abfallen
   - **MTX-Single-Dose:** 50 mg/m^2 KOF MTX i. v. Wiederholung nach einer Woche, falls kein β-HCG-Abfall zwischen Tag 4 und 7

   Bei dieser Therapie muss die Patientin über den Off-Label-Use aufgeklärt werden und außerdem über Nebenwirkungen wie Nausea, Emesis, Leukopenie, Stomatitis. Da MTX ein Folsäureantagonist ist, müssen am Tag nach der Applikation jeweils 6 mg Folinsäure appliziert werden.

Während des Gesprächs wird die Patientin plötzlich unruhig und kaltschweißig und sagt, dass sie sich hinlegen müsse, weil ihr schwindlig sei. Sie rufen direkt die zuständige Krankenpflegerin zur Unterstützung. Wovon müssen Sie ausgehen und was müssen Sie jetzt tun?

Die beschriebenen Symptome deuten auf eine hämodynamische Instabilität hin. Gerade junge Patientinnen können einen solchen Zustand lange kompensieren.

Sie helfen der Patientin, sich auf die Trage zu legen. Das Abdomen tastet sich nun bretthart. Sie legen rasch einen großvolumigen Zugang und lassen eine Infusion im Schuss einlaufen, während Anna die Vitalzeichen misst. Gleichzeitig versuchen Sie, die Patientin in ein Gespräch zu verwickeln. Die junge Frau ist noch ansprechbar, antwortet aber deutlich verzögert. Parallel verständigen Sie die Anästhesie und sagen: „28-jährige Patientin in der ZNA mit V. a. akute Tubenruptur bei Tubargravidität." In diesem Moment erscheinen Blutdruck und Puls auf dem Bildschirm des Messgeräts, sodass sie diese direkt mitteilen: „Blutdruck 63/45 mmHg, Puls 115 bpm." Sie fahren fort: „Wir bringen die Patientin jetzt direkt in den OP bei V. a. hämorrhagischen Schock." Gemeinsam mit Anna schieben Sie die Patientin unverzüglich zum Aufzug. Eine Minute später stehen Sie am Eingang zum OP, wo die Anästhesie Sie bereits erwartet und die Patientin entgegennimmt, um sie zu stabilisieren und für die OP vorzubereiten.

Sie nehmen sich einen kurzen Moment, um durchzuatmen, und rufen die Oberärztin an. Sie schildern den Verlauf. Ihre Oberärztin macht sich umgehend auf den Weg in den OP.

Am nächsten Morgen besuchen Sie Ihre Patientin auf der Station und berichten von der OP. Wie könnte der intraoperative Verlauf gewesen sein?

Sie berichten, dass zunächst etwa 1 l Blut abgesaugt wurde und Sie dann den rupturierten Eileiter gut darstellen konnten (➤ Abb. 4.14). Aufgrund der starken Blutung war ein Tubenerhalt leider nicht möglich. Die Fruchtanlage lag im Douglas-Raum und konnte komplikationslos abgesaugt werden. Das restliche Abdomen zeigte sich unauffällig, insbesondere auch die linke Tube trotz der stattgehabten Adnexitis. Die Patientin hat also gute Chancen, auf normalem Wege wieder schwanger zu werden. Der postoperative Hb lag bei 7,2 g/dl. Eine Transfusion war nicht notwendig.

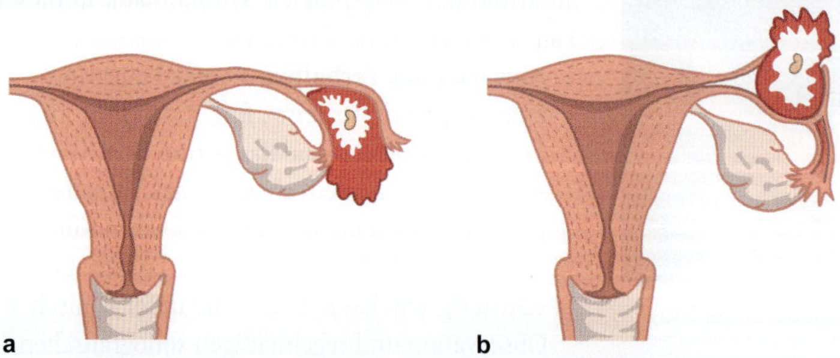

Abb. 4.14 Unterschied zwischen Tubarabort (a) und Tubarruptur (b) [L138]

MERKE

Das Ziel aller Interventionen ist es, die Fruchtanlage komplett zu entfernen. Der Abfall des β-HCGs muss daher kontrolliert werden, bis es unter der Nachweisgrenze liegt. Nach erfolgreicher Intervention ist das β-HCG am Folgetag normalerweise halbiert.

ZUSAMMENFASSUNG

Bei 1,3–2,4 % aller Schwangerschaften im 1. Trimenon handelt es sich um eine EUG. Mit Abstand am häufigsten ist die Tubargravidität. Die Symptomatik kann sehr unterschiedlich sein. Die Therapie richtet sich nach der Klinik der Patientin und den Befunden. Bei einem niedrigen β-HCG (< 5.000 IE/l), symptomfreier Patientin und einer Tubargravidität, die kleiner als 4 cm (ohne fetale Herzaktion) ist, kann ein medikamentöser Therapieversuch mit MTX unternommen werden. Bei symptomatischer Patientin muss die operative Therapie erfolgen.

WAS WÄRE, WENN ...

- ... das β-HCG im Urin negativ gewesen wäre?
  - Leider sind die Urintests häufig falsch- negativ, da geringe β-HCG-Konzentrationen im Urin nicht nachgewiesen werden können. Trotzdem kann auch bei sehr niedrigen β-HCG-Werten eine EUG vorliegen, bei der das Schwangerschaftsgewebe z. B. schon avital ist. Lassen Sie sich von einem negativen β-HCG im Urin also nicht aus dem Konzept bringen. Eine derart symptomatische Patientin muss in jedem Fall operiert werden. Zusätzlich sollte das β-HCG aber auch immer im Serum bestimmt werden.

4.2 Fälle und Fragen aus der Geburtshilfe

Lisa Kreysa, Manuela Tavares de Sousa

4.2.1 Ich habe Schmerzen im rechten Oberbauch

Manuela Tavares de Sousa

Anamnese

Am Abend Ihres Dienstes stellt sich Frau C. mit Schmerzen vor. Die 34-jährige Patientin erwartet ihr erstes Kind und ist in der 36+2 SSW. Frau C. hat seit dem Vortag kontinuierlich zunehmende Bauchschmerzen, die vor allem im rechten Oberbauch lokalisiert sind. Sie berichtet über leichte Übelkeit. Ihr Ehemann habe auch etwas Schlechtes vor 2 Tagen gegessen und fühle sich ebenfalls schlecht. Sie mache sich Sorgen um das Kind. Es sei ein absolutes Wunschkind. Die Schwangerschaft sei bisher ohne Komplikationen verlaufen.

Untersuchungsbefund

Körperliche Untersuchung: Abdomen weich mit Druckdolenz im rechten Oberbauch, Punctum maximum Medioklavikularlinie, Uterus ohne Anhalt auf Wehentätigkeit.

Vaginale Untersuchung: Portio erhalten, sakral, mittelweich, MM geschlossen, VT abschiebbar auf BE, keine Blutung, kein Fruchtwasserabgang.

Sonografie: Schädellage, fetales Schätzgewicht an der 14. Perzentile, Hinterwandplazenta, Fruchtwasserdepots und Doppler der A. umbilicalis unauffällig.

Kardiotokogramm (CTG): Basalfrequenz von 140 bpm, undulatorische Oszillation, sporadische Akzelerationen und keine Dezelerationen. Keine Wehentätigkeit.

Fragen und Antworten

Die Patientin ist nach Ihrer Untersuchung beruhigt. Ihrem Kind geht es gut. Sie möchte jetzt nach Hause. An welche Verdachtsdiagnose denken Sie? Was antworten Sie der Patientin? Welche Untersuchung schließen Sie an?

Das klinische Bild mit Oberbauchschmerzen im 3. Trimenon kann für ein **HELLP-Syndrom** sprechen. HELLP steht als englisches Akronym für **H**emolysis, **E**levated **L**iver Enzymes und **L**ow **P**latelets. Ein HELLP-Syndrom kann aufgrund einer Leberkapseldehnung rechtsseitige Oberbauchschmerzen verursachen. Oft werden diese Beschwerden von Übelkeit und Erbrechen und einem allgemeinen Krankheitsgefühl begleitet. Das HELLP-Syndrom kann ohne weitere Symptomatik (bis 0,8 % aller Schwangerschaften). Es kann auch im Rahmen einer Präeklampsie (PE) (10–20 % aller Schwangeren mit einer PE) auftreten.

Sie versichern Frau C., dass auch Sie die Patientin gerne in das häusliche Umfeld entlassen würden. Ohne den Ausschluss Ihrer Verdachtsdiagnose können Sie die Patientin allerdings noch nicht entlassen. Sie betonen, dass erfreulicherweise mit dem Baby alles in Ordnung ist und sie jetzt noch weitere Untersuchungen anschließen, um dies auch für die Mutter zu bestätigen. Sie sprechen der Patientin Mut zu: „Bestimmt wird alles gut sein."

Sie gehen zur Hebamme. Gemeinsam besprechen Sie Ihre Verdachtsdiagnose. Um diese auszuschließen, bitten Sie um folgende Untersuchungen:

- **Laboruntersuchung:** Ein sog. HELLP-Labor besteht aus einem kleinen Blutbild, einer Gerinnung und Biochemie zum Nachweis folgender Parameter: erhöhte Transaminasen (GOT, GPT), Thrombozytopenie (< 100.000/µl), Haptoglobinabfall (als sensitivster Marker einer Hämolyse). In einigen Fällen zeigt sich eine CRP-Erhöhung. Dies ist nicht als Infektionsgeschehen zu werten.
- Um eine begleitende Präeklampsie auszuschließen, bitten Sie um eine **Blutdruckmessung** und um die Durchführung eines **Urintests.**

Der Blutdruck befindet sich mit 138/83 mmHg in der Norm, der Urintest zeigt keine Proteinurie. Die Thrombozyten liegen mit 105.000/µl knapp oberhalb der Norm. Weitere für das HELLP-Syndrom typische Laborparameter sind unauffällig.

Sie erläutern der Patientin Ihre Befunde. Initial sollte bei diskreter Laborveränderung alle 6–8 h eine laborchemische Kontrolle erfolgen. Eine stationäre Aufnahme ist daher indiziert und Sie empfehlen dies der Patientin. Sie führen ein klärendes Gespräch.

MERKE

In der zweiten Schwangerschaftshälfte soll bei rechtsseitigen Oberbauchschmerzen immer ein HELLP-Syndrom ausgeschlossen werden. Die Beschwerden können vor der Manifestation aller laborchemischen Parameter auftreten.

Die Thrombozyten liegen bei 105.000/µl, sonst unauffällige Befunde. Welche Differenzialdiagnosen wägen Sie ab?

Bei einer Thrombozytopenie und/oder erhöhten Leberwerten sollten in der Schwangerschaft **differenzialdiagnostisch** in Betracht gezogen werden:

- **Gestationsthrombopenie:** 70–80 % der isoliert auftretenden Thrombozytopenien in der Schwangerschaft sind auf eine Hämodilution und erhöhten Umsatz der Thrombozyten in der Schwangerschaft zurückzuführen. Dies verläuft asymptomatisch und ohne erhöhtes Blutungsrisiko für Mutter oder Kind.
- Davon zu unterscheiden ist die **Autoimmunthrombopenie,** die durch Thrombozyten-Antikörper (AK) verursacht ist. Diese AK sind plazentagängig und können auch eine kindliche Thrombozytopenie verursachen.
- Die thrombotischen Mikroangiopathien wie das **atypische hämolytisch-urämische Syndrom (aHUS)** und die **thrombotisch-thrombozytopenische Purpura (TTP)** gehen ebenfalls mit einer Hämolyse und Thrombopenie einher und die Schwangerschaft begünstigt deren Auftreten. Während beim aHUS das akute Nierenversagen im Vordergrund steht, ist dies bei der TTP die neurologische Symptomatik. Eine unkontrollierte Komplementaktivierung führt beim aHUS zu einem Endothelschaden mit erhöhtem Thrombozytenverbrauch. Bei der TTP führt eine verminderte ADAMTS13-Aktivität zu einer erhöhten Thrombozytenaggregation. Beide Erkrankungen zeigen vermehrt Fragmentozyten im Blutausstrich.
- **Akute Schwangerschaftsfettleber:** eine sehr seltene akute Erkrankung mit fulminantem Leberversagen, typischerweise im 3. Trimenon. Beginnt mit Übelkeit, Erbrechen, Oberbauchschmerzen sowie Fieber und Krankheitsgefühl. Sie ist in ca. 50 % der Fälle ebenfalls mit einer Proteinurie und/oder Hypertonie assoziiert. Laborchemisch typisch sind neben erhöhten Transaminasen eine Leukozytose, Hypoglykämie und Hyperurikämie.
- **Schwangerschaftscholestase:** reversible intrahepatische Cholestase. Die Inzidenz steigt mit dem Gestationsalter, Hauptsymptome sind Pruritus vor allem der Handinnenflächen und Fußsohlen. Laborchemisch bestehen meist erhöhte Leberwerte (Transaminasen) sowie erhöhte Gallensäuren.
- Es muss auch an schwangerschaftsunabhängige Krankheiten mit epigastrischen Schmerzen wie an eine **Gallenkolik,** akute Virushepatitis, einen gastrointestinalen Infekt, Myokardinfarkt oder an einen gastroösophagealen **Reflux** gedacht werden.

MERKE

Aufgrund der sehr ähnlichen Symptome ist es oft schwer, die Differenzialdiagnosen beim klinischen Bild eines HELLP-Syndroms zu unterscheiden. Schalten Sie bei Unklarheiten frühzeitig Teams anderer Fachbereiche wie Nephrologie und Hämatologie in Ihre Diagnosesicherung mit ein. Ebenso kann eine Lebersonografie mögliche Ursachen ausschließen.

Sie nehmen Frau C. stationär auf und ordnen eine Laborkontrolle nach 6 h an. Nun zeigen sich Thrombozyten von 60.000/µl, die Transaminasen sind im dreistelligen Bereich, das Haptoglobin stark erniedrigt. Sie gibt verstärkte Schmerzen an. Was tun Sie?

Bei Entwicklung der typischen **Trias Thrombopenie, Transaminasenerhöhung und Hämolyse** im Sinne eines HELLP-Syndroms gibt es aktuell keine Evidenz für eine therapeutische Intervention. In diesen Fällen ist die einzige kausale Therapie die **Entbindung.**

Frau C. befindet sich in der 37. SSW und ihre Laborwerte haben sich deutlich verschlechtert. Sie gibt stärkere Schmerzen an. Sie besprechen den Fall mit Ihrer Oberärztin und Sie beide sehen keine andere Möglichkeit, als nun die Sectio zu indizieren. In Begleitung der zuständigen Hebamme gehen Sie zur Patientin. Sie erläutern ausführlich die aktuelle Situation und die Indikation zur Sectio. Bei Thrombozyten von aktuell 60.000/µl wäre noch eine rückenmarksnahe Betäubung durchführbar. Sie erklären in Ruhe, dass ein abwartendes Verhalten in dieser Situation mit mehr Risiken verbunden sein kann. Schließlich ist Frau C. mit dem Vorgehen einverstanden. Die Patientin möchte weder das Kind noch sich selbst gefährden.

Sie rufen das OP-Team und kurze Zeit später ist die kleine Tochter bereits auf der Brust der Mutter, während Sie noch operieren. Frau C. freut sich nun sehr, alles ist gut ausgegangen.

Auch nach der Geburt kümmern Sie sich gut um die Patientin. Auf was achten Sie besonders? Welche Komplikationen können jetzt auftreten?

Der Verlauf eines HELLP-Syndroms ist unkalkulierbar und zuverlässige prädikative Marker fehlen. Postpartal sollte regelhaft eine **engmaschige Überwachung** von Blutdruck, Labor und klinischen Symptomen durchgeführt werden. Mütterliche Komplikationen beinhalten unter anderem zerebrale Blutungen, akute Niereninsuffizienz, Lungenödem, Leberhämatom und eine dissimilierte intravasale Gerinnung. Eine der schwersten Komplikationen ist die Leberruptur mit einer hohen maternalen Letalität.

Im weiteren Verlauf kann es zu einer **überschießenden Thrombozytose** kommen, die eine **Thromboseprophylaxe** erforderlich macht.

Die Patientin berichtet nun über starke Kopfschmerzen und Augenflimmern. Der Blutdruck ist 191/125 mmHg. Wie gehen Sie vor?

Nach einer Sectio sollten Sie beginnende Schmerzen bei noch wirkender Spinalnarkose ausschließen. Diese können mit einer schweren Hypertonie einhergehen. Sie tasten auf den Bauch und fragen nach Beschwerden, die die Patientin verneint. Die Kopfschmerzen seien so stark, dass sie es kaum aushalte.

Bei zentralnervösen Beschwerden im Rahmen einer hypertensiven Schwangerschaftserkrankung sollte zur Prophylaxe und Therapie einer Eklampsie **Magnesiumsulfat i. v.** für 48 h verabreicht werden. Wegen großer Überschneidung der Symptomatik mit intrazerebralen Blutungen oder ischämischen Geschehen sollte eine postpartal auftretende neurologische Symptomatik immer interdisziplinär abgeklärt und ggf. eine Bildgebung durchgeführt werden.

Begleitend wird bei anhaltender schwerer Hypertonie eine **antihypertensive Therapie** begonnen. Zur initialen i. v.-Akutbehandlung sind aktuell in Deutschland Urapidil, Nifedipin und Dihydralazin zugelassen.

Sie erklären Frau C. die Maßnahmen, dabei legen Sie einen zweiten Zugang und bitten die Hebamme, die Infusionen bereitzustellen. Sie achten dabei darauf, dass die Tochter weiterhin bei Frau C. auf der Brust verbleiben kann.

MERKE

Ein Drittel aller Eklampsien (tonisch-klinische Krampfanfälle ohne neurologische Ursache) tritt postpartal auf. Auch das HELLP-Syndrom manifestiert sich in 7–30 % erst postpartal. Gerade in dieser Phase nach der Geburt sind Sie als Ärztin gefragt, dennoch die Mutter-Kind-Bindung

4

zu fördern. Unterstützen Sie den zeitnahen Kontakt. Fördern Sie die Stillbeziehung.

Nennen Sie weitere hypertensive Erkrankungen in der Schwangerschaft.

Neben der Eklampsie und dem HELLP-Syndrom werden weitere hypertensive Schwangerschaftserkrankungen unterschieden:

- **Chronische Hypertonie:** präkonzeptionell oder im ersten Trimester diagnostizierte Hypertonie
- **Gestationshypertonie:** im Verlauf der Schwangerschaft neu auftretende Blutdruckwerte ≥ 140/90 mm Hg ohne weitere Befunde
- **Gestationsproteinurie:** im Verlauf der Schwangerschaft neu auftretende Proteinurie ≥ 300 mg/d oder Protein-Kreatinin-Quotient ≥ 30 mg/mmol ohne weitere Befunde
- **Präeklampsie:** jede (auch vorher bestehende) Hypertonie ≥ 140/90 mm Hg mit einer neu auftretenden Organmanifestation oder intrauterinen Wachstumsrestriktion

ZUSAMMENFASSUNG

Das HELLP-Syndrom zählt zu den schwangerschaftsassoziierten Lebererkrankungen. Alle rechtsseitigen Oberbauchschmerzen sollten abgeklärt werden. Diagnostiziert wird es über die Trias aus Hämolyse, Transaminasenanstieg und Thrombozytopenie. Nicht zuletzt durch seinen unkalkulierbaren Verlauf ist das HELLP-Syndrom eine lebensbedrohliche Erkrankung. Die einzige kausale Therapie ist die Entbindung.

WAS WÄRE, WENN ...?

- ... die Patientin zu dem Zeitpunkt der Aufnahme 28+4 SSW gewesen wäre?
- Wie würde die Behandlung aussehen?
  - Das HELLP-Syndrom tritt typischerweise in Schüben auf, sodass ein abwartendes Verhalten in einer frühen Schwangerschaftswoche zur Vermeidung einer Frühgeburt unter engmaschiger Überwachung von Mutter und Kind gerechtfertigt ist.
- Was würden Sie anordnen?
  - Eine Entbindung sollte bei maternaler oder fetaler Gefährdung immer indiziert werden. Da die Erkrankungen unvorhergesehen verlaufen können, würden Sie eine Lungenreifebehandlung indizieren.

4.2.2 Mein Kind kommt – nicht allein

Manuela Tavares de Sousa

Anamnese

Frau B. stellt sich mit einem positiven Schwangerschaftstest vor. Sie ist sehr aufgeregt und erfreut, sie wünscht sich schon sehr lange ein Geschwisterkind für ihre Tochter. Die 37-jährige Patientin hat keine Vorerkrankungen. Sie war vor sechs Monaten zur gynäkologischen Vorsorge bei Ihnen. Die erste Schwangerschaft und Geburt verliefen unkompliziert.

Untersuchungsbefund

Spekulumeinstellung: Vulva und Vagina unauffällig, Portio glatt, MM strichförmig geschlossen.

Vaginale Untersuchung: Uterus aufgelockert, weich, anteflektiert, Portio erhalten, derb, geschlossen.

Ultraschall: intrauterine Darstellung zweier Embryonen, beide mit Herzaktion, Scheitelsteißlänge 14 mm/15 mm, Vorderwandplazenta.

Fragen und Antworten

Die Patientin ist überrascht und zittert. Zwillinge? Kommt das oft vor? Nach einem kurzen Schreck möchte sie wissen, ob diese eineiig seien. Wie gehen Sie mit der Patientin um? Was antworten Sie?

Die Neuigkeit, Zwillinge zu erwarten, ist für viele Patientinnen zunächst erschreckend. Auch wenn eine Schwangerschaft erwünscht war, sehen viele Patientinnen eine große Herausforderung auf sich zukommen. Es ist wichtig, sich Zeit für die Patientin zu nehmen. Sie reichen Frau B. etwas Wasser und halten ihre Hand. Sie teilen ihr mit, dass Sie gut nachvollziehen können, dass sie erschrocken ist. Sie können sich noch erinnern, wie es war, als Frau B. das erste Mal schwanger war. Auch damals war die Situation beängstigend und wurde mit der Zeit besser. Sie ermutigen sie, dass es diesmal auch so wird. Sie erklären ihr, dass 2 % aller Kinder Zwillinge sind. Sie ist also nicht allein. Viele Schwangere, die Zwillinge erwarten, wollen direkt wissen, ob es sich um eineiige Zwillinge handelt. Aus Sicht von Frau B. können Sie die Frage gut verstehen. Es ist sicherlich interessant zu wissen, ob beide Kinder gleich aussehen. Aus medizinischer Sicht spielt dies für den Verlauf der Schwangerschaft allerdings keine Rolle. Hier sind die Chorion- und Amnionverhältnisse wichtig (➤ Abb. 4.15). Diese beiden Fakten beeinflussen die weitere Schwangerschaft und Geburt. Sie erklären Frau B., dass Sie dies im Rahmen des First-Trimester-Screening anschauen wollen.

Um zurück auf die Frage der eineiigen Kinder zu kommen, erläutern Sie, dass dies pränatal nicht sicher zu sagen ist. Gene können sonografisch nicht angeschaut werden. Sie werden im Verlauf die Verteilung des Mutterkuchens anschauen; vielleicht werden sie zu diesem Zeitpunkt der Antwort näherkommen.

- **Zygotie:** bezieht sich auf den genetischen Hintergrund und die Anzahl ursprünglich befruchteter Eizellen. Monozygt = eineiig, dizygot = zweieiig.
- **Chorionizität:** bezieht sich auf die Anlage der Plazenta. Monochorial = eine gemeinsame Plazenta, dichorial = zwei getrennte Plazenten.

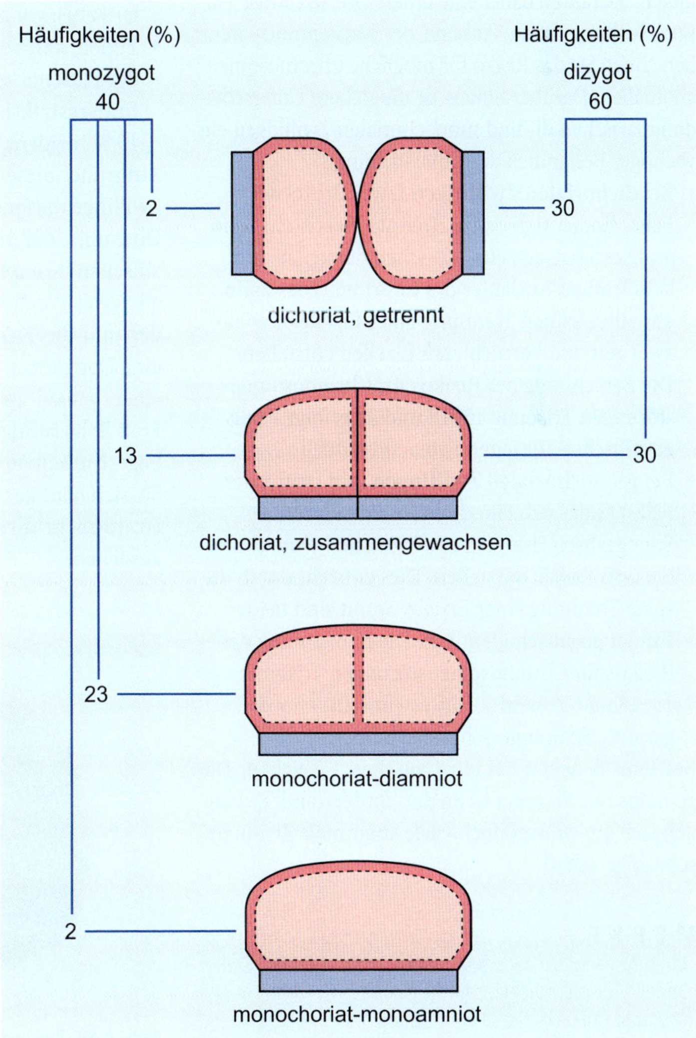

Abb. 4.15 Verschiedene Plazentas und Eihautverhältnisse bei eineiigen und zweieiigen Zwillingen [L234]

- **Amnionizität:** bezieht sich auf die Anlage der Fruchthöhlen. Monoamnial = eine gemeinsame Fruchthöhle, diamnial = zwei getrennte Fruchthöhlen.

MERKE

Die Zygotie einer Zwillingsschwangerschaft ist für den Verlauf der Schwangerschaft irrelevant. Aus medizinischer Sicht sind die Chorionizität und Amnionizität von entscheidender Bedeutung.

Sie kommt mit 12+5 SSW zum First-Trimester-Screening. Was sind die Besonderheiten bei Zwillingen, über die Sie die Patientin aufklären?

Die Fehlbildungsrate ist bei Zwillingen höher als bei Einlingen. Sie führen daher eine differenzierte Ultraschalluntersuchung durch. Anhand der Nackentransparenz berechnen Sie das Risiko für mögliche Chromosomenanomalien. Darüber hinaus ist die sichere Unterscheidung zwischen di- und monochorialen Zwillingen ein wichtiger Bestandteil der Untersuchung.

- Bei **dichorialen Zwillingen** (zwei Drittel der Fälle) finden sich zwei getrennte Plazenten. Sonografisch lässt sich ein λ-Zeichen darstellen, ein keilförmiger Ausläufer des Chorions. Dies kann aus einer frühen Trennung einer Eizelle oder aus zwei getrennt befruchteten Eizellen entstehen. Die Berechnung des Risikos für Chromosomenstörungen Trisomie 13, 18 und 21 erfolgt – falls erwünscht – für jeden Fetus individuell.
- Bei **monochorialen Zwillingen** (ein Drittel der Fälle) findet sich eine gemeinsame Plazenta. Sonografisch lässt sich ein T-Zeichen ohne chorialen Gewebekeil darstellen. Dies entsteht durch die späte Trennung einer Eizelle. Somit sind beide Kinder genetisch identisch. Die Berechnung des Risikos für Chromosomenstörungen Trisomie 13, 18 und 21 wird – falls erwünscht – für die gesamte Schwangerschaft berechnet.

Bei Frau B. sehen Sie ein typisches T-Zeichen. Die gemeinsame Plazenta ist an der Vorderwand. Es handelt sich um eine monochoriale-diamniale Zwillingsschwangerschaft.

MERKE

Im 1. Trimenon ist zwischen mono- und dichorialen Zwillingen zu unterscheiden. Im Mutterpass ist hierfür eine separate Dokumentation vorgesehen.

Frau B. erwartet monochoriale Zwillinge. Sie fragt, ob es schlimm sei, dass nur eine Plazenta vorliegt. Auf welche Besonderheiten achten Sie?

Alle monochorialen Zwillinge weisen Gefäßanastomosen auf (➤ Abb. 4.16). Diese können bei unbalanicertem Blutfluss zu spezifischen Komplikationen führen: Es können sog. **Zwillingstransfusionssyndrome** entstehen. Hier werden zwei differenziert:

- **Transfusionssyndrom mit Oligo-Polyhydramnion (TOPS):** ein Fetus mit viel, der andere mit wenig Fruchtwasser, vor allem zwischen 16.–26. SSW, 10 % Inzidenz
- **Transfusionssyndrom mit Anämie-Polyglobulie (TAPS):** ein anämischer Fetus, ein polyglobuler Fetus, vor allem im 3. Trimenon, 8 % Inzidenz
- Zudem kann es durch eine ungleiche Verteilung der Plazenta zu **selektiven intrauterinen Wachstumsrestriktionen** (ein Fetus deutlich kleiner, 15 % Inzidenz) kommen.

Aufgrund dieser Risiken sind die monochorialen Zwillinge besonders gefährdet für ein schlechtes Outcome. Zur frühzeitigen Erkennung dieser spezifischen Komplikationen werden Sie bei Frau B. alle zwei Wochen sonografisch die Größe der Kinder und die Fruchtwassermenge bestimmen sowie eine Dopplersonografie zur frühzeitigen Erkennung einer fetalen Anämie durchführen. Sie beruhigen Frau B. Es ist nicht schlimm, dass eine Plazenta vorliegt. Mit einem zwinkernden Auge sagen Sie, dass Sie sich häufiger sehen werden und sich darauf freuen. In mehr als der Hälfte der Fälle wird alles gut ausgehen.

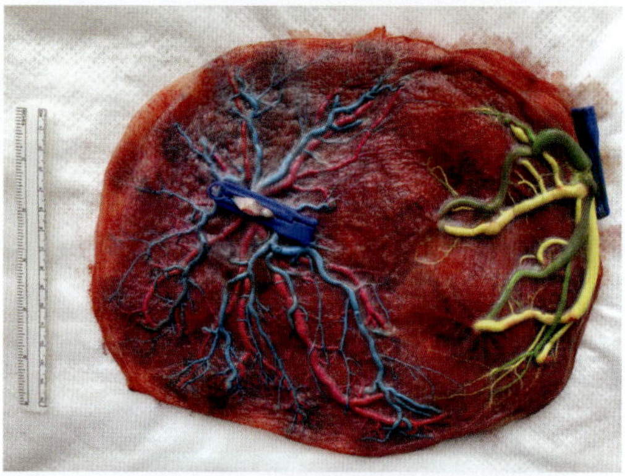

Abb. 4.16 Zwillingsplazenta mit Gefäßanastomosen [P802]

Welche besonderen Risiken stehen für die Patientin selbst, Frau B., im Vordergrund?

Die gesamte Schwangerschaft belastet den mütterlichen Körper stärker. Der Bauch ist größer, der Zwerchfellhochstand kann zu Einschränkungen in der Atmung führen. Schwangere mit Zwillingen haben 5-fach häufiger schwere **hypertensive Komplikationen** wie Präeklampsie und Eklampsie als Schwangere mit Einlingen. Auch der **Gestationsdiabetes** tritt häufiger auf. Neben dem erhöhten Risiko für **Blutungen** bei der Geburt durch die vermehrte Uterusdehnung werden Zwillinge häufiger per Sectio geboren, vor allem wenn Komplikationen vorliegen oder der führende Zwilling nicht in Schädellage liegt.

Mit 32+5 SSW stellt sich die Zervix der Patientin mit 14 mm verkürzt dar. Sie wollen sie in die Klinik einweisen. Wie würde Ihre Übergabe an die diensthabende Ärztin des Kreißsaals lauten? Was sagen Sie Frau B.?

Die Zervixlänge sollte größer als 20 mm sein. Die Zervix der Patientin Frau B. ist verkürzt. Sie entscheiden, sie in der Klinik vorzustellen, da Sie wissen, dass Zwillinge häufiger früher geboren werden.

Für die Übergabe der Patientin an die Klinikärztin sind folgende Punkte wichtig:

- Gravidität
- Schwangerschaftswoche
- Grund der Einweisung (in diesem Falle kurze Zervix)
- Besonderheiten der Schwangerschaft oder in der Anamnese (monochoriale Zwillinge)
- Zeitpunkt, wann die Patientin zu erwarten ist

Sie rufen den Kreißsaal an und bitten, mit der diensthabenden Ärztin zu sprechen. Ihre Übergabe lautet (o. ä. in Ihrem eigenen Wortlaut):

„Begrüßung. Ich würde Ihnen gerne ein zweitgebärende Patientin in der 32+5 SSW einweisen. Sie stellt sich heute bei mir mit einer Zervix von 14 mm vor und erwartet monochoriale Zwillinge. Sie hat keine Beschwerden und wird daher mit ihrem eigenen Pkw in etwa 20 min bei Ihnen eintreffen. Verabschiedung."

Gleichzeitig ist auch wichtig, Frau B. im Fokus zu haben. Sie erklären ihr, dass die Einweisung in die Klinik eine Vorsichtsmaßnahme ist. Die Zervix ist kürzer als erwartet, daher möchten Sie die Patientin in der Klinik vorstellen. Sie solle sich keine Sorgen machen und sich gerne bei Ihnen melden, sobald Neuigkeiten bekannt sind.

MERKE

Bei einer Übergabe mit Einweisung in eine Klinik ist eine **exakte Darstellung** der Patientin in **kurzen Worten** hilfreich. Beispielsweise ist in diesem Fall das Alter der Patientin unwichtig für die weitere Behandlung. Denken Sie daran, dass am Telefon nur beschränkt Informationen wahrgenommen werden. Versuchen Sie daher, maximal 3–5 wichtige Informationen zu extrahieren und weiterzugeben.

Frau B. ist nach zwei Tagen mit einer stabilen Zervix entlassen. Sie ist bei der nächsten Kontrolle 35+1 SSW und fragt, welchen Geburtsmodus Sie empfehlen. Beide Kinder liegen in Schädellage und sind gleich groß geschätzt. Was raten Sie ihr?

Bei einer monochorialen-diamnialen Zwillingsschwangerschaft wird eine Entbindung in der 37. SSW empfohlen. Das Risiko eines späten Transfusionssyndroms wird dadurch umgangen, ohne ein Risiko der Frühgeburtlichkeit einzugehen. Frau B. bestätigt, dass sie dies auch in der Klinik gehört habe. Aber wie soll sie nun entbinden?

Beide Kinder sind in Schädellage und gleich groß. Daher ist eine vaginale Entbindung möglich, wenn Frau B. es wünscht. Hinzu kommt, dass Frau B. bereits einmal vaginal geboren hat. Sie bestärken Frau B. in ihren Wünschen.

Zehn Tage später erhalten Sie eine Fax-Benachrichtigung aus der Klinik. Beide Kinder sind spontan und unkompliziert geboren. Sie freuen sich schon auf die Nachsorgeuntersuchung in fünf Wochen.

MERKE

Eine randomisierte Studie (NEJM, 2013;369: 1295–305) zeigte bei etwa 1.400 Frauen in jeder Gruppe, dass eine vaginale Entbindung bei Zwillingen mit führenden Feten in Schädellage ab 32+0 SSW im Vergleich zu einer geplanten Sectio nicht mit einem erhöhten Risiko der kindlichen Morbidität einhergeht. Auch das 2-Jahres-Follow-up dieser Kinder (AJOG, 2016; 214: 371.e1–371.e19) zeigte keinen Benefit zugunsten der geplanten Sectio. Die vaginale Geburt wurde von den Schwangeren bevorzugt und wies eine höhere Zufriedenheit mit der Entbindung auf (Birth 2016; 43: 285–292), sodass Schwangere mit Zwillingen mit dem Wunsch einer vaginalen Entbindung ermutigt werden sollten.

ZUSAMMENFASSUNG

Das Risiko einer **Zwillingsschwangerschaft** ist vielfältig für Mutter und Kinder. Engmaschige Verlaufskontrollen sind notwendig, vor allem, wenn es sich um monochoriale Zwillinge handelt. Eine Entbindung kann bei führendem Kind in Schädellage vaginal erwogen werden und richtet sich vom Zeitpunkt her nach den Eihaut- und Plazentaverhältnissen.

WAS WÄRE, WENN ...

- ... die Zwillinge dichorial wären? Zu welchem Zeitpunkt wäre die Geburt zu planen? Wann bei monoamnialen?
  - Bei dichorialen Zwillingen wird eine Entbindung in der 38. SSW empfohlen. Ein weiteres Abwarten zeigt keinen Vorteil und geht mit einer höheren Rate an Sectiones einher. Dies liegt daran, dass die Kinder ab einem Schätzgewicht von 3.000 g dazu neigen, sich unter der Geburt zu verkeilen und die vaginale Geburt dadurch zu erschweren. Aufgrund bestehender Nabelschnurverknotungen ist bei monoamnialen Zwillingen ein Kaiserschnitt bereits in der 33. SSW notwendig. Unter Inkaufnahme der Komplikationen einer Frühgeburtlichkeit wird das Risiko eines IUFT reduziert.

4.2.3 Mein Kind ist zu groß

Manuela Tavares de Sousa

Anamnese

Sie erwarten Frau J. in Ihrer Praxis. Die 36-jährige Zweitgebärende ist heute in der 26. SSW und stellt sich zur regulären Vorsorgeuntersuchung vor. Bisher war die Schwangerschaft unauffällig verlaufen. Die erste Schwangerschaft war unkompliziert. Der 3-jährige Junge war damals in Ghana, ihrer Heimat, mit 4.230 g eine Woche vor dem Termin geboren.

Sie rufen Frau J. in Ihr Untersuchungszimmer. Sie gibt Wohlbefinden an. Sie sei etwas aufgeregt wie vor jeder Untersuchung. Die heutige Zuckerlösung, die sie vor 1 h getrunken habe, habe sie gut vertragen. Das Blut sei bereits abgenommen.

Untersuchungsbefund

Das CTG ist unauffällig. Blutdruck 125/80 mm Hg.

Vaginale Tastuntersuchung: Muttermund geschlossen, Zervix derb, sakral, vollständig erhalten und nicht belastet.

Abdominale Sonografie: eingeschränkte Sicht bei stark absorbierenden Bauchdecken, fetales Schätzgewicht an der 75. Perzentile, Plazenta im Fundus, FW unauffällig, Doppler im Normbereich.

Fragen und Antworten

Während Sie mit der Patientin sprechen, erhalten Sie das Ergebnis der Untersuchung. Der Blutzucker liegt bei 141 mg/dl. Auf welche Erkrankung wurde ein Screening durchgeführt? Beschreiben Sie den Suchtest. Was wird als Nächstes empfohlen?

Im März 2012 wurde in Deutschland das Screening auf einen **Gestationsdiabetes mellitus (GDM)** eingeführt. Es wird ein zweizeitiges Verfahren durchgeführt, d. h. zunächst ein Suchtest, dann ein Bestätigungstest. Die Blutentnahmen erfolgen unter standardisierten Bedingungen aus venösem Plasma.

Jede Schwangere erhält zwischen 24+0 und 27+6 SSW einen **Suchtest** mit 50 g Glukose in 200 ml Wasser. Dieser wird nicht nüchtern und unabhängig von der Tageszeit durchgeführt. Ein Blutzuckerwert (BZ) von < **135 mg/dl** 1 h nach Trinken der Testlösung gilt als unauffällig.

Bei Frau J. ist der Wert von 141 mg/dl pathologisch. Sie sprechen der Patientin Mut zu und erläutern, dass diese Ergebnisse in bis zu 26 % falsch positiv ausfallen können. Sie empfehlen den **75 g oralen Glukosetoleranztest (oGTT).** Dieser erfolgt bei einem positiven Screening-Test. Eine Ausnahme sind Blutzuckerwerte > 200 mg/dl, hier wird die Diagnose GDM direkt gestellt.

Der **Bestätigungstest** wird nüchtern durchgeführt. Zunächst wird der Nüchternblutzucker gemessen, dann werden 75 g Glukose in 300 ml Wasser getrunken und nach 1 h und 2 h wird erneut der Blutzucker gemessen. Die Normwerte sind < **92 mg/dl nüchtern,** < **180 mg/dl nach 1 h** und < **153 mg/dl nach 2 h.**

Ein **GDM** ist definiert als eine Glukosetoleranzstörung, die erstmals in der Schwangerschaft auftritt, und liegt vor, wenn **einer** dieser Werte überschritten wird. Sollte der Nüchternblutzucker > 126 mg/dl oder der Zwei-Stunden-Wert > 200 mg/dl liegen, wird zu diesem Zeitpunkt bereits ein manifester Diabetes diagnostiziert.

MERKE

Nach aktueller Evidenz sollte primär ein 75-g-oGTT eingesetzt werden. Nach den deutschen Mutterschaftsrichtlinien ist allerdings ein zweizeitiges Verfahren vorgesehen. Dieses wird nicht von den Fachgesellschaften empfohlen. Bei relevanten Risikofaktoren sollte daher auf dieses Vorgehen verzichtet werden und der direkte Einsatz des 75-g-oGTT erfolgen.

Frau J. war zum 75-g-oralen-Glukosetoleranztest. Die Werte sind: 89 mg/dl, 191 mg/dl und 148 mg/dl. Sie stellen die Diagnose eines Gestationsdiabetes. Frau J. möchte wissen, ob dies oft auftritt. Welche Risikofaktoren hat Frau J.? Welche weiteren Risikofaktoren kennen Sie? Sie fragt, ob man die Erkrankung hätte verhindern können. Was antworten Sie?

Der Zwei-Stunden-Wert ist auffällig. Nach dieser Untersuchung müssen Sie Frau K. mitteilen, dass sie einen GDM hat.

Die Prävalenz variiert weltweit zwischen 1,9 % und 25 %. Der Anstieg über die letzten Jahre liegt zum einen an der Einführung der Screeningverfahrens und neuer diagnostischer Grenzwerte, andererseits an der Zunahme der Risikofaktoren. 2019 lag in Deutschland bei 7,3 % der Geburten ein GDM vor.

Ein **Risikofaktor** für einen GDM ist ein vorausgegangener GDM (16-fach erhöhtes Risiko), das Wiederholungsrisiko liegt bei bis zu 48 %. Mit zunehmendem mütterlichem Alter steigt das Risiko, auch der mütterliche Body-Mass-Index (BMI) vor der Schwangerschaft erhöht das Risiko kontinuierlich. Eine positive Familienanamnese für Typ-2-Diabetes verdoppelt in etwa die Wahrscheinlichkeit. Frauen aus dem Mittleren Osten, Süd-/Ostasien und Afrika sind häufiger betroffen.

Bei der Vorsorge in der gynäkologischen Praxis sollten GDM-Prävalenz und Risikogruppen beachtet werden. Bei mehreren Risikofaktoren sollte bereits im ersten Trimester ein Nüchternblutzucker abgenommen werden.

Durch die Anamnese können Sie bei Frau J. Hinweise für einige Risikofaktoren erhalten: Ethnizität (Ghana), Adipositas (stark schallabsorbierende Bauchdecke) möglicher vorangegangener GDM (erstes Kind 4.230 g).

Untersuchungen bezüglich einer GDM-Prävention ergeben keine konklusiven Ergebnisse. Der Beginn von körperlicher Aktivität und gesunder Ernährung in der Schwangerschaft erscheint allerdings für eine effektive Risikoreduktion zu spät. Die Lebensstiländerung sollte bereits vor der Schwangerschaft gestartet werden. Frauen mit Übergewicht und Adipositas sollten daher bereits bei Kinderwunsch bezüglich einer Gewichtsreduktion beraten werden.

Was können Sie zur Pathophysiologie des GDM erläutern?

Die Pathophysiologie ähnelt der des Typ-2-Diabetes. Die Mechanismen sind letztlich noch nicht vollständig geklärt. Neben der genetischen Disposition spielt der Lebensstil (Ernährung, Bewegung) eine entscheidende Rolle. Eine bereits präkonzeptionell bestehende reduzierte Insulinsensitivität wird angenommen. In der zweiten Schwangerschaftshälfte setzt zusätzlich physiologisch eine Insulinresistenz ein, die bei der bestehenden verminderten Insulinsekretion zu einer Hyperglykämie führt.

Frauen, die einen Gestationsdiabetes entwickeln, weisen oft die gleichen Risikofaktoren auf wie Frauen mit Typ-2-Diabetes. Die Insulinresistenz und gestörte Beta-Zellfunktion können als eine Art chronische Funktionsstörungen gesehen werden und zeigen sich als Kontinuum bei altersbedingten Veränderungen im weiteren Leben. Eine besondere Bedeutung kommt daher der Aufklärung und Nachsorge zu.

Frau J. ist schockiert. Sie hatte sich nie über ihr Gewicht Gedanken gemacht. Sie hat nun Sorgen vor den Komplikationen. Eine Zuckerkrankheit sei doch für das Kind sehr gefährlich. Wie beraten Sie bezüglich maternaler und fetaler Komplikationen?

Zunächst versuchen Sie, Frau J. zu beruhigen. Der GDM ist frühzeitig erkannt und das kindliche Outcome kann positiv beeinflusst werden. Dennoch hat Frau J. recht, ein GDM ist nicht auf die leichte Schulter zu nehmen. Sie betonen, dass eine sorgfältige Einstellung des Blutzuckers notwendig ist. Bezüglich der Komplikationen beraten Sie über kurz- und langfristige Komplikationen für Mutter und Kind. Sie bieten der Patientin Unterstützung an und sprechen ihr Mut zu.

Sie haben während Ihrer weiteren Betreuung folgende Komplikationen im Blick:

Auf mütterlicher Seite

- Kurzfristige Komplikationen:
  - Vermehrte **Infektionen**
  - Erhöhtes Risiko für schwangerschaftsinduzierte **hypertensive Erkrankungen** und Frühgeburt
  - Durch fetale Makrosomie peripartale Risiken wie protrahierter Geburtsverlauf, **Schulterdystokie,** erhöhte Rate an Sectiones und vaginal-operativen Entbindungen, höhergradige Geburtsverletzungen, postpartale Atonie
- Langfristige Komplikationen:
  - **Depression**
  - **Kardiovaskuläre Ereignisse** (Myokardinfarkt, Apoplex)
  - 10–15 % der Frauen haben postpartal eine **bleibende Glukosestoffwechselstörung.**

Auf kindlicher Seite

- **Makrosomie:** Makrosomie bezeichnet ein Geburtsgewicht über 4.000 g. Da dies nicht das Schwangerschaftsalter berücksichtigt, sollte korrekterweise der Begriff „*large for gestational age*" (LGA) verwendet werden, wenn die 90. Perzentile überschritten ist. Ab einem Schätzgewicht > 4.500 g wird aufgrund des Risikos einer Schulterdystokie eine primäre Sectio empfohlen.
- **Diabetische Fetopathie:** Hypoglykämien, Atemstörungen aufgrund reduzierter Surfactantbildung Polyglobulie infolge erhöhter Erythopoetinspiegel, Hypokalzämie, Hypomagnesiämie und Hyperbilirubinämie. Dies beruht auf einem fetalen Hyperinsulinismus als Ausgleich für den plazentagängigen maternalen Blutzucker.
- **Langfristig erhöhtes Risiko für Stoffwechselerkrankungen,** Adipositas und kardiovaskuläre Erkrankungen

Nun geht es in die Planung der weiteren Behandlung. Welche Schritte leiten Sie ein? Wie wird die Geburt stattfinden?

Nach Diagnosestellung wird unmittelbar die strukturierte Weiterbetreuung erläutert. Frau J. spricht gut Deutsch, daher benötigen Sie keine Übersetzerin.

Sie informieren darüber, dass körperliche Aktivität das Risiko für LGA und Sectio und die Insulinresistenz senkt, und animieren sie, sich körperlich zu bewegen. Sie nennen ein konkretes Beispiel: 3-mal die Woche für 30 min spazieren gehen.

Als weitere therapeutische Maßnahme erfolgt die **Ernährungsberatung.** Ziel der Therapie sind normnahe, schwangerschaftsspezifische Blutzuckerwerte ohne Gefahr der Ketose und Hypoglykämie. Bei bis zu sechs kleinen Mahlzeiten am Tag sollten langsam resorbierbare Kohlenhydrate, wie Obst und Vollkornbrot, auf dem Speiseplan stehen, die Gesamtkalorien richten sich nach dem präkonzeptionellen Körpergewicht. Eine moderate Kalorienrestriktion kann bei übergewichtigen Schwangeren sinnvoll sein.

In den nächsten zwei Wochen wird Frau J. 4-mal pro Tag Blutzuckerwerte messen, dann wird 1-mal pro Tag im Rotationsverfahren (nüchtern, nächster Tag nach dem Frühstück etc.) gemessen. Die Frequenz der Kontrollen soll die Schwangere möglichst gering belasten. Die BZ-**Zielwerte** sind nüchtern < 95 mg/dl und 1 h postprandial < 140 mg/dl. In der Frühschwangerschaft besteht ein Risiko für Hypoglykämien, in der Spätschwangerschaft für Hyperglykämien.

Können die Zielwerte in über 50 % der Fälle nicht durch die Ernährungstherapie und körperliche Aktivität erreicht werden, wird die Indikation für eine **Insulintherapie** gestellt. Damit ist bei 20–30 % der Schwangeren zu rechnen. Orale Antidiabetika werden nicht eingesetzt. Die Insulintherapie wird an das Wachstum des fetalen Abdominalumfangs angepasst. Zur Anpassung des Insulins überweisen Sie die Patientin zu einer Diabetologin.

Bei insulinpflichtigem GDM wird 40+0 SSW die Geburt eingeleitet. Bei diätetischen GDM kann auch über den Termin abgewartet werden. Bei einem Schätzgewicht von 4.500 g wird eine Sectio empfohlen. Eine vaginale Geburt kann sonst angestrebt werden.

Frau J. hat diesmal ein 3.780 g schweres Mädchen geboren. Während der Schwangerschaft ist es ihr gelungen, den Blutzucker immer im Normbereich zu halten. Jetzt kommt sie nach sechs Wochen zur Nachsorge. Wie beraten Sie?

Die Glukosetoleranzstörung kann nach der Schwangerschaft erhalten bleiben. Es besteht ein 7- bis 8-fach erhöhtes Diabetes-Risiko, vor allem bei Vorliegen von Risikofaktoren. Die Aufklärung und Nachsorge dieser Frauen haben daher eine besondere Bedeutung.

Alle Frauen nach GDM sollten über Lebensstilmaßnahmen hinsichtlich Gewicht, Ernährung, Rauchentwöhnung und Bewegung beraten werden. Durch gezielte Interventionsmaßnahmen wird die Langzeitprognose dieser Frauen positiv beeinflusst.

Nach 6–12 Wochen wird ein **75-g-oGTT** empfohlen. Dabei wird bei einem Nüchternblutzucker von > 126 mg/dl (> 7,0 mmol/l) und/oder einem Zwei-Stunden-Wert > 200 mg/dl (> 11,1 mmol/l) ein Diabetes mellitus diagnostiziert. Da weitere jährliche Kontrollen erfolgen, überweisen Sie die Patientin zu einer Hausärztin.

Das Risiko für einen Typ-2-Diabetes und ein metabolisches Syndrom bei Müttern mit GDM lässt sich durch **Stillen** verringern. Ebenso lässt sich das Übergewicht der Kinder durch ein Stillen > 9 Monate positiv beeinflussen. Frauen mit GDM stillen ihre Kinder durchschnittlich allerdings seltener und kürzer. Sie haben bereits in der Schwangerschaft mit der Patientin darüber gesprochen und eine Stillberatung mit ihrer Praxishebamme empfohlen. Sie ermutigen und bestärken Frau J., wie gut es ist, dass sie noch stillt, und bieten Ihre Unterstützung für die kommende Zeit an.

Im Zusammenhang mit einer Schwangerschaft erkranken 10 % der Frauen an einer **Depression**. Das Risiko ist bei Frauen mit GDM signifikant erhöht. Um ein solches Auftreten besser zu evaluieren, händigen Sie der Patientin einen aus zehn Fragen bestehenden Befindlichkeitsbogen aus. Diese Bögen sind wissenschaftlich evaluiert und bei einem Summenscore > 10 besteht der Verdacht auf eine depressive Verstimmung. Sie überweisen die Patientin zu einer Psychiaterin, um eine Therapie rechtzeitig einzuleiten.

MERKE

- Kinder von an Diabetes erkrankten Müttern haben selbst ein erhöhtes Risiko für die Entwicklung von Stoffwechselerkrankungen.
- Bis zu 60 % der Patientinnen mit Gestationsdiabetes entwickeln in den nächsten 20 Jahren einen Diabetes mellitus Typ 2.

ZUSAMMENFASSUNG

Etwa 7 % aller Schwangeren in Deutschland entwickeln einen Gestationsdiabetes. Dieser wird in einem zweizeitigen Screeningverfahren in der 24+0 bis 27+6 SSW detektiert und diagnostiziert. Nach Diagnosestellung wird die Schwangere in einem ausführlichen Gespräch in angstabbauender Atmosphäre mit der Problematik und den geplanten therapeutischen Schritten vertraut gemacht. Die Risiken für Mutter und Kind werden erläutert. Zunächst wird eine Beratung bezüglich Ernährung und Bewegung durchgeführt, in einigen Fällen wird eine Insulintherapie angeschlossen. Die Nachsorge spielt eine wichtige Rolle in der Reduktion des Diabetes Typ 2.

WAS WÄRE, WENN ...?

- ... der oGTT unauffällig wäre und im weiteren Schwangerschaftsverlauf das Fruchtwasser zunehmen und der Fetus ein akzeleriertes Wachstum zeigen würde?
  - Bei einem auffälligen Ultraschallbefund kann der Test auch nach der 28. SSW hinaus wiederholt werden und eine Beratung erfolgen.

4.2.4 Mein Kind kommt – zu früh

Manuela Tavares de Sousa

Anamnese

Sie haben Dienst im Kreißsaal. Auf der zentralen Überwachung sehen Sie, dass eine Patientin in der 30. SSW regelmäßige Kontraktionen alle 6 min hat.

Die Hebamme kommt in diesem Moment auch direkt zu Ihnen. Frau L. habe ihr von regelmäßig ziehenden Schmerzen vom Rücken bis in die Leiste berichtet. Der Uterus fühle sich stark tonisiert an. Die Patientin könne während einer Kontraktion kaum noch mit ihr sprechen und müsse diese veratmen. Sie bittet Sie darum, die Patientin als Nächste zu untersuchen – die beiden wartenden Patientinnen seien aktuell nicht so dringend wie diese. Sie besprechen sich mit der Hebamme und nehmen Frau L. direkt in den Untersuchungsraum.

Untersuchungsbefund

Spekulumeinstellung: Vulva und Vagina unauffällig, Portio formiert, Muttermund inspektorisch geschlossen. Keine Hinweise auf Blutung und/oder Fruchtwasserabgang.

4

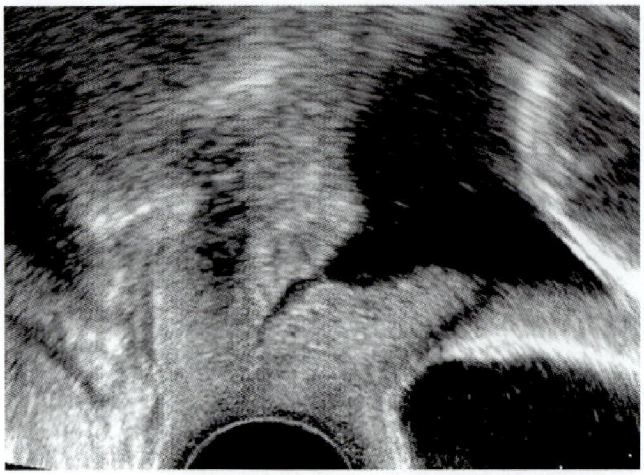

Abb. 4.17 [T156]

Vaginale Sonografie: verkürzte Zervix mit Trichterbildung (➤ Abb. 4.17).

Vaginale Untersuchung: Portio mediosakral, verkürzt, weich, MM geschlossen, FB steht, VT Kopf in Beckeneingang abschiebbar.

Fragen und Antworten

Welche Verdachtsdiagnose stellen Sie? Frau L. fragt, wie häufig es zu einer solchen Diagnose kommt. Was können Sie über die Inzidenz und die Entwicklung der letzten Jahre sagen?

Bei Frau L. ist die Zervixlänge sonografisch mit 12 mm verkürzt und die Portio palpatorisch weich. Der Uterus ist tonisiert und das CTG zeigt regelmäßige Wehen. Sie vermuten das Vorliegen **vorzeitiger Wehen.** Im Allgemeinen besteht der Verdacht auf eine **drohende Frühgeburt** bei Zervixverkürzung, Muttermundseröffnung, frühem vorzeitigen Blasensprung und vaginaler Blutung vor der vollendeten 36. SSW.

Die Inzidenz der Frühgeburtlichkeit lag in Deutschland 2020 bei etwa 6,4 % und hat trotz medizinischer Fortschritte über die vergangenen Jahre nicht abgenommen. Ein Grund dafür ist die Verlängerung von Schwangerschaften bei drohenden Spätaborten durch intensivmedizinische Fortschritte. Dies führt zu frühen Frühgeburten, die vor einigen Jahren nicht überlebt hätten. Andererseits werden Komplikationen wie intrauterine Wachstumsrestriktionen frühzeitig erkannt und führen zu einer iatrogenen Entbindung, die zuvor möglicherweise in einem intrauterinen Fruchttod geendet wären.

MERKE

Eine Entbindung vor 37+0 SSW wird als Frühgeburt definiert. Etwa 15 Millionen Kinder werden jährlich weltweit zu früh geboren. Etwa 1 Million Kinder sterben weltweit an den Folgen einer Frühgeburt. Viele Überlebende leiden ihr ganzes Leben an den Folgen. Jährlich wird daher am 17. November beim Welt-Frühgeborenen-Tag darauf aufmerksam gemacht.

Welche Untersuchungen führen Sie für die stationäre Aufnahme von Frau L. durch?

Das **Kardiotokogramm** hat regelmäßige Kontraktionen nachgewiesen. Sie führen eine **gynäkologische Untersuchung** durch, dabei berücksichtigen Sie Folgendes:

Bei der **Spekulumeinstellung** kann neben der Beurteilung der Portio auch festgestellt werden, ob Fruchtwasserabgang oder eine Blutung vorliegen. Beides konnten Sie ausschließen. Sie entnehmen einen **bakteriologischen anovaginalen Abstrich** zum Nachweis multiresistenter Keime und erstellen ein **Nativpräparat** zur Diagnose einer bakteriellen Vaginose. Ein normaler **pH-Wert** übt eine protektive Wirkung auf den Schwangerschaftsverlauf hinsichtlich einer Frühgeburt aus. Bei symptomatischen Schwangeren mit kurzer Zervix kann ein **Biomarker**-Test durchgeführt werden. Dabei werden Fibronektin oder plazental alpha-Mikroglobulin-1 im Zervikalsekret nachgewiesen. Diese Tests haben bei negativem Ergebnis einen hohen negativen Vorhersagewert und schließen eine Frühgeburt in den nächsten 7 Tagen mit hoher Wahrscheinlichkeit aus.

Die **vaginalsonografische Zervixlängenmessung** wird bei leerer Harnblase durchgeführt. Eine Trichterbildung ist kein unabhängiger Vorhersageparameter und hat bei normaler Zervixlänge keine klinische Bedeutung. Im Median liegt die Zervix in der 22. SSW bei 40 mm. Eine Messung von < 25 mm gilt unterhalb von 34+0 SSW als verkürzt.

Es erfolgt eine Blutentnahme mit **Infektparametern** (Leukozyten, CRP) zur frühzeitigen Diagnose einer Infektion. Ebenso wird auf eine Zytomegalievirus-Infektion **(CMV)** getestet. Bei einem positiven Befund wird postpartal zur Prophylaxe einer neonatalen Infektion nur pasteurisierte Muttermilch verfüttert.

Frau L. ist ganz verzweifelt und weint. Sie hat Angst, dass ihr Kind zu früh geboren wird, und möchte die Gründe dafür hören. Welche Risikofaktoren kennen Sie? Was sagen Sie der Patientin?
Die Ätiologie einer Frühgeburt beruht auf unterschiedlichen pathophysiologischen Mechanismen. Voraussetzung für eine Muttermundseröffnung ist die Auflockerung des zervikalen Bindegewebes durch eine Aktivierung extrazellulärer Matrixproteine. Durch die Freisetzung verschiedenster Chemokine (Interleukin-1, Interleukin-6 und Interleukin-8) sowie kontraktionsassoziierter Proteine (Oxytocin-Rezeptor, Connexin 43, Prostaglandin-Rezeptor) kommt es zu einer Aktivierung des Myometriums und zu einer Muttermundseröffnung. Progesteron supprimiert die Expression dieser Substanzen, sodass es das Myometrium in Ruhezustand hält. Eine Dysbalance dieser Mechanismen führt zu vorzeitiger Wehentätigkeit. Etwa zwei Drittel sind spontane Frühgeburten mit vorzeitiger Wehentätigkeit mit/ohne Blasensprung. Maternale und fetale Indikationen zur Entbindung machen den Rest aus, sodass ein Drittel der Frühgeburten iatrogen verursacht ist.

Bewiesen ist, dass eine **intraamniale Infektion** zu einer solchen Dysbalance führt. Dies liegt in einem Viertel der Fälle vor. Aus evolutionsbiologischen Aspekten bietet die Wehentätigkeit bei Infektion einen Vorteil, da sie der Frau erlauben, infiziertes Gewebe auszustoßen und ihre reproduktive Kompetenz zu erhalten. Der Preis dafür ist die Frühgeburt und es ist erstaunlich, dass sich dieser Mechanismus über Jahrtausende erhält. Jedoch verursachen nicht alle bakteriellen Vaginosen eine Frühgeburt, eine gewisse genetische Disposition scheint eine Rolle zu spielen. Auch eine **Überdehnung des Uterus** (wie bei Mehrlingen oder Polyhydramnion) wird als Ursache einer Frühgeburt gesehen. Es gibt zahlreiche weitere Risikofaktoren, die mit einer Frühgeburt assoziiert sind: **Uterusanomalien, Z. n. Konisation oder spontaner Frühgeburt, kurzes Schwangerschaftsintervall < 12 Monaten, Schwangere < 18 Jahren, ungünstige sozioökonomische Lebensbedingungen, Parodontitis, bakterielle Vaginose, Rauchen und Anämie.**

Frau L. hat keine der bekannten Risikofaktoren. Sie nehmen sich Zeit für die Patientin und versuchen, sie zu beruhigen. Sie bekräftigen, dass Sie mit dem Abstrich nach Infektionen suchen und diese unmittelbar behandeln werden. Sie bestärken Frau L., dass sie in der Klinik für alle Fälle gut aufgehoben ist und sie nichts falsch gemacht hat.

Neben der Zervix von 12 mm zeigt sich ein positiver Biomarker-Test. Welche Behandlung empfehlen Sie?
Nachdem die Diagnose einer vorzeitigen Wehentätigkeit gestellt ist, beginnen Sie eine Wehenhemmung, eine sog. **Tokolyse** (griech. *Toko* = Wehen, *Lyse* = Auflösen). Aufgrund der hohen maternalen Nebenwirkungen von Betasympathomimetika und der fehlenden Evidenz tokolytischer Wirkung von Magnesiumsulfat, sollen diese beiden Wirkstoffe nicht mehr eingesetzt werden. Trotz teilweise fehlender Zulassung werden in Deutschland Kalziumantagonisten **(Nifedipin),** Oxytocin-Rezeptor-Antagonisten **(Atosiban)** und Cyclooxigenasehemmer **(Indometacin)** verwendet. Tokolytika behandeln nur die Symptome, aber durch die multifaktorielle Genese nicht die Ursache einer Frühgeburt. Das Ziel ist, die Schwangerschaft um 48 h zu verlängern. Dieses Zeitfenster ermöglicht die Lungenreifeinduktion und den Transport in ein Perinatalzentrum mit neonatologischer Intensivstation. Eine Verlängerung der Tokolyse über 48 h hinaus (sog. Dauer- oder Erhaltungstokolyse) ist nach aktuellem Kenntnisstand nicht empfohlen.

Sollte eine Frühgeburt vor 34+0 SSW drohen, wird die i. m.-Applikation plazentagängiger Steroide zur **Lungenreifeinduktion (RDS-Prophylaxe)** empfohlen. Dadurch werden das Risiko von intrazerebralen Blutungen und die Inzidenz des Atemnotsyndroms bei Frühgeborenen gesenkt. **Betamethason** (12 mg) wird zweimalig im Abstand von 24 h appliziert. Der Therapiebeginn soll gut überlegt sein, da die neonatale Morbidität und Mortalität in einem Intervall von 7 Tagen nach der ersten Applikation am besten gesenkt werden.

Sollten die bakteriologischen Abstriche einen pathologischen Befund zeigen, wird antibiogrammgerecht die **Antibiotikatherapie** begonnen. Ohne Blasensprung sollen Antibiotika nicht automatisch verabreicht werden, da in Studien ein schlechteres neonasales neurologisches Outcome gezeigt wurde. Frauen mit eine Zervixlänge ≤ 25 mm sollen täglich **Progesteron** (200 mg Kapsel/d) vaginal bis 36+6

SSW erhalten. Eine **Thromboseprophylaxe** kann bei längerem stationärem Aufenthalt notwendig sein.

Frau L. wird stationär aufgenommen. Prospektive Kohorten-Studien zeigten, dass posttraumatische Belastungsstörungen bei frühen Frühgeburten gehäuft auftreten. Jede Patientin sollte ein Angebot für eine **psychosomatische Begleitung** und unterstützende Therapieangebote erhalten. Sie erläutern Frau L., dass Sie dies prophylaktisch anordnen und nicht den Eindruck haben, dass sie aktuell belasteter erscheint als alle anderen, die Sie in diesem Zustand aufnehmen.

MERKE

Bettruhe senkt das Risiko einer Frühgeburt nicht, hingegen erhöht es sogar das maternale Thromboserisiko und begünstigt über einen längeren Zeitraum die Entwicklung einer Muskelatrophie und Osteoporose.

Am Folgetag zeigen sich unhemmbare Wehen und der Muttermund eröffnet sich. Wie wird die Geburt stattfinden? Welche Besonderheiten beachten Sie? Was würden Sie dem Neonatologen übergeben?

Viele Jahre wurde bei drohender Frühgeburt aufgrund eines vermeintlich geringeren perinatalen Hirnblutungsrisikos eine primäre Sectio empfohlen. Es gibt bei Einlingen in Schädellage keine ausreichende klinische und wissenschaftliche Grundlage für dieses Vorgehen und eine vaginale Geburt als Geburtsmodus kann bei individueller Risiko-/Nutzenabwägung in den klinischen Entscheidungsprozess eingeschlossen werden.

Weder eine Mikroblutuntersuchung noch eine Vakuumextraktion sollten vor 34+0 SSW durchgeführt werden. An dieser Stelle sei auch bemerkt, dass ausreichende Kenntnisse im Umgang mit der Forzeps-Entbindung notwendig sind, sollte es auf Beckenboden zu einer Entbindungsindikation kommen. Bei fehlender Kenntnis diesbezüglich wird daher doch häufiger eine Sectio durchgeführt.

Bei frühgeborenen Kindern soll spät abgenabelt werden (um 60 s) und die Nabelschnur in keinem Falle ausgestrichen werden. Steht eine Frühgeburt unter der 32. SSW bevor, kann Magnesium i. v. zur fetalen Neuroprotektion appliziert werden.

Die Neonatologin soll frühzeitig bei drohender Frühgeburt einbezogen werden und alle Informationen, die wichtig für die Erstversorgung und Behandlung sind, erhalten. Im Falle von Frau L. übergeben Sie: „Patientin in der 29+6 SSW, Lungenreifeinduktion noch nicht abgeschlossen, gestern um 19:30 Uhr begonnen, Abstriche ausstehend, unauffällige Sonografie mit einem Schätzgewicht von 1.480 g, CMV negativ."

Frau L. besucht Sie ein Jahr später. Der kleine Sohn ist dabei und ganz fit. Sie fragt Sie nach präventiven Maßnahmen.

Patientinnen mit vorangegangener Frühgeburt können **Progesteron** bis zur 36+0 SSW erhalten. Die Anlage einer prophylaktischen **Zerklage** in Kombination mit einem **totalen Muttermundverschluss** kann angeboten werden. Die Indikation zu dem Eingriff erfolgt nach individuellen Kriterien.

ZUSAMMENFASSUNG

Die **Diagnose** der vorzeitigen Wehen wird durch die Anamnese, das CTG und vaginale Sonografie und die Spekulumeinstellung gestellt. Eine **Tokolyse** wird über 48 h während der **Lungenreifeinduktion** durchgeführt. Eine vaginale Entbindung kann in einer erfahrenen Geburtsklinik angestrebt werden. Eine frühzeitige Einbindung der Neonatologie und psychologische Unterstützung sollten gewährleistet werden.

WAS WÄRE, WENN …

- … der Fetus sich in Beckenendlage befinden würde?
  - Die Beckenendlage vor 36+0 SSW stellt eine Indikation zur Sectio dar. Die Sectio reduziert die kindliche Mortalität und Morbidität.

4.2.5 Mein Blutdruck ist so hoch

Manuela Tavares de Sousa

Anamnese

Frau W. ist eine 39-jährige Schwangere in der 29. SSW. Sie hat heute einen Termin bei Ihnen in der Praxis für eine reguläre Vorsorgeuntersuchung. Dies ist ihr erstes Kind und Frau W. ist bei jedem Termin sehr nervös. Sie hatte schon sehr lange einen

Kinderwunsch. Bisher verlief die Schwangerschaft komplikationslos und das Kind entwickelte sich zeitgemäß.

Untersuchungsbefund

Die Medizinische Fachangestellte (MFA) misst einen Blutdruck von 155/95 mmHg. Das CTG ist unauffällig.

Sie führen eine Ultraschall- und Doppleruntersuchung durch. Der Fetus ist zeitgerecht gewachsen und zeigt eine unauffällige fetale Dopplerkurve, die Aa. uterinae zeigen sich beidseits mit erhöhtem Widerstand.

Die MFA reicht Ihnen zwischenzeitlich den Urinteststreifen nach (➤ Abb. 4.18). Da Sie befürchten, dass die Nervosität der Patientin einen Einfluss auf den Blutdruck haben könnte, bitten Sie darum, die Blutdruckmessung an der sitzenden Patientin nach einer ausreichenden Ruhephase an beiden Oberarmen zu wiederholen. Bei der zweiten Blutdruckmessung hat sich nichts geändert, die MFA berichtet Ihnen Werte von 156/94 und 158/96 mmHg.

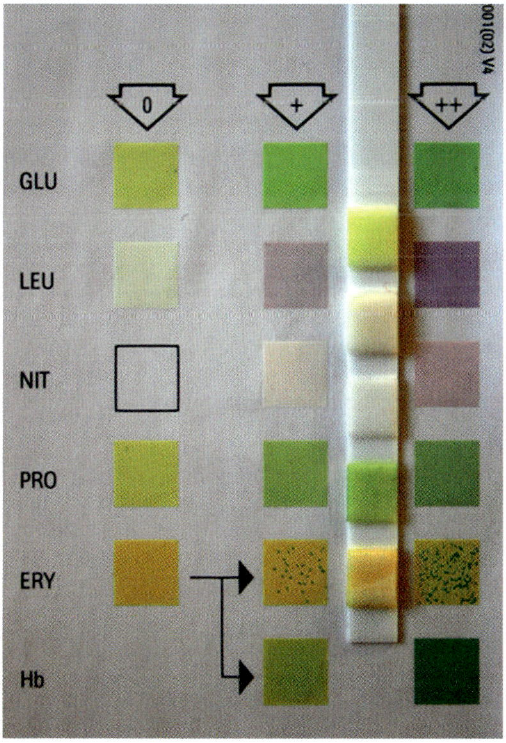

Abb. 4.18 [P803]

Fragen und Antworten

An welche Verdachtsdiagnose denken Sie? Welche Maßnahmen leiten Sie ein?

Die bei Frau W. nachgewiesene Hypertonie ≥ 140/90 mmHg mit einer Proteinurie sind Hinweise auf eine **Präeklampsie (PE).**

Zur Sicherung der Diagnose besprechen Sie mit der Patientin die **Erstellung eines Blutdruckprofils:** Dabei misst die Patientin morgens und abends selbst den Blutdruck mit einem automatischen Oberarmmessgerät. Sie wollen damit eine „Weißkittelhypertonie" ausschließen. Frau W. ist immer sehr nervös, wenn sie bei Ihnen ist. Sie beruhigen sie also und sprechen ihr gut zu, dass im häuslichen Umfeld der Blutdruck sicher besser sein werde.

Bei Nachweis einer Eiweißausscheidung im Urinteststreifen wird die **Proteinquantifizierung** empfohlen. Diese kann im Spontanurin über einen Protein-Kreatinin-Quotient (auffällig bei ≥ 30 mg/mmol) oder in einem 24-Stunden-Sammelurin (auffällig bei ≥ 300 mg/d) erfolgen.

Präeklampsie-spezifische Marker-Systeme können die Diagnose PE bestätigen. Daher wird die Blutentnahme für die **sFlt-1** (*Fms-like thyrosinkinase-1*)/ **PlGF** (*placental growth factor*)-**Ratio** ergänzend zur klinischen Untersuchung empfohlen. Ein sFlt-1/PlGF-Quotient ≤ 38 schließt mit einem negativen Vorhersagewert von 99,3 % das Auftreten einer schweren Erkrankung in der folgenden Woche aus.

Sie entscheiden sich für die ambulante Weiterbetreuung und veranlassen die Bestimmung des Protein-Kreatinin- und sFlt-1-/PlGF-Quotienten. Die Werte werden zwei Tage später eintreffen. Sie verabreden sich mit der Patientin, um die Blutdruckwerte mit den Laborwerten gemeinsam zu besprechen.

MERKE

Nach der überarbeiteten Leitlinie „Hypertensive Schwangerschaftserkrankungen" von März 2019 wird jede Blutdruckerhöhung in Kombination mit einer weiteren Organmanifestation (typischerweise an der Niere, aber auch Leber-, Nieren-, Blutbild- oder neurologische Beteiligung) als **Präeklampsie** bezeichnet. Auch das gemeinsame Auftreten einer Hypertonie mit einer intrauterinen Wachstumsrestriktion oder einem pathologischen Befund des sFlt-1-/PlGF-Quotienten wird als Präeklampsie bezeichnet.

Der Blutdruck ist im Durchschnitt bei 158/96 mmHg. Der Protein-Kreatinin-Quotient liegt bei 55 mg/mmol, der sFlt-1/PlGF-Quotient bei 24. Frau W. ist ganz aufgelöst und fragt, was sie falsch gemacht habe. Was antworten Sie? Wie erklärt sich das Auftreten dieser Erkrankung?

Die Diagnose einer PE war mit der Blutdruckmessung und einer einfachen Urinuntersuchung schon sehr wahrscheinlich. Sie haben nun die einzelnen Parameter quantifiziert und können die Diagnose stellen. Viele Patientinnen in der Geburtshilfe, besonders nach langem Kinderwunsch, haben große Ängste, etwas falsch zu machen oder gemacht zu haben. Allerdings gibt es zu den meisten der typischen schwangerschaftsspezifischen Erkrankungen (Fetales Alkoholsyndrom sei hier als Ausnahme genannt) keinen wissenschaftlichen Nachweis, dass die Erkrankung durch ein Fehlverhalten der Patientin ausgelöst wurde.

Das Auftreten einer PE ist bei 2–3 % der Schwangeren zu erwarten. Die Ätiologie der Erkrankung ist nicht abschließend geklärt. Es wird von einer Störung der Trophoblasteninvasion im Bereich der uterinen Spiralarterien ausgegangen. Die fehlende Invasion führt zu einer Hypoxie der nachfolgenden Strombahn und zu einer endothelialen Dysfunktion. Eine zentrale Rolle bei der Pathogenese spielen Angiogenesefaktoren. Die bei der PE wichtigsten sind sFlt-1 und PlGF. Eine Dysbalance zwischen diesen kann als Ratio angegeben und als prädiktiver Test genutzt werden.

Sie versichern Frau W., dass sie nichts falsch gemacht habe.

MERKE

Viele Schwangere suchen bei Auftreten von Komplikationen in der Schwangerschaft nach einer Ursache, oft sehen sie sich selbst als Auslöserin. Es gilt, der Patientin davon abzureden und ihr Mut für den Verlauf zuzusprechen.

Sie betreuen die Patientin zunächst ambulant weiter. Welche antihypertensive Therapie beginnen Sie? Worauf soll die Patientin achten?

Der sFlt-1-/PlGF-Quotient liegt bei 24 und sagt mit einer hohen Wahrscheinlichkeit einen stabilen Verlauf in der nächsten Woche voraus. Sie entscheiden, bei Ihrer asymptomatischen Patientin eine ambulante Behandlung durchzuführen. Blutdruckwerte von 150/100 mmHg oder höher sollen medikamentös behandelt werden, daher starten Sie eine Therapie mit alpha-Methyldopa. Dies ist aufgrund der umfassenden Erfahrungswerte in der Schwangerschaft das Mittel der ersten Wahl. Der Zielblutdruck liegt bei 130–150 mmHg systolisch und 80–100 mmHg diastolisch.

Nach gegenwärtigem Wissensstand dient die **Blutdrucksenkung** der Prävention maternaler Komplikationen wie hämorrhagische oder ischämische Insulte. Der beste Prädiktor für das Auftreten solcher Komplikationen ist der systolische Blutdruck – der diastolische sollte zur Aufrechterhaltung der plazentaren Perfusion und somit der fetalen Durchblutung nicht unter 80 mm Hg gesenkt werden.

Sie sensibilisieren Frau W. für die **Prodromalsymptome eines HELLP-Syndroms** und erläutern, dass sie sich bei Oberbauchschmerzen, Übelkeit, Erbrechen, thorakalen Schmerzen oder Dyspnoe umgehend in der Geburtsklinik vorstellen soll und Sie jederzeit telefonisch tagsüber für sie erreichbar sind.

Da Sie bei Frau W. den Eindruck haben, dass sie sich sehr viele Sorgen macht und mit der Situation überfordert ist, schreiben Sie die berufstätige Frau einige Tage krank und verordnen ihr Schonung. Sie soll sich erst einmal an die neue Situation gewöhnen und sich mit der regelmäßigen Blutdruckmessung vertraut machen. Sie vereinbaren nun wöchentliche Verlaufskontrollen bei Ihnen in der Praxis.

MERKE

Neben einer **Arbeitsunfähigkeitsbescheinigung** (Krankschreibung) können Sie ein **individuelles Beschäftigungsverbot** nach §3 Absatz 1 Mutterschutzgesetz ausstellen, das die Arbeitszeit der Schwangeren anteilig reduziert oder ganz aussetzt.

Wann würden Sie die Patientin in die Klinik einweisen? Welche Untersuchungen schließen sich in der Klinik an?

Eine stationäre Einweisung bei Präeklampsie ist bei jeder Verschlechterung des Zustands, bei Blutdruckwerten ≥ 160/110 und Verdacht auf HELLP-Syndrom angezeigt. Bei einer Eklampsie, schweren neurologischen Symptomen, Dyspnoe oder hypertensiver Entgleisung wird ein Transport mit einem Rettungswagen empfohlen. Unabhängig von der Mutter kann auch eine fetale Indikation (z. B. auffälliges CTG oder intrauterine Wachstumsrestriktion) zu einer Einweisung in die Klinik führen. In der Klinik wird ein 24-Stunden-Blutdruckprotokoll erstellt und ein 24-Stunden-Urin für die Quantifizierung der Proteinurie durchgeführt. Der Blutdruck wird medikamentös eingestellt, ggf. wird eine internistische Kollegin dafür einbezogen.

Erfreulicherweise zeigen sich die nächsten Wochen stabile Blutdrücke und es kommt zu keinen weiteren Symptomen. Sie vereinbaren mit Frau W. eine frühzeitige Vorstellung in der Geburtsklinik. So haben sowohl Frau W. als auch die Klinik ausreichend Zeit, den weiteren Ablauf in einem ruhigen Umfeld zu besprechen.

Mit stabilen Werten ist Frau W. nun in der 37. SSW. Sie möchte wissen, ob sie vaginal entbinden darf. Ist eine frühzeitige Entbindung sinnvoll?

Die einzige kausale Therapie der PE ist die Entbindung. Eine Fortführung der Schwangerschaft dient der Vermeidung einer Frühgeburt und deren Komplikationen für das Kind. Die Schwangere profitiert zu keinem Zeitpunkt von einer Prolongation; im Gegenteil werden die Symptome sich über die Zeit verschlechtern. Der Vorteil für das Kind unter Inkaufnahme der Risiken für die Mutter ist nach 37+0 SSW nicht mehr gegeben. Bei optimaler Überwachung und stabilen mütterlichen und kindlichen Zuständen besteht kein erhöhtes kindliches Risiko und eine vaginale Entbindung kann angestrebt werden. Eine Einleitung der Geburt wird mit 39 SSW empfohlen. Eine Periduralanalgesie kann gelegt werden.

Frau W. befindet sich in der 36+2 SSW. Die Werte sind weiterhin stabil. Sie empfehlen ihr, sich in der Klinik vorzustellen. Frau W. ist ganz aufgeregt. Sie freut sich schon, mit ihrem Sohn in 6 Wochen zur Nachsorge zu kommen.

MERKE

Die Entscheidung, die Schwangerschaft frühzeitig zu beenden, ist abhängig vom Schwangerschaftsalter. Nach Abwägung von maternalen und kindlichen Nutzen und Risiken sollte möglichst bald eine Entbindung geplant werden.

Frau W. kommt 6 Wochen später zur Nachsorge. Die Geburt sei unkompliziert verlaufen. Sie sei so glücklich, dass sie sich noch ein Kind vorstellen könne. Sie habe allerdings Sorge, dass es sich wiederholt. Was können Sie dazu sagen? Gibt es ein frühes Screening/eine Prophylaxe?

Das Wiederholungsrisiko für eine PE liegt im Mittel bei 14–18 % und hängt davon ab, wann sich diese manifestiert hat. Je früher und schwerer eine PE in der Schwangerschaft auftritt, desto wahrscheinlicher kommt es zu einem erneuten Auftreten.

Ein **Screening** ist eine Untersuchung asymptomatischer Patientinnen auf eine konkrete Erkrankung, die in dieser Population häufig auftritt, behandelbar ist und für die durch die Behandlung ein verbesserter Verlauf entsteht. Die Untersuchung soll zeit- und kostengünstig wie auch wenig belastend sein. Bei der PE sind diese Voraussetzungen erfüllt. Eine individuelle Risikokalkulation im 1. Trimenon wird berechnet durch:

- Maternale Charakteristika: Alter, Anamnese/ Risikofaktoren, Body-Mass-Index, ethnische Zugehörigkeit
- Biophysikalische Faktoren: Pulsatilitätsindex der Aa. uterinae, mittlerer arterieller Blutdruck
- Biochemische Risikomarker: *Pregnancy-associated plasma protein A* [PAPP-A], PlGF

Die frühe PE kann zu 70–80 % detektiert werden.

Zeigt sich im 1. Trimenon durch das Screening ein erhöhtes Risiko, wird derzeit eine Behandlung mit niedrig dosierter Acetylsalicylsäure (ASS: 150 mg/ Tag) begonnen. Eine generelle Prophylaxe ist nicht indiziert.

Sie beraten Frau W. über diese Zusammenhänge. Ebenso empfehlen Sie, aufgrund des erhöhten Risikos für kardiovaskuläre Ereignisse eine Hausärztin aufzusuchen.

MERKE

Die Erkenntnisse der **ASPRE-Studie** (NEJM 2017; 377: 613–22) waren ein großer Meilenstein der jahrzehntelangen Forschung der PE und zeigten signifikante Wege weg von der Diagnose und Entbindung hin zum Screening und der Prophylaxe. Die Studie zeigte eine Reduktion einer PE um 82 % vor der 34. SSW durch die Einnahme von ASS 150 mg/d zum Abend.

4

ZUSAMMENFASSUNG

Die Präeklampsie tritt bei 2–3 % aller Schwangerschaften auf. Sie hat eine hohe neonatale und maternale Mortalität und Morbidität und erfordert eine engmaschige Kontrolle der Schwangeren.
Für die Behandlung des Hypertonus wird u. a. alpha-Methyldopa eingesetzt. Acetylsalicylsäure hat hinsichtlich einer Präeklampsie einen präventiven Effekt nach Screening im 1. Trimenon. Es existiert keine kausale Therapie außer der Entbindung – diese wird in Abhängigkeit vom Schwangerschaftsalter indiziert.

WAS WÄRE, WENN …?

- … die Patientin eine therapierefraktäre hypertensive Krise in der 27+4 SSW hätte? Wie wäre die Behandlung?
  - In jedem Einzelfall muss der Abschluss einer Lungenreife-Prophylaxe (für die Verbesserung der kindlichen Morbidität) gegen die Dringlichkeit der Beendigung aus maternaler Indikation abgewogen werden. Zur Vermeidung maternaler Mortalität und langfristiger Morbidität muss u. U. auch in frühen Schwangerschaftswochen eine Entbindung empfohlen werden.

4

4.2.6 Ich verliere Fruchtwasser

Manuela Tavares de Sousa

Anamnese

Sie haben Dienst im Kreißsaal, als der Rettungswagen eine Patientin bringt. Es handelt sich um die 29-jährige Frau I., die bereits telefonisch angekündigt war. Sie erwartet ihr erstes Kind und ist heute in 39+4 SSW. Beim Abendessen habe sie reichlich Flüssigkeitsabgang bemerkt. Sie hat keine Wehen. Die Schwangerschaft war bisher komplikationslos.

Untersuchungsbefund

Die Patientin wird liegend in den CTG-Raum gebracht, Sie sehen bei der Umlagerung bereits eine große Pfütze. Die vaginale Untersuchung bestätigt den Blasensprung, das Köpfchen ist fest in Beckeneingang, der Muttermund noch geschlossen. Das CTG ist unauffällig.

Nun nehmen Sie die Patientin mit in den Untersuchungsraum. Sonografisch zeigt sich ein fetales Schätzgewicht von 3.300 g. Die Fruchtwassermenge ist an der unteren Norm.

Fragen und Antworten

Wie lautet Ihre Diagnose? Welche Untersuchung können Sie zusätzlich durchführen, um die Diagnose zu bestätigen?

Geht vor dem Eintreten der Wehen Fruchtwasser ab, handelt es sich um einen **vorzeitigen Blasensprung** (PROM – *pre-labour rupture of the membranes;* bei < 37+0 SSW). Es unterscheiden sich weitere Formen:

- Beim **frühzeitigen Blasensprung** springt (so sagt man in der Umgangssprache: „springen“ für „sich öffnen“) die Fruchtblase während der frühen Eröffnungsperiode.
- Beim **rechtzeitigen Blasensprung** erfolgt dies am Ende der Eröffnungsperiode.
- Beim **verspäteten Blasensprung** springt sie während der Austreibungsperiode.
- Bei einem **hohen Blasensprung** springt die Fruchtblase nicht am unteren Eipol, sondern im Fundusbereich.

In etwa 90 % lässt sich die Diagnose eines PROM durch eine klinische Untersuchung stellen. Bei der **vaginalen Untersuchung** geht reichlich Flüssigkeit ab. Zusätzlich ist sonografisch das Fruchtwasser an der unteren Norm. Der Nachweis normaler Fruchtwassermenge schließt die Diagnose eines PROM allerdings nicht aus.

In etwa 10 % ist von einer klinisch uneindeutigen Situation auszugehen. Ein PROM lässt sich hier durch diagnostische Methoden nachweisen. Es wird eine **Spekulumuntersuchung** durchgeführt. Der **pH-Wert** wird aus dem hinteren Scheidengewölbe bestimmt. Dies ist eine kostengünstige und einfache Methode. Die vaginale Standardflora liegt bei 3,5–4,5 und Fruchtwasser alkalisiert diese. Falsch positive Befunde sind häufig, da pH-Veränderungen in der Scheide auch durch vaginale Infektionen, Geschlechtsverkehr oder Kontamination durch Urin verursacht werden können. Bei Unsicherheit können **biochemische Schnelltests** durchgeführt werden, die lösliche Proteine, die nur im Fruchtwasser nachweisbar sind, mittels immunchromatografischer Assays messen. Die beiden gängigen Methoden weisen das Insulin-like-Growth-Factor-Binding-Protein-1 oder das plazentare α-Mikroglobulin-1 nach. Die Spezifität dieser Tests liegt bei nahe 100 % und ein Blasensprung kann mit einer hohen Sicherheit ausgeschlossen werden.

Bei Frau I. lässt sich der Fruchtwasserabgang wie in den meisten Fällen durch die klinische Untersuchung nachweisen. Da keine Wehentätigkeit vorliegt, handelt es sich um einen **vorzeitigen Blasensprung.**

MERKE

Der korrekte Ausschluss eines vorzeitigen Blasensprungs ist vor allem in frühen Schwangerschaftswochen unerlässlich, da diese Diagnose mit umfangreichen therapeutischen Konsequenzen einhergeht. Biochemische Schnelltests werden dafür eingesetzt.

Welche Untersuchungen werden bei der Aufnahme einer Patientin mit einem vorzeitigen Blasensprung durchgeführt? Was prüfen Sie im Mutterpass?

Bei bestätigter Diagnose eines PROM werden die **Entzündungsparameter** (Leukozytenzahl und CRP-Wert) und die maternalen Vitalparameter **(Körpertemperatur, Puls und Blutdruck)** alle 8 h kontrolliert. Die kindliche Herzfrequenz ist mit regelmäßigen CTGs zu monitoren. Im Zuge der Spekulum-Untersuchung wird in frühen Wochen ein **bakteriologischer Abstrich** entnommen.

Sie prüfen, ob Frau I. einen B-Streptokokken-Test durchgeführt hat, und sehen ein negatives Abstrichergebnis im Mutterpass. Der Test auf Streptokokken der Gruppe B wird zwischen 35. und 37. SSW im Rahmen der Vorsorge angeboten. Es handelt sich dabei um eine **IGeL-Leistung,** die die Schwangere selbst bezahlen muss. Die Kosten liegen bei rund 30 Euro.

Frau I. möchte wissen, wie es nun weitergeht und ob sie aufstehen darf. Wie beraten Sie die Patientin?

Die Hauptsorge bei einem PROM gilt einem **Nabelschnurvorfall (NSV)** (➤ Abb. 4.19). Ein NSV kann durch eine Kompression der vorliegenden Nabelschnur zu einer vitalen Gefährdung des ungeborenen Kindes führen. Der NSV tritt extrem selten auf (0,03 %), laut einer älteren Untersuchung in nur 2 % außerhalb der Klinik. Neuere Untersuchungen zeigen, dass ein NSV in bis zu 62 % nach einer geburtshilflichen Maßnahme (z. B. Amniotomie) auftritt und damit iatrogen hervorgerufen wird. Bei Polyhydramnion und Frühgeburt unter 32. SSW besteht ein erhöhtes Risiko, ebenso steigt das Risiko mit Lageanomalien, wie Querlage, auf 9,6 %. Das höchste Risiko ist unmittelbar zum Zeitpunkt des Blasensprungs. Sollte es in diesem Moment zu einem NSV kommen, sollte in Beckenhochlagerung ein sofortiger Transport in eine Klinik mit der Möglichkeit der sofortigen Schnittentbindung und neonatologischen Versorgung erfolgen.

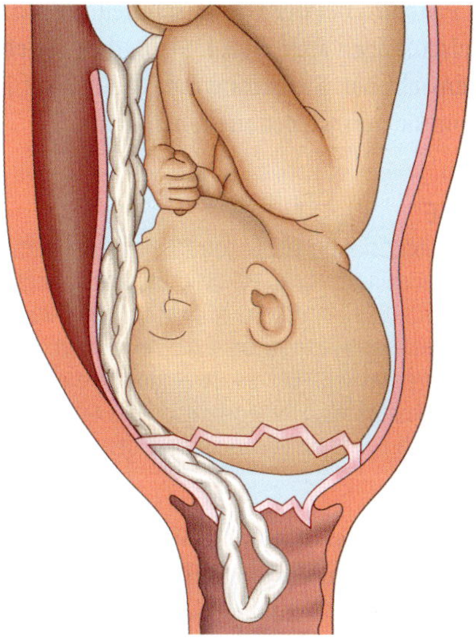

Abb. 4.19 Nabelschnurvorfall [L234]

In vielen Köpfen ist weiterhin fest verankert, dass sich Schwangere bei jeglichem PROM sofort hinlegen müssen und liegend transportiert werden. Eine klare wissenschaftliche Evidenz für dieses Vorgehen gibt es allerdings nicht. Ob durch einen Liegendtransport ein NSV verhindert werden kann, ist nicht klar belegt. Auch im Liegen kann dieser geburtshilfliche Notfall auftreten, sodass im Ausland der Liegendtransport nur Schwangeren mit höherem Risiko (Quer- oder Beckenendlage, vor der 34. SSW) empfohlen wird. In Deutschland ist nun in der S3-Leitlinie Vaginale Geburt am Termin auch explizit keine Empfehlung für die Maßnahmen des Hinlegens verankert.

Frau I. hätte am Termin nicht zwingend den Rettungswagen rufen müssen. Sie nehmen sich vor, die nächste Patientin bei der Geburtsanmeldung darauf hinzuweisen, sagen aber Frau I. nicht, dass sie etwas falsch gemacht hat. Sie betonen, dass der Kopf jetzt fest ist und sie nun wieder aufstehen darf.

MERKE

Die Empfehlung, sich bei PROM sofort hinzulegen, führt bei den Betroffenen nicht nur zu Verunsicherung und Ängsten, sondern verursacht erhebliche Aufwände der Rettungs- und Krankentransportdienste, ohne dass eine klare Evidenz für den Nutzen vorliegt. Bei der Beratung sollte eine individuelle Risikoabklärung erfolgen und Ängste bezüglich eines Nabelschnurvorfalls genommen werden.

Frau I. möchte wissen, warum sie nun Fruchtwasser verliert. Was antworten Sie?

Ein PROM ist ein häufiges Geschehen, bei etwa 3 % der Schwangerschaften kommt es vor der vollendeten 37. SSW und bei etwa 8 % am Termin zu einem Blasensprung ohne Wehen. Es gibt mehrere Faktoren, die einen PROM begünstigen: Dazu gehören ein distendierter Uterus, wie beispielsweise bei Mehrlingsschwangerschaft, Querlagen oder ein Polyhydramnion. Die Anamnese PPROM und vorangehende vaginale Blutungen stellen ebenso Risiken dar. Auch lokale Infektionen, die zu einer Schwächung der Eihautmembran führen, können das Springen der Fruchtblase fördern – dies vor allem in frühen SSW. In den meisten Fällen findet sich am Entbindungstermin keine unmittelbare Ursache.

Sie erläutern Frau I., dass Sie bei ihr keine Ursache sehen und dass dieses Ereignis häufig zu finden ist.

Bevor Frau I. nun in das Vorwehenzimmer geht, fragt sie nach, wie lange sie auf Wehen warten und ob sie Antibiotika erhalten müsse. Wie beraten Sie?

Bei Frau I. handelt es sich um einen PPROM am Termin ohne Zeichen einer Infektion mit einem negativen Abstrich auf Streptokokken der Gruppe B. Eine Entbindung auf natürlichem Wege ist möglich. In vielen Fällen setzen die Wehen von alleine ein. Sollte dies nicht der Fall sein, wird nach 12 h eine **Antibiotikaprophylaxe** und falls keine Wehen einsetzen, nach 24 h eine **medikamentöse Weheninduktion** begonnen.

Sie erklären, dass Sie eher davon ausgehen, dass spontane Wehen einsetzen, und begleiten Frau I. in das Vorwehenzimmer. Eine Antibiotikabehandlung wird bei stabilen Werten erst im weiteren Verlauf begonnen.

MERKE

Während bei der Mutter eine vaginale Infektion mit Streptokokken der Gruppe B asymptomatisch verläuft, kann sie bei dem Neugeborenen nach einer vaginalen Entbindung zu einer Late-onset-Sepsis führen. Daher ist bei positivem Abstrich unmittelbar mit einer Antibiose zu beginnen.

Als Sie zum Ende des Dienstes die Kontrolllaborwerte von Frau I. erhalten, fallen Ihnen der grenzwertig erhöhte CRP-Wert und die Leukozytenzahl von 18.000 Leukos/l auf. Die Temperatur ist jetzt 38,5 °C. Auch das CTG hat sich verändert: Die Basalfrequenz der kindlichen Herztöne ist bei 155 bpm. Welche Diagnose vermuten Sie? Wen informieren Sie?

Eine Komplikation des PROM ist das **Amnioninfektionssyndrom (AIS).** Das Fehlen der Fruchtblase als Schutzbarriere begünstigt eine aufsteigende bakterielle Besiedlung, die zu einer Infektion des Fetus führt **(Chorioamnionitis).** Auch eine hämatogene Streuung ist möglich. Der Begriff **Triple I** wurde 2019 eingeführt, um den Zustand der intrauterinen Inflammation und/oder Infektion zu beschreiben und von maternalem Fieber anderer Genese zu unterscheiden. Er hat allerdings noch nicht überall in den klinischen Alltag Einzug genommen.

Zu Beginn eines Triple I zeigt sich **Fieber** (> 38 °C). Die Schwangere entwickelt eine **Leukozytose** (> 15.000/µl) und eine **Tachykardie** (≥ 100 bpm). Im fortgeschrittenen Stadium finden sich Druckschmerzen **(Uteruskantenschmerz)** und/oder **Kontraktionen.** Sehr selten lässt sich **purulenter Fluor** nachweisen. Unbehandelt kann sich eine maternale Sepsis entwickeln.

Beim Fetus lassen sich mit einer **erhöhten fetalen Herzfrequenz** (> 160 bpm) und einem **eingeengten Oszillationsmuster** Hinweise auf eine fetale Infektion finden. Mortalität und Morbidität des Neugeborenen sind signifikant erhöht.

Nicht jedes maternale Fieber geht mit einer intrauterinen Infektion einher. Es zeigt sich in einem Drittel aller Geburten und kann beispielsweise auf die Anlage einer Periduralanästhesie zurückgeführt werden. Eine Antibiose ist nicht immer indiziert.

Wegen der erhobenen Befunde gehen Sie im Falle von Frau I. von einem **beginnenden Triple I** aus. Eine **zeitnahe Entbindung** sollte angestrebt werden.

Sie informieren die Neonatologen über den Verlauf, insbesondere über Ihren Verdacht der fetalen Infektion.

MERKE

Bei vorzeitigem Blasensprung muss immer an die Entwicklung einer intrauterinen Infektion gedacht werden. Eine engmaschige klinische Überwachung, wenn dieser länger als 12 h her ist, und die regelmäßige Kontrolle der Entzündungsparameter sind essenziell.

ZUSAMMENFASSUNG

Springt die Fruchtblase vor dem Eintreten der Wehen, spricht man von einem **vorzeitigen Blasensprung.** Mögliche **Komplikationen** sind ein Nabelschnurvorfall sowie eine **intrauterine Infektion.** Ein engmaschiges klinisches Monitoring und die Kontrolle der Entzündungsparameter sind obligat. Bei einer manifesten Infektion ist die sofortige Entbindung unter Antibiose anzustreben. Wenn die Wehen nicht spontan einsetzen, wird nach 12 h antibiotisch behandelt und die Geburt nach 24 eingeleitet.

WAS WÄRE, WENN ...

- ... ein PPROM (also vor 37+0 SSW) vorliegen würde? Wann wäre eine Einleitung der Geburt anzustreben?
  - Schwangere, die nach der 24+0 SSW von einem PPROM betroffen sind, können nach individueller Risikoaufklärung bis 37+0 SSW auf spontane Wehen warten (noch vor wenigen Jahren bis 34+0 SSW). Es wird in dieser Gruppe der Schwangeren eine sofortige antibiotische Therapie durchgeführt. Vaginale Untersuchungen sollten wegen des Risikos der intrauterinen Infektion geringgehalten werden.
- ... ein PPROM in der 16. SSW vorliegen würde?
  - Der Fetus braucht für seine Lungenentwicklung und, um die motorische Funktion auszubilden, Fruchtwasser. Ein sehr früher PPROM kann zu Lungenhypoplasie und Skelettdeformitäten führen. Die Prognose ist infaust. Ein sehr individuelles Vorgehen sollte mit der Patientin besprochen werden.

4.2.7 Mein Kind kommt – ganz ohne Hilfe

Manuela Tavares de Sousa

Anamnese

Sie haben heute Kreißsaaldienst. Zu Ihnen kommt die 26-jährige Frau N., deren Wehen nun seit etwa 3 h regelmäßig alle 5 min kommen. Sie erwartet ihr erstes Kind. Bisher war die Schwangerschaft komplikationslos und der errechnete Termin wäre in drei Tagen. Ein Blick in den Mutterpass zeigt keine Besonderheiten.

Untersuchungsbefund

Körperliche Untersuchung: Palpation des Bauches: Fundus uteri steht zwei Querfinger unterhalb des Rippenbogens, der Rücken des Kindes liegt links (I. Stellung).

Vaginale Untersuchung: Portio aufgebraucht, zentriert, weich. Muttermund 3 cm eröffnet. Die Fruchtblase ist prall und der Kopf des Kindes steht fest im Beckeneingang.

Abdominelle Sonografie: Schädellage, geschätztes Gewicht: 3.400 g.

CTG: regelrecht mit normaler Herztonkurve und regelmäßigen Wehen alle 5 min.

Fragen und Antworten

Was besprechen Sie mit Frau N.? Sind aktuell Maßnahmen erforderlich?

Die Geburt ist ein physiologischer Prozess, der in den meisten Fällen **keine medizinischen Maßnahmen** erfordert – viele Geburten werden bei Frauen ohne Risiko für sich oder ihr Kind stattfinden. Dennoch ist die Geburt eine kritische Phase im Leben einer Frau und eines Kindes, die mit einer hohen Morbidität und Mortalität einhergehen kann. Einige Kliniken empfehlen daher bei Aufnahme zur Geburt die Anlage eines Zugangs.

Sie informieren Frau N., dass alles physiologisch verläuft, und fragen, wonach ihr ist. Sie bieten ihr an, nochmal nach Hause zu gehen oder sich alternativ im Vorwehenzimmer auszuruhen oder in die Badewanne zu gehen. Frau N. nimmt das Angebot der Aufnahme gerne an. Sie kann sich in keinem Falle vorstellen, jetzt nach Hause zu gehen.

MERKE

Zu Beginn der Geburt kann Ausruhen in einer komfortablen Position den Geburtsverlauf positiv beeinflussen.

4

Das vermehrte Treppenlaufen hat keine Evidenz für eine schnellere Geburt.

Welche Geburtsphasen kennen Sie? In welcher Geburtsphase befindet sich Frau N.? Was erläutern Sie der Patientin?

Der Geburtsverlauf wird in drei Phasen unterteilt:

- Die **Eröffnungsperiode (EP)** beginnt mit muttermundswirksamen Wehen. Nach Reifung der Portio kommt es zu einer Eröffnung des Muttermundes bis 10 cm. Man kann sich dies wie das Anziehen eines Rollkragenpullovers vorstellen. Zunächst wird der Rollkragen ausgestülpt, bevor der Kopf durch das sich dehnende Kragenloch geschoben werden kann. Die EP wird in eine Latenzphase bis 6 cm und in eine aktive Phase bis 10 cm unterschieden. Während die Latenzphase bei Nulliparae bis zu 20 h dauern kann, zeigt sich in der aktiven Phase eine Muttermunderöffnung von ca. 1 cm/h.
- Es schließt sich die **Austreibungsperiode (AP)** an. Diese beschreibt die Zeitspanne nach vollständiger Eröffnung des Muttermundes bis zur Geburt des Kindes. Zunächst wird der Fetus durch den Geburtskanal getrieben, bis mit Einsetzen der Bauchpresse die Presswehen zur Geburt führen. Die AP kann bei Erstgebärenden 2 h ohne und 3 h mit Periduralanästhesie (PDA) und bei Mehrgebärenden 1 h mit und 2 h ohne PDA dauern. Unter engmaschiger Überwachung kann bei Wohlbefinden von Mutter und Kind jeweils eine weitere Stunde bis zu einer Intervention gewartet werden.
- Die **Nachgeburtsphase** beginnt nach Abnabeln des Kindes und endet mit Geburt der Plazenta. Das Hauptrisiko sind verstärkte Blutungen, sodass in dieser Phase nach 30 min Interventionen begonnen werden.

Frau N. befindet sich in der Eröffnungsperiode. Informieren Sie Frau N., dass diese Phase unterschiedlich lange dauern kann und es keine etablierten Grenzen gibt. Jede Frau entbindet in unterschiedlicher Zeit und jede Geburt ist einzigartig. Sprechen Sie ihr Mut zu und unterstützen Sie sie in ihren Wünschen. Betonen Sie, wie gut es ist, dass sie jemanden zur Unterstützung dabeihat, und dass sie sich auf Sie und die Hebamme verlassen kann.

MERKE

Im März 2014 verabschiedeten das American College of Obstetricians and Gynecologists und die Society for Maternal-Fetal Medicine eine bahnbrechende Leitlinie. Die Dauer der Geburtsphasen wurde angepasst und ein längeres Abwarten erlaubt. Die in den 1950ern von Friedmann vorgeschlagenen zeitlichen Begrenzungen wurden verlassen. Dadurch kann die Rate an Sectiones ohne erhöhtes Risiko für Mutter und Kind reduziert werden.

Frau N. ist 3 h später bei 8 cm. Sie fragt nach Schmerzmitteln. Welche Möglichkeiten bieten sich?

Die Betreuung unter der Geburt und die Art und Intensität der Interaktion mit der Gebärenden beeinflussen sowohl den Wunsch nach als auch die Wahl des Schmerzmittels. Einige Evidenz deutet darauf hin, dass **Massagetechniken,** die **Position** der Gebärenden, ein warmes **Bad** und eine fürsorgliche, entspannende **Umgebung** schmerzlindernd sind und den Geburtsverlauf positiv beeinflussen. Die **psychische Unterstützung** der Schwangeren sollte durch medizinisches Fachpersonal gegeben sein und kann durch eine begleitende Person weiter ausgebaut werden.

Auf schulmedizinischer Seite stehen verschiedene Medikamente zur Verfügung. Sie unterscheiden sich nicht nur durch ihre schmerzlindernde Wirkung, sondern auch durch ihr Nebenwirkungsprofil.

- **Krampflösende Medikamente** werden häufig am Anfang der Eröffnungsperiode eingesetzt und haben keine fetalen Nebenwirkungen.
- **Opiate** sind analgetisch sehr wirkungsvoll, können jedoch zur Atemdepression des Kindes führen. Sie sollten nicht in der AP eingesetzt werden.
- **Regionale Anästhesieverfahren** (Periduralanästhesie) sind bei sehr starken Schmerzen indiziert. Pudendusblockaden werden nicht mehr durchgeführt.

Es gibt eine breite Palette an **komplementärmedizinischen Methoden,** die von Akupunktur bis Homöopathie reichen.

Bei der Wahl eines Schmerzmittels kann jede Gebärende nach ausführlicher Aufklärung für sich entscheiden, ob und welches sie in Anspruch nehmen möchte.

Der Muttermund ist nun vollständig und der Kopf steht auf I + 3. Was bedeutet das? Beschreiben Sie die Höhenstände nach De Lee.

Unter der Geburt wird das Tiefertreten des Kopfes zur Bestimmung des Geburtsverlaufs beschrieben.

Der Höhenstand wird durch eine vaginale Untersuchung ermittelt. Der tastende Finger ist dabei genau in der (bogenförmig verlaufenden) Führungslinie. Der Bezugspunkt am Kopf ist der tiefste, knöcherne Punkt und wird als Leitstelle bezeichnet. Bei einer Geburtsgeschwulst muss dieses in Zentimeter abgezogen werden.

Es hat sich etabliert, den **Höhenstand nach De Lee** anzugeben (➤ Abb. 4.20). Der Bezugspunkt im kleinen Becken der Mutter ist die Interspinalebene (I). Dabei wird eine gedachte Verbindungslinie zwischen den beiden Spinae ischiadicae gezogen und als Nullpunkt (I + 0) bezeichnet. Die Leitstelle wird dazu in cm vor (–) oder nach (+) der Interspinalebene angegeben. Wenn der größte Kopfdurchmesser die Interspinalebene überschritten hat, ist von einer vaginalen Entbindung auszugehen. Damit ist bei I + 2 zu rechnen.

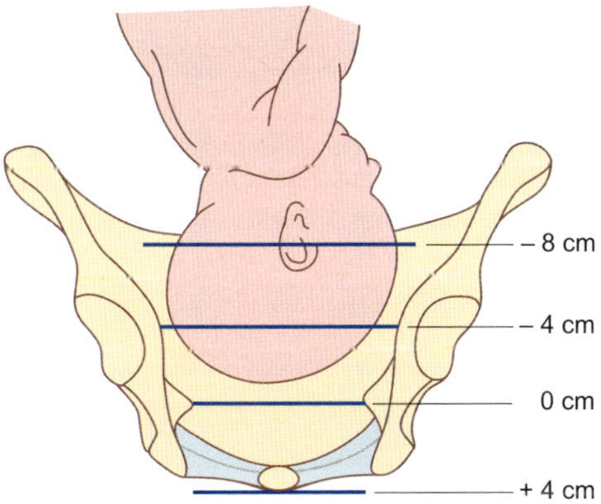

Abb. 4.20 Höhenstand nach De Lee [L234]

Kurz vor Ende Ihres Dienstes steht die Geburt an. Beschreiben Sie die Rotation des Kopfes im maternalen Becken. Wie wird ein Dammschutz durchgeführt?

Zu Beginn einer Geburt steht der Kopf mit der Pfeilnaht quer im Beckeneingang. Um durch die runde Beckenmitte zu gelangen, wird der Kopf auf die Brust flektiert und kommt dadurch in den kleinsten, runden Durchmesser. Zur Geburt aus dem längsovalen Beckenausgang erfolgt eine (1.) Rotation und Deflexion des Kopfes. Nach der Kopfgeburt rotiert der Rücken nach vorne (2. Rotation), sodass die Schultern quer in dem queren Beckeneingang stehen. Auch diese müssen sich dann erneut rotieren (3. Rotation), um längs geboren zu werden. Das Gleiche passiert mit dem Hüftumfang (4. Rotation).

Die Geburt findet am häufigsten aus vorderer Hinterhauptseinstellung statt (➤ Abb. 4.21). Dabei wird der Kopf mit dem Hinterhaupt (als kleinstem Kopfumfang) über den Damm geboren. Die Hebamme hält mit einer Hand den Damm und mit der anderen Hand das Köpfchen (➤ Abb. 4.22). Sie gewährleistet damit ein **kontrolliertes Tiefertreten** und reduziert einen zu raschen Durchtritt. Die Gebärende wird angeleitet, nach eigenem Gefühl mitzuschieben.

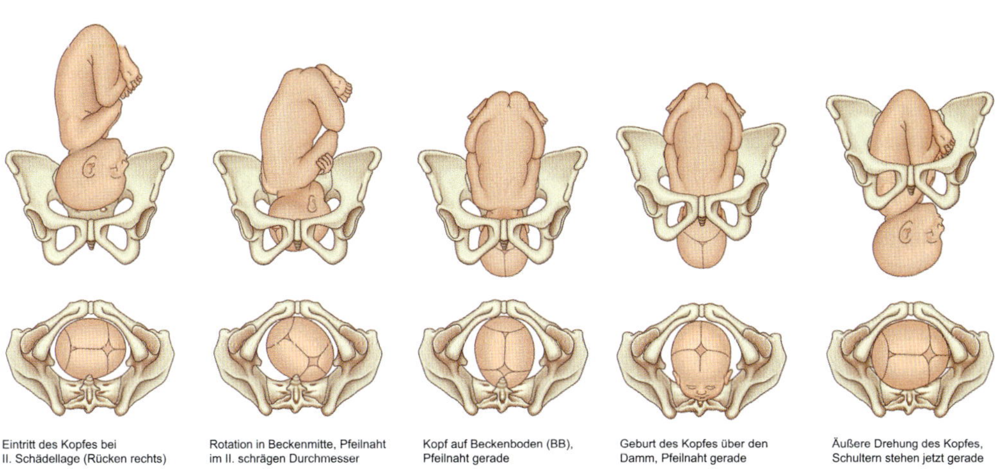

Abb. 4.21 Ablauf der regelhaften Geburt aus dorsoanteriorer Hinterhauptslage [L234]

4

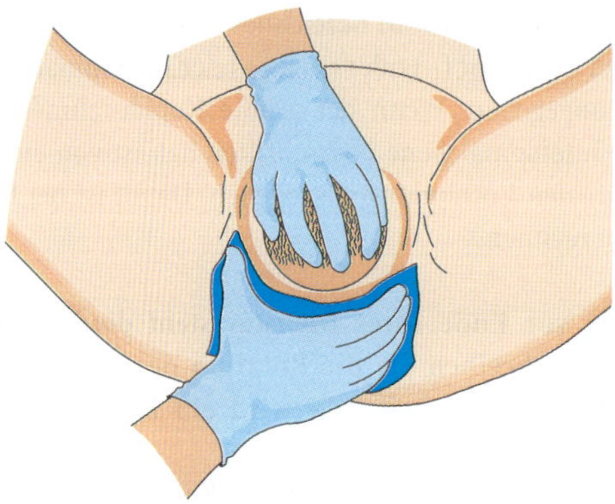

Abb. 4.22 Dammschutz [L157]

Während man früher davon ausging, dass höhergradige Dammverletzungen durch einen Dammschnitt vermieden werden können, geht man aktuell davon aus, dass dadurch die Wahrscheinlichkeit eher erhöht wird. Eine routinemäßige Episiotomie ist daher nicht indiziert. **Spontane Dammrisse** verursachen weniger Schmerzen und heilen besser.

MERKE

Fördern Sie bei einem physiologischen Geburtsverlauf die Entbindungsposition, die die Gebärende einnehmen möchte. Drängen Sie sie in keine Position und bestärken Sie eine aufrechte Position. Sollte es zum Beispiel für die Ableitung der kindlichen Herztöne notwendig sein, so erklären Sie den Grund für einen Positionswechsel.

Das Kind ist geboren. Was tun Sie nun? Nennen Sie Lösungszeichen der Plazenta.

Das Neugeborene sollte bei Wohlbefinden unmittelbar für mindestens 1 h im **Haut-zu-Haut-Kontakt** sein. Das erste **Stillen** sollte in dieser Zeit gefördert und unterstützt werden. Aktuell wird ein spätes **Abnabeln** (nach 1–3 min) empfohlen.

Nach Abnabeln des Kindes ist die prophylaktische Gabe von **Oxytocin** zur Prävention einer postpartalen Blutung bei allen Geburten indiziert. Zwischen 3–10 IE Oxytocin werden als Kurzinfusion appliziert.

Die **Plazentalösungszeichen** geben Rückschlüsse darauf, ob die Plazenta gelöst ist. Ist die Plazenta im Corpus uteri gelöst, steigt der Fundus uteri nach rechts **(Schröder).** Bei gelöster Plazenta im unteren Uterinsegment stellt sich ein Vorrücken der Nabelklemme **(Ahlfeld)** dar. Bei gelöster Plazenta in der Vagina gibt die Gebärende erneut starken Druck auf den Darm an **(Afterbürde).** Wenn eines dieser Zeichen vorliegt, kann man mit einer Hand hinter der Symphyse Druck ausüben. Wenn die Plazenta gelöst ist, kommt es zu keinem Zurückziehen der Nabelschnur mehr **(Küstner).** Durch vorsichtiges Klopfen auf den Uterus übertragen sich diese Schwingungen auf die Nabelschnur nur, wenn die Plazenta noch nicht gelöst ist **(Straßmann).**

Wenn man annimmt, dass die Plazenta gelöst ist, fordert man die Gebärende dazu auf, diese mit dosiertem Schieben zu gebären.

MERKE

Erst nach vollständiger Geburt der Plazenta ist die Geburt beendet und es wird gratuliert. Es hat sich etabliert, dass die Hebamme immer die erste Person ist, die die Glückwünsche ausspricht.

ZUSAMMENFASSUNG

Eine **Geburt** ist ein natürlicher Vorgang, der im Normalfall keine medizinischen Maßnahmen erfordert. Eine Frau kann ein Kind gebären und ein Kind kann geboren werden. Zurückhaltung ist gefordert. Nichts tun und da sein. Viele Fachgesellschaften und die Weltgesundheitsorganisation setzen sich dafür ein, um Frauen eine solche natürliche Geburt zu ermöglichen und Interventionen zu vermeiden. Mit ihrer Empfehlung wollen sie evidenzbasiert Frauen bezüglich ihrer Wünsche zu ihrer Geburt bekräftigen. Auch Sie als Studierende können dies tun, indem Sie respektvoll handeln und immer erklären, was Sie tun und warum es notwendig ist. Nicht nur bei einer Geburt.

WAS WÄRE, WENN ...

- … die Patientin im Geburtshaus oder zu Hause entbinden möchte? Wie beraten Sie?
  - Die sog. außerklinische Geburtshilfe wird durch erfahrene Hebammen durchgeführt. Eine sorgfältige Anamnese schließt besondere Risiken, die einen klinischen Aufenthalt erfordern, aus. Als Ärztin unterstützen Sie die Wünsche der Patientin, sollten keine Kontraindikationen vorliegen.

4.2.8 Ist alles okay mit meinem Kind?

Manuela Tavares de Sousa

Anamnese

Die 30-jährige Frau P. wird gerade in den Kreißsaal aufgenommen, als Ihre Schicht beginnt. Sie bekommt ihr erstes Kind und ist vier Tage vor dem errechneten Termin. Sie berichtet über regelmäßige Wehen seit 5 h und wünscht sich im Verlauf eine Wassergeburt. Aktuell kann sie die Schmerzen gut bewältigen.

Untersuchungsbefund

Vaginale Untersuchung: Die Portio ist zentriert, weich, verstrichen, der Muttermund ist 5 cm geöffnet, die Fruchtblase steht, das Köpfchen ist fest im Beckeneingang tastbar.

Abdominale Sonografie: Fetus in I. Schädellage, sonografisches Schätzgewicht 3.200 g, unauffällige Hinterwandplazenta und unauffälliges Fruchtwasser, fetale Doppler unauffällig.

Fragen und Antworten

Es soll nun ein CTG geschrieben werden. Was ist ein CTG? Worauf wird bei der Anlage eines CTGs geachtet?

CTG ist die Abkürzung für **Kardiotokografie** (Cardio = Herz, Tokos = Wehen, Graph = Abbildung). Zwei separate Knöpfe werden auf den Bauch der Schwangeren platziert. Über einen Dopplerultraschall-Sensor wird die fetale Herzfrequenz in beats per minute (bpm) registriert. Per Dynamometer misst der andere Sensor die myometrale Spannung und zeigt damit Kontraktionen an. Neue CTG-Geräte stellen die Kindsbewegungen ebenso dar (kineto-CTG). Die fetalen Herztöne werden simultan mit der Wehentätigkeit über mindestens 30 min auf einem Papierstreifen in einer Durchlaufgeschwindigkeit von 1 cm/min aufgezeichnet. Neue Geräte dokumentieren zeitgleich den maternalen Puls. Bei Anlage des CTGs überprüfen Sie zunächst, ob der Name der Patientin und das Datum der Untersuchung korrekt eingetragen sind.

Durch die Größe des schwangeren Uterus kann es in Rückenlage selten zu einem **Vena-cava-Kompressionssyndrom** kommen. Die Patientin wird über Übelkeit und Schwindel klagen. Durch eine plazentare Minderperfusion kann ein auffälliges CTG entstehen. Um dies zu vermeiden, sollte das CTG in Seitenlage (bevorzugt linksseitig), halb sitzend oder in aufrechter Position geschrieben werden. Sollte die Patientin während der Herztonregistrierung spazieren wollen, kann eine **Telemetrie** verwendet werden. Dies ist ein CTG-System, welches über kabellose Sensoren die Daten übermittelt.

MERKE

Das CTG kann in jeder Position abgeleitet werden. Zur Vermeidung eines Vena-cava-Kompressionssyndroms sollte es nicht im Liegen auf dem Rücken, sondern bevorzugt in aufrechter Position geschrieben werden.

Nach welchen Kriterien wird ein CTG analysiert?

Für die Analyse eines CTGs werden grundlegende Eigenschaften der Herztonregistrierung (Basalfrequenz, Variabilität, Akzelerationen, Dezelerationen und Kontraktionen) systematisch betrachtet.

- **Basalfrequenz** (mittlere Frequenz über mindestens 10 min in Abwesenheit von Akzelerationen und Dezelerationen): liegt zwischen **110 und 160 bpm.**
- Kurzfristige Frequenzschwankungen, auch als **Variabilität** bezeichnet (Amplitude der Herzfrequenz über 1 min): liegt zwischen **5 und 25 bpm.**
  - **Reduziert:** < 5 bpm für > 50 min in der Baseline oder für > 3 min in einer Dezeleration
  - **Saltatorisch:** > 25 bpm für > 30 min
- Mittelfristige Frequenzschwankungen (abrupter Anstieg oder Abfall der fetalen Herzfrequenz (HF) um > 15 bpm für > 15 s, aber < 10 min)
  - **Akzelerationen:** physiologischer HF-Anstieg
  - **Dezelerationen:** Herztonabfall, werden weiter unterschieden in:
    - **Frühe Dezeleration** (ehemals Dip I): Der Tiefpunkt des HF-Abfalls fällt auf das Maximum der Wehe.
    - **Späte Dezeleration** (ehemals Dip II): Tiefpunkt des HF-Abfalls zeigt sich > 30 s nach dem Maximum der Wehe.
    - **Variable Dezelerationen:** Tiefpunkt des HF-Abfalls zeigt sich unabhängig von der Wehe.
    - **Prolongierte Dezeleration:** Herztonabfall > 3 min, aber < 10 min
- Langfristige Frequenzschwankungen:
  - **Tachykardie:** Frequenzen > 160 bpm für > 10 min
  - **Bradykardie:** Frequenz < 110 bpm für >10 min
- **Sinusoidales Muster:** wellenförmige Basalfrequenz, an eine Sinuswelle erinnernd, mit einer Amplitude von 5–15 bpm ohne Akzelerationen über 30 min

- **Wehentätigkeit** (meist 45–120 s anhaltende uterine Aktivität)
  - **Tachysystolie:** > 5 Kontraktionen in 10 min

Mit zunehmendem Gestationsalter nimmt die Herzfrequenz ab (der Parasympathikus wird später gebildet) und die Variabilität nimmt zu. Auch die Akzelerationen werden länger und zeigen eine höhere Amplitude.

Wie beschreiben Sie das CTG und welche abschließende Beurteilung würden Sie aussprechen (➤ Abb. 4.23a)? Welche Konsequenzen leiten Sie ab?

Zur Beurteilung des CTGs wird der **FIGO-Score** genutzt. Dabei wird das CTG nach der Basalfrequenz, der Variabilität und vorliegenden Dezelerationen analysiert. Das CTG wird abschließend in eine der drei Kategorien (normal, suspekt oder pathologisch) klassifiziert (➤ Tab. 4.7).

Das CTG (➤ Abb. 4.23a) von Frau P. würden Sie wie folgt dokumentieren: BL 135 bpm, unauffällige Variabilität, keine Dezelerationen, Wehentätigkeit unregelmäßig alle 2–3 min, FIGO N.

Bei konstant unauffälliger Basalfrequenz und guter Variabilität ist das Risiko des Fetus, eine Hypoxie und/oder Azidose zu entwickeln, gering. Es muss keinerlei weitere Maßnahme erfolgen. Sie bieten der Patientin Unterstützung an und fragen nach ihren Bedürfnissen. Die Patientin kann frei wählen, was sie jetzt tun möchte.

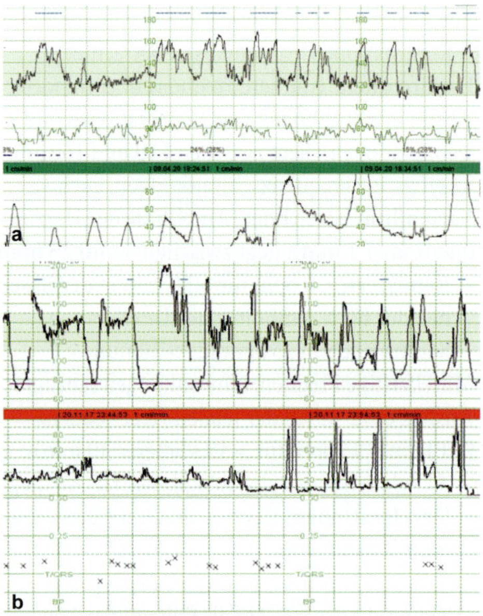

Abb. 4.23 [a: F533-003; b: M438]

Welche Konsequenzen werden aus einem suspekten oder pathologischen CTG gezogen?

Viele Faktoren können die kindliche Herzfrequenz beeinflussen, sodass diese im Zusammenhang mit anderen klinischen Parametern evaluiert werden sollten.

Beispielsweise kann bei einer Tachysystolie der Wehentropf gestoppt und/oder eine akute Wehenhemmung gestartet werden. Bei Rückenlage mit Zeichen eines Vena-cava-Kompressionssyndroms kann die Patientin auf die linke Seite gelegt werden. Durch einen **Wechsel der mütterlichen Position** kann eine komprimierte Nabelschnur möglicherweise wieder dekomprimiert werden. Eine **maternale Hypotonie** (vor allem im Rahmen einer Anlage einer Periduralanästhesie) kann durch Volumengabe behandelt werden.

Bei einem CTG, welches nach FIGO als suspekt eingestuft ist, liegt ein geringes Risiko für eine fetale Hypoxie/Azidose vor. Hier wird ein konservatives Vorgehen empfohlen.

Tab. 4.7 Beurteilung des CTGs nach FIGO-Score [W1146]

	Normal	Suspekt	Pathologisch
Baseline	110–160 bpm		< 100 bpm
Variabilität	5–25 bpm	Mindestens eine Auffälligkeit, die aber nicht pathologisch ist	> 50 min reduziert, > 30 min erhöht oder sinusoidal > 30 min
Dezelerationen	Keine		Wiederholte oder verlängerte Dezelerationen > 30 min oder > 20 min, wenn mit reduzierter Variabilität oder eine verlängerte Dezeleration > 5 min
Interpretation	Keine Hypoxie/ Azidose	Niedrige Wahrscheinlichkeit für Hypoxie/Azidose	
Vorgehen	Keine Intervention notwendig	Reversible Ursachen ändern, zusätzliche Methoden, um die Oxygenierung zu beurteilen	Sofortige Handlung, zusätzliche Evaluationen. Falls nicht möglich: Entbindung.

Bei einem nach FIGO eingestuften **pathologischen CTG** besteht ein hohes Risiko für eine fetale Hypoxie/Azidose. Zusätzliche Untersuchungen zur Evaluation des kindlichen Wohlbefindens sollten herangezogen werden. Sollte dies nicht möglich sein, sollte eine zeitnahe Entbindung erfolgen.

Bei akuten Situationen wie Nabelschnurvorfall, Uterusruptur oder Plazentalösung sollte unmittelbar – auch unabhängig vom CTG – entbunden werden.

Einige Stunden sind vergangen. Die Fruchtblase ist bereits gesprungen, der Muttermund ist 8 cm offen. Wie beschreiben Sie das CTG (➤ Abb. 4.23b)? Welche Konsequenz ziehen Sie? Das CTG lässt sich extern schlecht ableiten. Was schlagen Sie vor?

Das vorliegende CTG (➤ Abb. 4.23b) ist aufgrund wiederholter Dezelerationen als pathologisch einzustufen. Die Hebamme hat bereits alle konservativen Maßnahmen durchgeführt und es kommt zu keiner Besserung.

Sie erläutern der Patientin das Vorliegen eines pathologischen CTGs und stellen die Sensitivität und Spezifität des CTGs in einfachen Worten dar. Zur Beurteilung des kindlichen Wohlbefindens würden Sie eine **Mikroblutuntersuchung** (MBU) empfehlen (➤ Abb. 4.24). Die Patientin ist mit dem Vorgehen einverstanden. Für die Durchführung muss der Muttermund geöffnet und die Fruchtblase gesprungen sein (oder geöffnet werden), um mittels Amnioskop eine Blutprobe aus der kindlichen Kopfschwarte zu entnehmen.

In der Blutgasanalyse kann der **fetale pH-Wert** gemessen werden, der ein gutes Maß dafür ist, wie gut oder schlecht die Sauerstoffversorgung des Kindes ist. Ein pH-Wert >7,30 gilt als unbedenklich und erfordert kein Handeln. Ein pH ≤7,19 deutet auf eine Azidose hin und eine rasche Entbindung ist indiziert. Bei pH-Werten von 7,20–7,29 kann je nach Geburtsverlauf eine Kontrolle erwogen werden. Die Kombination aus CTG und MBU reduziert die hypoxiebedingte Mortalität, das Auftreten neonataler Krampfanfälle und ungerechtfertigte operative Entbindungen.

Bei einem von extern schlecht ableitbaren CTG gibt es die Möglichkeit, über eine Elektrode am Kopf des Kindes ein internes CTG abzuleiten. Bei der Anlage sollte eine Infektion ausgeschlossen sein. Diese Methode wird nur nach der 34. SSW empfohlen.

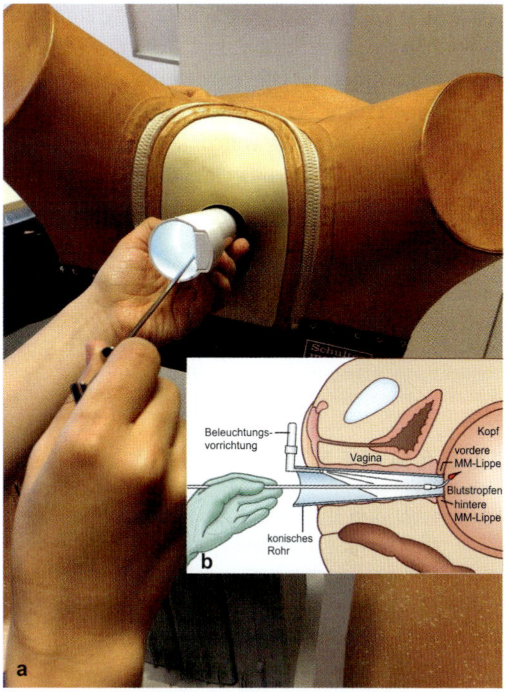

Abb. 4.24 Durchführung der Mikroblutuntersuchung am Modell (a) und schematisch (b) [a: O699; b: L234]

Wie sind die Sensitivität und Spezifität des CTGs? Welche Limitation hat die Methode?

Die Sensitivität und der negative prädikative Wert des CTGs für eine fetale Hypoxie und/oder Azidose sind hoch, während die Spezifität und der positive prädiktive Wert niedrig sind. Das bedeutet:

Ein unauffälliges CTG geht in der Regel nicht mit einer kindlichen Hypoxie/Azidose einher. Ein als suspekt oder pathologisch eingestuftes Muster kann allerdings nur eine eingeschränkte Vorhersage bezüglich einer eintretenden kindlichen Hypoxie/Azidose geben. Ein auffälliges CTG kann physiologisch sein und die Diskriminierung von azidotischem und nicht azidotischem Kind gelingt meist nicht ausreichend. Dies führt zu vermehrt unnötigen Interventionen.

Die Interpretation eines CTGs zeigt sowohl beim Untersuchenden selbst als auch im Vergleich zu anderen Untersuchenden eine hohe Varianz. Selbst in klinisch sehr erfahrenen Händen kann es zu starken Unterschieden in der Auswertung kommen. In Studien wurde gezeigt, dass CTGs mit dem Wissen um das kindliche Outcome retrospektiv anders eingestuft werden, beispielsweise deutlich schlechter, wenn ein schlechtes Outcome bekannt ist. Ein regelmäßiges CTG-Training verbessert die Interpretation.

MERKE

Das CTG hat eine hohe Sensitivität und niedrige Spezifität. Es sollte in der Zusammenschau mit anderen klinischen Parametern ausgewertet werden.

ZUSAMMENFASSUNG

Die Klassifikation des CTGs erfolgt nach den FIGO-Guidelines. Vor dem Hintergrund der klinischen Parameter (wie beispielsweise eines Vena-cava-Kompressionssyndroms) werden bei suspektem oder pathologischem CTG konservative Maßnahmen zur Korrektur der zugrunde liegenden Ursache oder eine **Mikroblutanalyse** durchgeführt. Bei (prä)azidotischem Zustand des Kindes werden eine Sectio oder eine vaginal-operative Entbindung indiziert.

WAS WÄRE, WENN …

- … bei der Anlage eines CTGs keine Herztöne gefunden werden?
  - Im Alltag kommt es immer wieder vor, dass die Herztöne nicht sofort gefunden werden. Zunächst werden mittels Leopold-Handgriffen die Stellung und Lage des Kindes geprüft und das CTG erneut positioniert. Wenn weiterhin keine Herztöne zu finden sind, kann per Ultraschall die Position des Herzens gesucht und der CTG-Sensor direkt darüber platziert werden. Strahlen Sie immer Ruhe aus – meist werden alle nervös, wenn die Herztöne nicht zu finden sind. Es heißt nicht immer (erfreulicherweise sogar nur sehr selten), dass wirklich keine Herztöne vorliegen.

4.2.9 Ich bin schwanger – muss ich den Test machen?

Manuela Tavares de Sousa

Anamnese

Frau M. kommt zu Ihnen in die Praxis. Sie hat einen Schwangerschaftstest durchgeführt, der positiv war. Sie möchte nun bei Ihnen die Schwangerschaft betreuen lassen. Frau M. ist 32 Jahre alt und bereits seit 2 Jahren bei Ihnen Patientin. Sie hat keine Vorerkrankungen oder Voroperationen. Sie freuen sich sehr mit ihr und beraten sie bezüglich des weiteren Ablaufs. In diesem Zusammenhang empfehlen Sie der Patientin die Durchführung eines HIV-Tests.

Untersuchungsbefund

Erste Vorsorgeuntersuchung nach Mutterschafts-Richtlinie: unauffällig.

Fragen und Antworten

Frau M. ist kurz verwundert. Muss ich den Test machen? Wie beraten Sie?

In Deutschland leben 17.300 Frauen mit einer HIV-Infektion (*human immunodeficiency virus*). Etwa 1.800 dieser Frauen wissen nicht von ihrer Diagnose. Jede Zweite erfährt erst bei einer Vorsorgeuntersuchung im Rahmen einer Schwangerschaft von ihrer Infektion.

Das Nicht-Wissen über die Infektion erhöht relevant das Risiko einer **vertikalen Transmission** (= Übertragung von Mutter auf Kind). In der Schwangerschaft wird es auf 7 % geschätzt, vor und während der Geburt auf weitere 18 % und durch das Stillen erfolgt eine Übertragung des HI-Virus in 15 %. Insgesamt besteht eine vertikale Transmissionsrate von 40 %. Durch Erkennung und Einleitung der notwendigen Maßnahmen kann diese auf unter 1 % gesenkt werden. Aus diesem Grund wird jede schwangere Frau zu einem HIV-Test beraten.

Sie informieren die Patientin über die Wahrscheinlichkeit einer vertikalen Transmission ohne Behandlung und sprechen auch offen Bedenken und Ängste an. Sie stellen gezielt die Behandlungsmöglichkeiten für das Kind und die werdende Mutter dar: Es besteht eine gute Chance, das noch ungeborene Kind zu schützen, und die HIV-gerichtete Therapie hat auf die Gesundheit und Lebenserwartung der Patientin einen positiven Einfluss.

Sie sind gut informiert bezüglich dieser Zusammenhänge und schildern sie in verständlichen Worten. Frau M. versteht, dass der Test sinnvoll ist, und entscheidet sich zu dessen Durchführung. Sie dokumentieren das Einverständnis in der Akte. Der Test sollte möglichst früh in der Schwangerschaft erfolgen, also am besten bei Erstkontakt.

MERKE

Nach der Mutterschafts-Richtlinie hat jede Schwangere Anspruch auf eine Beratung bezüglich eines Suchtests auf HIV. Der Test wird nicht ohne ihre Kenntnis durchgeführt und bedarf einer informierten Einwilligung – dies gilt für alle durchgeführten Untersuchungen. Es besteht ein **Recht auf informationelle Selbstbestimmung** und ein **Recht auf Nichtwissen.**

Es wird routinemäßig ein Zweistufentest (Such- und dann Bestätigungstest) an zwei Blutproben durchgeführt. Das Ergebnis ist positiv. Sie ist in der 9. SSW. Sie bestellen Frau M. zur Beratung in Ihre Praxis. Als Sie ihr das Ergebnis mitteilen, bricht sie in sich zusammen. „Wird mein Kind auch HIV-erkrankt sein?"

Die Diagnose einer HIV-Infektion ist für viele ein Schock. Das Verstehen der Diagnose ist ein Prozess, der von Wut und Trauer begleitet ist und ein Gefühlschaos auslösen kann. Sorgen Sie für ein ruhiges Umfeld mit angemessener Zeit, bevor Sie in ein solches Gespräch gehen.

Bei vielen Menschen wird die bisherige Vorstellung des eigenen Lebens plötzlich weit weg sein. Es kommen negative Beispiele aus der Zeit vor der antiretroviralen Kombinationstherapie (cART) auf. Möglicherweise stellt sich die Patientin sofort eine manifeste AIDS-Erkrankung vor. Sie können die Patientin beruhigen. All ihre Vorstellungen haben Bestand und die Planung ihrer Zukunft wird durch die HIV-Diagnose nicht geändert werden müssen. Die Patientin hat eine HIV-Infektion – das kann niemand ändern, dies wird sie lebenslang begleiten. Sie betonen, wie gut es ist, dies jetzt so früh in der Schwangerschaft zu wissen. Ihr ungeborenes Kind hat die Infektion jetzt nicht. Und sie werden gemeinsam dafür Sorge tragen, dass es auch so bleibt.

Sie betonen, dass in über 99 % das Kind ohne eine Infektion geboren werden kann. Da Sie wenig Erfahrung in der Behandlung HIV-infizierter Schwangerer haben, überweisen Sie zu einem HIV-spezialisierten Zentrum. Sie haben bereits einen Termin am gleichen Tag für die Patientin vereinbart. Ziele dieser interdisziplinären Zusammenarbeit (aus HIV-Behandlerin, Geburtshelferin und Pädiaterin) sind die Vermeidung einer Transmission, anderseits aber auch die optimale Einstellung der Medikamente, um unerwünschte Nebenwirkungen zu minimieren.

Sie können der Patientin mitgeben, dass ihre Therapie sich nicht von der Therapie anderer Erwachsener mit einer HIV-Infektion unterscheidet. Eine **Kombinationstherapie (cART)** aus drei Wirkstoffen wird begonnen mit dem Ziel der maximalen Hemmung der Virusreplikation.

Alle speziellen Laborkontrollen werden im Rahmen eines monatlichen Monitorings des Blutbildes in dem Zentrum durchgeführt. Die Anpassung der Therapie erfolgt dort. Die übliche Schwangerschaftsvorsorge wird bei Ihnen stattfinden. Sie bieten Ihre Unterstützung an und stellen Frau M. weitere Beratungsangebote zur Verfügung. Sie haben bereits Adressen und Telefonnummern (https://www.aidshilfe.de/telefonische-beratung) herausgesucht (➤ Abb. 4.25). Sie freuen sich auf den nächsten Termin und sprechen ihr Mut zu, dabei halten Sie ihre Hand.

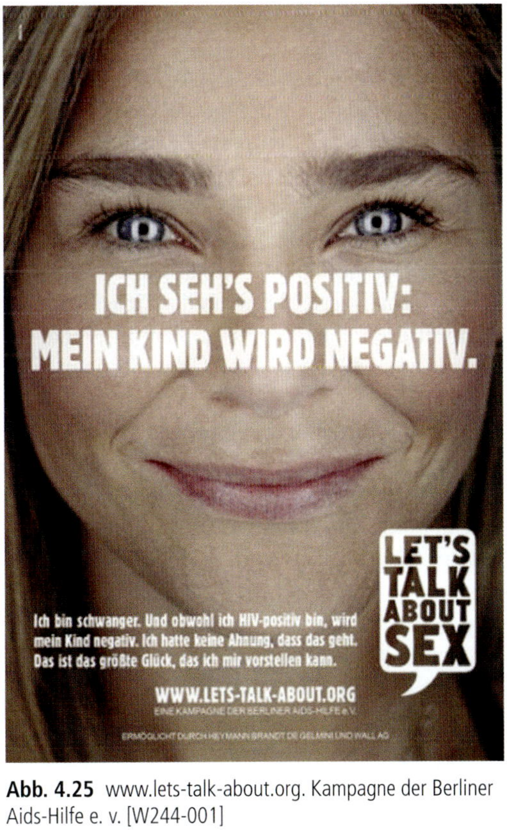
ICH SEH'S POSITIV:
MEIN KIND WIRD NEGATIV.
LET'S TALK ABOUT SEX
Ich bin schwanger. Und obwohl ich HIV-positiv bin, wird mein Kind negativ. Ich hatte keine Ahnung, dass das geht. Das ist das größte Glück, das ich mir vorstellen kann.
WWW.LETS-TALK-ABOUT.ORG
EINE KAMPAGNE DER BERLINER AIDS-HILFE e.V.

Abb. 4.25 www.lets-talk-about.org. Kampagne der Berliner Aids-Hilfe e. v. [W244-001]

4

MERKE

Wissen reduziert Angst. Es ist wichtig, über aktuelle Fortschritte informiert zu sein, um eine Patientin mit HIV in der Schwangerschaft gut zu beraten.

Frau M. ist an ein HIV-Zentrum angebunden und kommt weiter zur Vorsorge. Sie ist zwischenzeitlich entspannt, dann wieder beunruhigt. Heute ist sie bereits in der 36. SSW und macht sich große Sorgen bezüglich der anstehenden Geburt. Wie wird sie entbinden?

Viele Schwangere, auch ohne Belastungen einer HIV-Infektion, erleben körperliche und seelische Höhen und Tiefen. In den letzten vier Wochen vor der Geburt rückt das Ereignis der Mutterschaft nahe und Ängste bezüglich der Geburt treten auf. Besonders bei Frau M. ist es wichtig, neben der guten Einstellung der Medikamente auch diese Besonderheit einer Schwangerschaft in den Fokus zu rücken. Sie ist nicht nur die HIV-infizierte Schwangere, sie ist vor allem eine Schwangere mit allen Sorgen, die in diese besondere Lebensphase gehören. Seien Sie für die Patientin da.

Jährlich bekommen 250–300 Schwangere mit HIV in Deutschland ein Kind. Wenn die heutige Therapie erfolgreich ist und geburtshilflich keine weiteren Risiken bestehen, kann eine **vaginale Entbindung** angestrebt werden. Vor einigen Jahren, vor cART-Zeiten, ist immer eine Sectio empfohlen worden. Das minimalste Risiko einer vertikalen Transmission ist erreicht, wenn die **Viruslast unter Nachweisgrenze ist (< 50 Kopien/ml),** und ein zusätzlicher protektiver Effekt der Sectio per se besteht nicht.

Frau M. ist in der 36. SSW. Dies ist der Zeitpunkt, zu dem erneut eine Viruslast bestimmt wird. Diese liegt bei ihr unter der Nachweisgrenze. Die Frage, wie sie entbinden wird, kann nur Frau M. selbst beantworten. Alle Optionen stehen ihr frei.

MERKE

Nach **beruflicher Exposition** (z. B. Nadelstichverletzung, NSV) ist eine HIV-Postexpositionsprophylaxe durchzuführen. Das Risiko einer Infektion mit HIV ist sehr gering (1.000 NSV: 300 Hepatitis B – ohne Impfung, 30 Hepatitis C- und 3 HIV-Infektionen).

Frau M. wollte immer auf natürlichem Wege entbinden. Sie stimmen zu, dass dies eine gute Option sei. Nun möchte sie noch wissen, ob sie stillen darf und was nach der Geburt mit dem Baby passiert.

Gestillte Kinder einer HIV-positiven Mutter sind doppelt so häufig infiziert wie ungestillte. Die Transmission durch die Muttermilch kann vermindert werden, wenn die stillende Mutter weiterhin cART- und bzw. oder das Kind ebenfalls behandelt wird.

In westlichen Ländern wird eine weitere Exposition des Säuglings gegenüber der Medikation der gut zugänglichen Säuglingsnahrung gegenübergestellt. Die Risiken überwiegen und daher gilt ein **Stillverzicht.** In Ländern, in denen die Säuglingsnahrung nicht in sauberer Form erhältlich ist, wird das Stillen über 6 Monate empfohlen. Bei Stillverzicht kam es dort zu einer deutlich höheren Morbidität und Mortalität durch kontaminierte Nahrung. Wenn Frauen nicht stillen, kann dies sehr stigmatisierend sein. Sollte eine Mutter entgegen den aktuellen Empfehlungen daher in Deutschland stillen wollen, ist ein individualisiertes Vorgehen möglich.

In Abhängigkeit von der Viruslast, dem Geburtsmodus und möglichen Komplikationen (wie z. B. Frühgeburt) wird eine **postnatale Expositionsprophylaxe (in Form eines Saftes)** des Neugeborenen durchgeführt. Im 3. Lebensmonat wird die Viruslast im kindlichen Blut untersucht. Antikörper werden nicht abgenommen – diese sind erst nach 1,5 Jahren nicht mehr nachweisbar. Aufgrund der intrauterinen und postnatalen Exposition des Kindes gegenüber den Substanzen ist eine Nachsorge erforderlich.

Dieser Kontrolltermin des kindlichen Blutes nach 3 Monaten ist ein sehr wichtiger Moment für die Eltern und Sie vereinbaren mit Frau M. direkt danach einen Kontrolltermin bei Ihnen. Sie möchten mit der Patientin ein negatives Ergebnis feiern.

Frau M. weiß gar nicht, ob sie in der Geburtsvorbereitungsgruppe über ihre Infektion sprechen soll. Sie hat Angst vor den Reaktionen. Wie können Sie unterstützen?

„Wann und mit wem spreche ich über meine HIV-Infektion?“ – das ist eine Frage, die jede Person nur selbst beantworten kann. Die Antwort macht Angst und erfordert viel Mut.

Wenn auch der medizinische Fortschritt in den letzten Jahrzehnten enorm war, so haben sich die

Gesellschaft und deren Vorstellung zu HIV nicht adäquat mitentwickelt. Betroffene berichten, dass nicht die Nebenwirkungen der Medikamente das Problem sind, sondern die Stigmatisierung in der Umgebung. Aufklärung ist notwendig und muss aktiv betrieben werden. Je tabuisierter die Sexualität in der Gesellschaft ist, desto mehr Diskriminierung bezüglich HIV wird die Patientin treffen. Es geht oft um Schuldzuweisungen und es gibt viel Scham. Es gibt allerdings keine Schuld. Es kann jede Person treffen.

Leider machen einige Betroffene gerade im Gesundheitswesen negative Erfahrungen, indem „dick und in Rot" auf die Akte „HIV" geschrieben wird. HIV ist eine chronische Virusinfektion, die unter Therapie nicht mehr infektiös ist. Seien Sie woke. Zeigen sie Anteilnahme und unterstützen Sie, wann immer Sie können.

MERKE

Die Durchführung des Tests ist laut Mutterschafts-Richtlinien im Mutterpass zu dokumentieren, das Ergebnis jedoch **nicht.**

Die folgenden gynäkologischen Vorsorgeuntersuchungen verlaufen unkompliziert. Nach 2 Jahren fragt Frau M., ob es möglich ist, noch ein Kind zu bekommen. Geht das mit der Infektion, wo ihr Partner negativ ist?

Bei Frau M. handelt sich um ein diskordantes Paar bezüglich der Infektion (HIVpos/HIVneg). Bei einer cART mit einer dauerhaften (> 3 Monate) Viruslast unter der Nachweisgrenze kann auch ohne Verhütung Geschlechtsverkehr (GV) stattfinden. GV ohne Kondom ist nicht ungeschützter GV, denn der G wird durch die Therapie geschützt. Besondere Aspekte der Sorgen der Patientin und des Partners sollten besprochen werden – in einem interdisziplinären Setting mit der HIV-Therapeutin. Sollte es zu Schwierigkeiten in der Erfüllung des Kinderwunsches kommen, steht wie bei jedem anderen Paar auch die Reproduktionsmedizin zur Verfügung.

ZUSAMMENFASSUNG

Die Schwangerschaft mit einer HIV-Infektion ist heute mit dem Einsatz der **antiretroviralen Kombinationstherapie** mit einer vertikalen Transmissionsrate von < 1 % vergesellschaftet. Um die Transmission auch nach der Geburt zu minimieren, wird das Stillen in industrialisierten Ländern nicht empfohlen. Wichtig ist, neben der Senkung der Transmission auch die Gesundheit der Frau zu erhalten – dazu ist das Erkennen der Infektion notwendig. Jeder Schwangeren wird ein HIV-Test angeboten. Bei der Betreuung sind Stigmatisierungen und normale Ängste in der Schwangerschaft ein wichtiges Thema, das Sie nicht aus den Augen verlieren sollten. Es ist nicht „die HIV-Patientin". HIV ist ein (gut therapierbarer) Teil von ihr. Seien Sie informiert und begegnen Sie der Patientin offen.

WAS WÄRE, WENN …

- … beim Ersttrimesterscreening ein erhöhtes Risiko für eine Trisomie 21 vorliegen würde?
  - Eine invasive Diagnostik wird bei HIV-positiver Schwangeren nicht empfohlen. Es sollte großzügig über eine nichtinvasive weitere Abklärung gesprochen werden.
- … das Kind in Beckenendlage liegen würde?
  - Der Versuch einer äußeren Wendung kann auch bei HIV-positiver Patientin erfolgen. Dies wird meist in der 37. SSW geplant – ein Zeitpunkt, bei dem eine aktuelle Viruslast meist vorliegt.

4.2.10 Ich blute stark – nach der Geburt

Manuela Tavares de Sousa

Anamnese

Die 39-jährige VIG/IVP Frau V. hat vor 20 min ein gesundes, 4.180 g schweres Mädchen geboren. Sie hat vier Kinder vaginal geboren. Eine Fehlgeburt zog eine Kürettage nach sich. Nach Gabe von Oxytocin nach dem Abnabeln des Kindes löst sich die Plazenta. Mutter und Kind sind wohlauf. Die Damminspektion zeigt keine Geburtsverletzungen. Sie gratulieren der Patientin und verlassen den Kreißsaal zur weiteren Dokumentation der Geburt.

Zehn Minuten später werden Sie von der Hebamme angerufen. Sie habe gerade das Kind in Kreißsaal 3 anlegen wollen, als die Patientin über Schwindel klagte. Der Uterus sei weich, drei Querfinger über dem Nabel und es blute verstärkt. Sie treten direkt dazu.

4

Bei Ankunft hat die Hebamme bereits einen zweiten Zugang gelegt. Sie tasten den Uterus nun recht weich, auf Nabelhöhe. Ein orangengroßer Koagel geht vaginal ab. Die gesammelten Vorlagen sind auf 800 g gewogen.

Untersuchungsbefund

Spekulumeinstellung: keine Verletzungen der Geburtswege, intakte Schleimhäute, keine Hinweise auf ein Hämatom.

Erneute Plazentainspektion: Sie inspizieren die Plazenta noch einmal zusammen mit der Hebamme. Die Plazenta erscheint vollständig (➤ Abb. 4.26).

Tastuntersuchung des Uterus: auffallend weicher Uterus, Fundus jetzt wieder weit oberhalb des Nabels. Bei der manuellen Kompression entleert sich spontan schwallartig erneut eine beeindruckende Menge Blut.

Fragen und Antworten

Welche Diagnose stellen Sie? Welche Differenzialdiagnosen klären Sie ab?

Es handelt sich hier um eine **postpartale Hämorrhagie (PPH).** Definition nach WHO: Blutverlust ≥ 500 ml innerhalb von 24 h nach einer Geburt, schwere PPH ≥ 1.000 ml/24 h.

Zur weiteren Differenzierung der Ursachen einer PPH gelten die „4 Ts“:

- Tonus (Uterusatonie): Fehlende Kontraktibilität der Uterusmuskulatur ist die häufigste Ursache für eine PPH.
- Trauma (Verletzungen des Geburtstrakts): Blutungen aus **Episiotomien** und **Dammrissen** haben einen wesentlichen Anteil am postpartalen Blutverlust. Bei sehr zügigen Geburten muss an einen **Zervixriss** und im Zustand nach Kaiserschnitt an eine **Uterusruptur** gedacht werden. Man sollte die Damminspektion sehr sorgfältig durchführen, um keine **Hämatome der Scheidenwand** zu übersehen; diese entstehen durch Verletzung tiefer gelegener Gefäße, während das darüber liegende Gewebe intakt bleibt.
- Tissue (plazentares Gewebe): Ein im Uterus verbliebener **Plazentarest** kann starke postpartale Blutungen verursachen. Dies ist bei Plazentaretention, unvollständiger Plazenta, Placenta increta und Placenta percreta zu erwarten.
- Thrombin (Gerinnungsstörungen): Primäre oder sekundäre Gerinnungsstörungen als Folge des Blutverlusts im Sinne einer disseminierten intravasalen Gerinnung führen zu einem hohen, teilweise unkontrollierten Blutverlust.

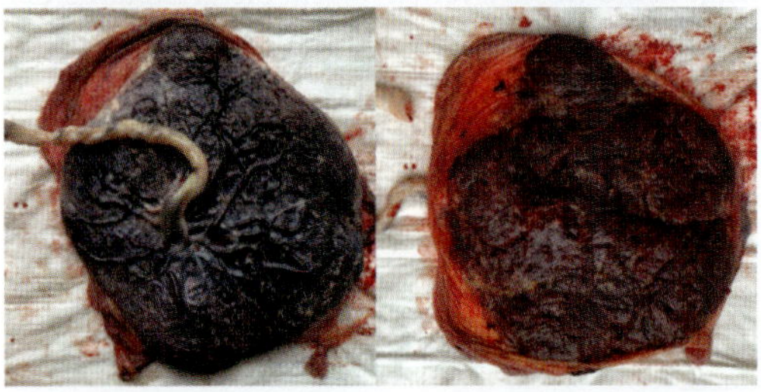

Abb. 4.26 [P802]

Bei Frau V. ist der Uterus auffallend weich und der Fundus weit oberhalb des Nabels tastbar. Dies spricht ebenso wie der Abgang von Koagel bei manueller Kompression für eine **Uterusatonie.**

MERKE

Vier **Ts** zur Abklärung der Ursachen der postpartalen Blutung: tonus, trauma, tissue, thrombin.

Wie kommt es zur spontanen Lösung der Plazenta? Was wird bei der Plazenta beurteilt?

In 80 % erfolgt die spontane Lösung der Plazenta zentral **(nach Schultze).** Die Lösung beginnt in der Plazentamitte und die Plazenta wird mit der kindlichen Seite geboren. In 20 % ist die Lösung exzentrisch **(nach Duncan)** und wird vom Rand geboren. Bei der Letzten kommt es zu verstärkten Blutungen. Die Haftfläche und damit offene Wundstelle verkleinern sich rasch durch Kontraktionen und Vasokompression wie auch Thrombenbildung in den Gefäßlumina. Die hyperkoagulierte Gerinnung der Wöchnerin beeinflusst dies positiv. Die Plazenta wird auf Vollständigkeit geprüft: Die Dezidua ist glatt, es sind keine freien Gefäße auf der Eihaut darstellbar, die Nabelschnurinsertion ist zentral und drei Nabelschnurgefäße (2 Arterien, 1 Vene) sind darstellbar (➤ Abb. 4.27).

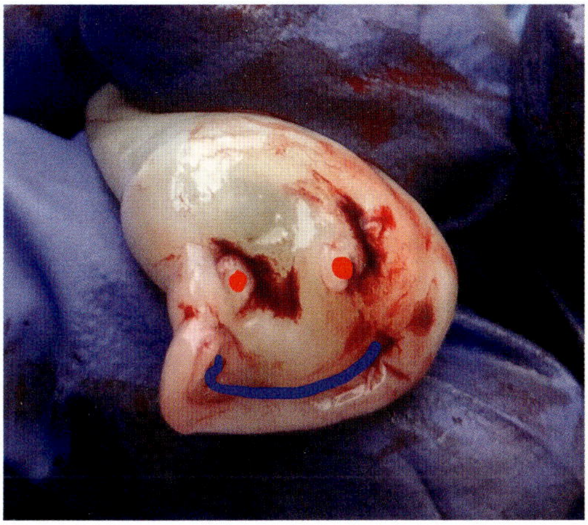

Abb. 4.27 Darstellung der Nabelschnurgefäße [P802]

Der Blutdruck von Frau V. ist 100/55 mmHg, Puls 95 bpm. Welche Komplikationen treten bei verstärkter postpartaler Blutung auf?

Die PPH ist die führende Ursache mütterlicher Todesfälle in den Dritte-Welt-Ländern. Weltweit ist ein Viertel aller mütterlichen Todesfälle bei Geburt einer PPH verschuldet.

Die Symptome eines Volumenmangels können zunächst meist gut kompensiert werden und zeigen sich anfangs nur durch eine leichte Tachykardie und Hypotonie. Dies kann dann plötzlich und unerwartet in einen akuten Volumenmangelschock übergehen. Im weiteren Verlauf kann es zur Organversagen und einer Verbrauchskoagulopathie kommen.

MERKE

Die postpartale Hämorrhagie kann einen massiven Blutverlust zur Folge haben. Man neigt bei visueller Beurteilung dazu, große Blutmengen um 30–50 % zu unterschätzen und kleine Blutmengen zu überschätzen. Daher ist eine objektive Erfassung der Blutmenge wünschenswert (Wiegen, Auffangbehälter).

Es blutet weiterhin stark. Sie stellen die Diagnose einer postpartalen Hämorrhagie. Erläutern Sie Ihren Handlungsablauf.

Eine postpartale Hämorrhagie ist ein **akuter Notfall.** Die Durchlaufrate im Uterus beträgt 500 ml/min. Daher kann innerhalb kurzer Zeit ein massiver Blutverlust entstehen. Die PPH erfordert daher ein schnelles, koordiniertes und zeitgleiches Handeln.

Für alle Blutungen nach der Geburt gilt, dass großlumige Zugänge gelegt werden und **Volumen** substituiert werden muss. Der Hb-Wert und die Gerinnungsparameter werden kontinuierlich überwacht. Unbedingt wird die Blutgruppe bestimmt, denn nicht unwahrscheinlich sind eine **Bluttransfusion** und/oder die Gabe von **Frischplasma** notwendig. Der massive Blutverlust kann schnell zu einer Verbrauchskoagulopathie und einem Schock führen. Frühzeitige **Schockzeichen** wie Tachykardie, Hypotonie und Kaltschweißigkeit sollten kontrolliert werden.

In Abhängigkeit von der Ursache der PPH können folgende therapeutische Schritte eingeleitet werden:

Tonus

- **Entleeren der Blase** mittels Einmalkatheter. Eine stark gefüllte Harnblase verhindert die Kontraktion des Uterus.
- **Kräftige Fundusmassage und Halten des Uterus:** Der Uterus kann sich nur kontrahieren, wenn er vollständig entleert ist. Daher ist eine Massage des Fundus mit Kompression des Uterus zur Entleerung und Halten des Uterus oft sinnvoll.
- **Kontraktionsmittel:** In einem ersten Schritt wird hoch dosiert **Oxytocin** i. v. verabreicht. Kommt es zu keinem Blutstillstand, stehen **Prostaglandine,** insbesondere Sulproston und Misoprostol, als potente Kontraktionsmittel zur Verfügung. Sie können allerdings schwere pulmonale und kardiale Nebenwirkungen auslösen.
- Eine **intrauterine Ballon-Tamponade** kann für 24 h eingelegt werden.
- Bei Versagen aller zuvor genannten Therapieversuche wird eine **Laparotomie** durchgeführt. Der Uterus kann mit **speziellen Nahttechniken (B-Lynch-Naht)** eingeschnürt werden. Eine **Ligatur der uterinen Gefäße** zeigt eine Reduktion der Blutung um bis zu 80 %.
- In wenigen Kliniken besteht die Möglichkeit zur **Katheterembolisation der uterinen Gefäße.** Das Team der Radiologie sollten frühzeitig informiert werden.
- Als Ultima Ratio kann eine **Hysterektomie** unvermeidbar sein.

4

Tissue

- Sollte die Plazenta sich nicht spontan lösen, wird eine **manuelle Lösung der Plazenta mit Nachkürettage** unter Singleshot-Antibiose durchgeführt.

Trauma

- Die gründliche Inspektion der Geburtswege nach der Geburt ist wichtig und die Versorgung sollte zeitnah erfolgen. Sollten die Geburtswege intakt erscheinen, muss auch ein Zervixriss mit einer Spekulumuntersuchung ausgeschlossen werden.

Thrombin

- 1,3 % der Allgemeinbevölkerung haben ein Von-Willebrand-Syndrom. Bei einigen Patientinnen, die zuvor nie operiert wurden, ist die Geburt die erste größere mit Blutverlust einhergehende Situation, sodass die Erstdiagnose im Rahmen einer PPH erfolgt. Die Substitution von Gerinnungsfaktoren durch Frischplasma sollte frühzeitig erfolgen.

MERKE

Einer raschen Abklärung der Ursachen einer PPH folgt eine zügige, koordinierte Behandlung. Da eine stete Überwachung und oft zeitgleiche Therapie notwendig sind, ist ein frühzeitiges Hinzuziehen der Anästhesie bedeutsam. Die PPH kann nur in einem multidisziplinären Setting erfolgreich behandelt werden und fordert oft eine intensivmedizinische Überwachung. Die Handlungsabläufe werden regelmäßig in Teamtrainings geübt.

Wie häufig tritt eine PPH auf? Welche Risikofaktoren kennen Sie und welche liegen in diesem Beispiel vor?

PPH betrifft etwa 2 % aller Gebärenden. Die Inzidenz steigt kontinuierlich durch zunehmende Sectio-Raten und Plazentaimplantationsstörungen in Folgeschwangerschaften. Auch wenn die meisten Gebärenden mit einer PPH keine erkennbaren Risiken zeigen, lassen sich einige Risikofaktoren nennen:

- Höhergradige Mehrgebärende
- Protrahierter Geburtsverlauf
- Geburt bei überdehntem Uterus, z. B. bei Mehrlingsschwangerschaft, Makrosomie oder Polyhydramnion
- Plazentapathologie (Placenta increta, vorzeitige Lösung, Lösungsstörung, Placenta praevia)
- Präeklampsie, HELLP-Syndrom
- Medikamentöse Einleitung der Geburt oder Oxytocin während der Geburt
- Anamnestisch PPH
- Uterus myomatosus und Uterusfehlbildungen
- Chorionamnionitis
- Operative Entbindung (Vakuum, Forzeps, Sectio, Dammriss/-schnitt)

Bei Aufnahme zur Geburt sollte eine Risikostratifizierung jeder Gebärenden anhand der Anamnese und bestehender Risikofaktoren erfolgen, um einen erhöhten Blutverlust frühzeitig zu diagnostizieren und eine Therapie rechtzeitig zu initiieren.

Die 39-jährige Frau V. hat bereits vier Kinder geboren und dieses fünfte Kind wiegt über 4.000 g. Sie zeigt damit Risikofaktoren für eine PPH.

Wie gestaltet sich eine aktive Nachgeburtsperiode? Wurde sie in diesem Falle durchgeführt?

Die aktive Leitung der Nachgeburtsperiode (*active management of third stage of labor* – AMTSL) führt zu einer raschen Plazentalösung und reduziert das Risiko einer PPH. Da eine PPH meist ohne erkennbare Risikofaktoren vorliegt, wird die AMTSL bei jeder Gebärenden durchgeführt. Ein abwartendes Verhalten erhöht das Risiko einer PPH und ist nicht empfohlen.

Nach Geburt des Kindes wird **Oxytocin** als Kurzinfusion langsam i. v. gegeben. Die Gabe verhindert 50–70 % der schweren PPH. Eine Bolusgabe wird aufgrund der hämodynamischen Wirkung mit maternaler Vasodilatation und Hypotonie/Tachykardie nicht mehr empfohlen. Oxytocin ist ein kostengünstiges, gut wirksames Kontraktionsmittel. Sein Nachteil ist, dass es kühl gelagert werden muss. In industrialisierten Ländern stellt dies kein sonderliches Problem dar. In vielen Regionen der Welt lässt sich eine solche Kühlkette allerdings nicht einfach realisieren. Wenn Oxytocin nicht verfügbar ist, kann auch Misoprostol oder Methergin genutzt werden. Diese zeigen ein höheres kardiales Nebenwirkungsprofil.

Zur AMTSL gehört ein spätes Abnabeln nach 1–3 min, ein frühes Abnabeln unter 1 min sollte nur bei supprimierten Neugeborenen durchgeführt werden. Der Uterustonus wird in der Nachgeburtsperiode regelmäßig kontrolliert und der Kreislauf engmaschig überwacht. Ein kontrollierter Zug an der Nabelschnur zeigt nach neuen Daten einen reduzierten Blutverlust – dies sollte aufgrund des Risikos eines Nabelschnurabreißens aber nur in erfahrenen Händen erfolgen.

Bei Frau V. wurde Oxytocin appliziert. Dennoch kam es zu einer Atonie.

MERKE

Analog zur vaginalen Geburt wird auch nach Sectio eine PPH-Prophylaxe durchgeführt. Es hat sich hier zunehmend die Anwendung von **Carbetocin** durchgesetzt. Dies ist ein synthetisches Oxytocin-Analogon mit einer langen Halbwertszeit und dadurch nachhaltigeren Uteruskontraktionen. Es ist deutlich teurer als Oxytocin.

ZUSAMMENFASSUNG

Postpartale Hämorrhagien können sehr schnell zu einem massiven Blutverlust führen. Ursachen können eine Uterusatonie, Verletzungen des Geburtstrakts, plazentare Pathologien oder Gerinnungsstörungen sein. Ein schnelles Eingreifen und ein an die Ursache adaptiertes Vorgehen sind lebenswichtig. Weltweit sterben jährlich 70.000 Frauen nach einer unstillbaren Blutung im Rahmen einer Geburt. Viele davon wären durch ein aktives Management der Nachgeburtsperiode und adaptiertes Vorgehen vermeidbar. Die Simulation und das Training in einem interdisziplinären Team verbessern das Outcome.

WAS WÄRE, WENN …

- … es sich bei der Geburt um Zwillinge gehandelt hätte? Wie würde sich die aktive Leitung der Nachgeburtsperiode gestalten?
  - Es hat sich im klinischen Alltag eingespielt, dass bei erhöhtem Risiko (wie eine Zwillingsgeburt) eine höher dosierte Oxytocin-Infusion über 1 h nach der Geburt gegeben wird.

4.2.11 Ist alles okay mit meinem Kind? Nach der Geburt

Manuela Tavares de Sousa

Anamnese

Sie haben Dienst im Kreißsaal und sind bei einer Geburt dabei. Diese verläuft unkompliziert.

Fragen und Antworten

Sie schauen sich nach der Geburt das Neugeborene an und finden, dass es sich gut anpasst. In welchen Werten wird die Anpassung des Kindes nach der Geburt beschrieben?

Die amerikanische Kinderärztin Virginia Apgar entwickelte in den 1950er-Jahren ein Bewertungssystem, welches nach der Entbindung eine standardisierte Beurteilung des Neugeborenen erlaubt. Ziel ist zu beurteilen, ob das Neugeborene Beeinträchtigungen mit der Umstellung von intra- nach extrauterin zeigt. Bei auffälligen Werten wird das pädiatrische Team hinzugezogen.

Der klinische Zustand des Neugeborenen wird in der 1., 5. und 10. Lebensminute mithilfe eines Punktesystems beurteilt. Der Nachname von Virginia Apgar ergibt gleichzeitig das Akronym der fünf Vitalzeichen, die in 0/1/2 Punkten eingestuft werden:

- **A**tmung: keine/unregelmäßig/regelmäßig
- **P**uls: keiner/< 100/> 100 bpm
- **G**rundtonus: schlaff/träge/leichte Spannung/aktive Bewegungen
- **A**ussehen: blass-blau/Körper rosig, Extremitäten blau/überall rosig
- **R**eflexe beim Absaugen: keine/gering/schreit, hustet oder niest

(im Englischen **A**ppareance, **P**ulse, **G**rimace, **A**ctivity, **R**espiration)

In der Summe können maximal 10 Punkte erreicht werden. Bei den absoluten Werten handelt es sich um eine Beurteilung zu einem fixen Zeitpunkt. Andere Faktoren (Frühgeburtlichkeit, Fehlbildungen, Sedierung der Mutter), die für die Anpassung relevant sind, werden nicht einbezogen. Daher sind die Werte immer in der Zusammenschau der Umstände des Neugeborenen zu interpretieren und das American College of Obstetricians and Gynecologists und die American Academy of Pediatrics warnen vor der alleinigen Anwendung und empfehlen ergänzende Beurteilungen. Werte von < 7 in der 5. und 10. Lebensminute erhöhen allerdings die Wahrscheinlichkeit für die Morbidität und Mortalität und ein ungünstiges neurologisches Outcome.

Sie haben nach der Abnabelung aus der Nabelvene und -arterie Blut abgenommen. Der pH ist 7,26, der BE 3,0. Was bedeutet dies?

Der **Nabelschnurarterien-pH** wird als Parameter zur Beurteilung einer perinatalen Asphyxie herangezogen. Die meisten Kinder kommen mit Werten von 7,21 bis 7,31 zur Welt. Der Zusammenhang zwischen einem niedrigen Nabelarterien-pH und der neonatonalen Morbidität und Mortalität ist in Studien belegt. Auch wenn bereits eine fetale Azidose bei Werten von 7,0–7,20 vorliegt, liegt die kritische Schwelle für eine schwere fetale Azidose bei einem Wert von 7,0. Unterhalb dieses Werts steigen die neonatale Morbidität und Mortalität. Dies ist bei reifgeborenen Kindern in 0,2–0,3 % aller Geburten zu erwarten.

4

Der **Basendefizit** (*base excess*, BE) zeigt die metabolische Komponente einer Azidose an. Der BE der meisten Kinder ist bei Geburt 4–5 mmol/l. Das Risiko für Organkomplikationen steigt ab 16 mmol/l, sodass hier die kritische Grenze gesehen wird.

Die Blutwerte alleine eignen sich nicht für eine konkrete Prognose der neurologischen Schädigung. Die Mehrzahl der Kinder mit einer Azidose trägt keine Folgeschäden davon. Zur Diagnose eines fetalen Stresses sollte neben dem pH und BE auch der 5-Minuten-APGAR < 6 hinzugezogen werden. Der weitere klinische Verlauf und weitere laborchemische Veränderungen sind für die weitere Einschätzung der kindlichen Prognose bei **Vorliegen eines pH** < 7 notwendig.

Bei dem vorliegenden Fall handelt es sich um physiologische Werte.

Am zweiten Lebenstag wird dem Kind ein Blutstropfen aus der Ferse entnommen und auf eine Filterpapierkarte getropft. Welche Untersuchung wird hier durchgeführt?

Die Einführung eines Screenings der Neugeborenen auf Endokrinopathien ist eng mit dem Krankheitsbild der **Phenylketonurie** verknüpft. Anfang der 1960er-Jahre wurde es als Guthrie-Test bekannt. Bundesweit wurden seit 1968 alle Neugeborenen getestet. Es folgte die Testung auf **Galaktosämie** und auf die **Hypothyreose.** In den 1990ern kam das **adrenogenitale Syndrom** hinzu. Fortschritte in der Behandlung und der Einsatz der Tandemmassenspektrometrie haben die Testung sukzessive auf weitere Zielerkrankungen erweitert: Ahornsirupkrankheit, Biotinidasemangel, Carnitinzyklusdefekte, Fettsäurestoffwechseldefekte (MCAD-Mangel, LCHAD-Mangel, VLCAD-Mangel), Glutarazidurie Typ I, Hyperphenylalaninämie, Hypothyreose, Isovalerianazidämie, schwere kombinierte Immundefekte, Tyrosinämie Typ I.

Das Screening auf angeborene Stoffwechselerkrankungen, endokrine Störungen und Immundefekte ist eine wichtige Präventionsmaßnahme, die 36–72 h nach der Geburt durchgeführt wird. In der Summe tritt bei **1 von 1.000** Neugeborenen eine dieser Erkrankungen auf. Unbehandelt können sie zu schweren Organschäden, körperlichen und geistigen Behinderungen oder sogar zum Tod führen. Bis auf die meisten Fälle der Hypothyreose sind die Zielkrankheiten genetisch bedingt. In den meisten Familien war zuvor allerdings niemand betroffen. Der individuelle Phänotyp ist variabel und es ist nicht abzusehen, ob die Erkrankung behandlungsbedürftig sein wird. Auf der anderen Seite besteht das Risiko einer schwer verlaufenden Erkrankung und es gibt eine gute Chance, eine erfolgreiche präventive Behandlung zu initiieren. Das Neugeborenenscreening fällt unter das Gendiagnostikgesetz und eine Aufklärung durch eine Ärztin ist zwingend erforderlich. Eltern dürfen nur deshalb in Vertretung für ihre Kinder dem Screening zustimmen, da es sich um genetische Erkrankungen handelt, die im Kindesalter eine Behandlung erfordern.

MERKE

Seit 2005 ist das „erweiterte Neugeborenscreening" eine Regelleistung der Krankenkassen. Es fällt unter die Bestimmung des Gendiagnostikgesetzes. Die Teilnahme ist freiwillig.

Zeitgleich zum Neugeborenenscreening wird eine Reihenuntersuchung auf Mukoviszidose angeboten. Warum?

Die zystische Fibrose ist eine genetische Erkrankung, die **1 von 3.300** Kindern betrifft. Der Salzaustauch in den Drüsenzellen ist durch eine Genveränderung im sog. CFT-Gen verändert. Dies führt zu zähflüssigem Schleim in Atemwegen und anderen Organen. Es gibt keine heilende Therapie, aber die Krankheitszeichen können verbessert und gelindert werden, sodass die Lebenserwartung kontinuierlich gestiegen ist – vor allem bei frühem Behandlungsbeginn. Daher wird das Screening angeboten.

Die Untersuchung erfolgt zur gleichen Zeit und aus derselben Blutprobe wie das erweiterte Neugeborenenscreening. Entsprechend den gesetzlichen Vorgaben des Gendiagnostikgesetzes ist vor der Durchführung eine ärztliche Aufklärung erforderlich. Nur 1 von 5 Kindern mit einem auffälligen Befund hat tatsächlich eine Mukoviszidose. Ein Bestätigungstest, in der Regel ein Schweißtest, ist erforderlich.

Sie visitieren die Patientin auf der Wochenbettstation. Die Patientin berichtet, dass sie darauf wartet, einen Test zu machen, wenn das Baby schläft. Wovon spricht sie?

Bei **2 von 1.000** Neugeborenen treten Hörstörungen auf. Diese führen unbehandelt zu Störungen der Hör-, Sprach- und Kommunikationsentwicklung und können geistige, soziale und emotionale Entwicklungsstörungen zur Folge haben. Alle Behandlungen sind umso erfolgreicher, je früher sie erfolgen. Daher wird auf freiwilliger Basis das Hörscreening in den ersten Lebenstagen angeboten.

Eine Sonde wird **am schlafenden Kind** in den äußeren Gehörgang eingeführt und es wird überprüft, ob Schallsignale vom Innenohr empfangen oder in den Hirnstamm übertragen werden. Ein auffälliges Ergebnis bedeutet noch nicht, dass eine Hörstörung vorliegt. Nur 1 von 40 Kindern wird tatsächlich betroffen sein. Weitere Kontrollen sind erforderlich.

Bevor die Patientin nach Hause geht, wird bei dem Säugling eine Pulsoxymetrie durchgeführt. Warum? Frau W. ist überrascht, wie viele Tests das Kind bereits hinter sich hat. Sie hat auch das „Gelbe Heft" erhalten. Was wissen Sie dazu?

Pulsoxymetrie

Angeborene Herzfehler sind die häufigsten Organfehlbildungen bei Geburt und treten bei 1 von 100 Neugeborenen auf, viele werden bereits pränatal durch eine Ultraschalluntersuchung erkannt. Bei **4 von 10.000** Neugeborenen liegt ein schwerer Herzfehler vor, der zuvor nicht erkannt wurde.

Die Pulsoxymetrie wird mittels Lichtsensor 24–48 h nach der Geburt durchgeführt. Sollte die Sauerstoffsättigung unter 96 % liegen, deutet dies auf einen möglichen Herzfehler hin und es werden unverzüglich weitere Untersuchungen wie ein Herzultraschall angeschlossen. Je früher Kinder mit schweren Herzfehlern behandelt werden, desto besser sind die Überlebenschancen und das neurologische Langzeitergebnis. Ein auffälliges Ergebnis kann auch andere Ursachen wie Infektion oder pulmonale Erkrankungen haben.

„Gelbes Heft"

Früherkennungsuntersuchungen spielen eine zentrale Rolle in der Überwachung des kindlichen Wachstums. Die Ergebnisse werden im **Kinderuntersuchungsheft,** dem „Gelben Heft", dokumentiert. Es werden die zehn Untersuchungen U1 (unmittelbar nach der Geburt) bis U9 (zum Schulalter mit 6 Jahren) dokumentiert. In den ersten U-Untersuchungen werden Beratungen bezüglich Vitamin D und K durchgeführt und ab der U3 zu jeweiligen Impfungen beraten.

Alle Untersuchungen beinhalten neben Größe und Gewicht auch körperliche und geistige Fähigkeiten und Reaktionen. Wenn bedeutsame Verzögerungen im Verhältnis zu gleichaltrigen Kindern auffallen, werden weitere Untersuchungen zur Abklärung eingeleitet. Weitere Themen wie Ernährung, Zahngesundheit, Schlafumgebung und andere werden altersabhängig mit den Eltern besprochen.

MERKE

In großen Studien konnte gezeigt werden, dass die Anwendung der Pulsoxymetrie drei der 4:10.000 nicht pränatal erkannten, schweren Herzfehler entdeckt.

ZUSAMMENFASSUNG

Unmittelbar nach der Geburt wird über den APGAR-Wert und den arteriellen Nabelschnur-pH die Notwendigkeit einer kinderärztlichen Versorgung beurteilt. Die meisten Kinder kommen gesund auf die Welt. Zur frühen Feststellung asymptomatischer, aber behandelbarer Erkrankungen werden ein erweitertes Neugeborenenscreening, ein Hörscreening und eine Pulsoxymetrie angeboten. Die Durchführung erfordert eine ärztliche Aufklärung und ist freiwillig. In Deutschland werden darüber hinaus ab der Geburt bis zum Schulalter zehn Früherkennungsuntersuchungen angeboten. Bei Abweichungen im Vergleich zu Gleichaltrigen werden weitere Untersuchungen angeschlossen.

4

WAS WÄRE, WENN ...

- ... eine ambulante Entbindung durchgeführt werden würde? Über was klären Sie auf?
  - Die Patientin kann eine ambulante Entbindung durchführen und nach 4 h in das häusliche Umfeld entlassen werden. Es erfolgt eine ärztliche Aufklärung über das Stoffwechselscreening, welches erst später stattfinden kann. Die Durchführung des Tests kann auch durch eine Hebamme erfolgen.

4.2.12 Habe ich wirklich einfach nur Pech?

Lisa Kreysa

Anamnese

In Ihrer Sprechstunde stellt sich die 38-jährige Frau K. vor. Sie ist völlig aufgelöst, da sie am Wochenende zum jetzt dritten Mal eine Schwangerschaft verloren habe. Sie sei rechnerisch in der 7. Woche gewesen. Mit Tränen in den Augen berichtet sie, dass sie bereits seit zwei Jahren versuche, schwanger zu werden. Dreimal sei sie nun schwanger gewesen und jedes Mal sei die Schwangerschaft zwischen der 6. und 10. Woche spontan abgegangen. Auch diesen Samstag habe sie wieder eine starke vaginale Blutung bekommen. Während der gynäkologischen Untersuchung in der Klinik sei die gesamte Schwangerschaft abgegangen. Eine Kürettage sei nicht notwendig gewesen. Bei den beiden vorangegangenen Aborten sei es genauso gewesen. Sie könne sich das nicht erklären, sie versuche, alles richtig zu machen, ernähre sich gesund, trinke kaum Kaffee, Alkohol sowieso schon nicht mehr und schone sich, sobald der Schwangerschaftstest positiv sei. Sie sei erst seit zwei Wochen in der Stadt. Ihre vorherige Gynäkologin habe immer gesagt, dass dies leider passiere und man nichts tun könne. Sie schaut Sie hoffnungsvoll an und sagt: „Ist das wirklich einfach Pech und kann man wirklich gar nichts machen?"

Untersuchungsbefund

Körperliche Untersuchung: schlanke, sportliche Patientin in gutem Allgemeinzustand. BMI 21,5 kg/m^2.

Spekulumeinstellung: Vulva/Vagina glatt, wenig altes Blut im hinteren Scheidengewölbe, minimale Blutung ex CK.

Bimanuelle Palpation: Uterus antevertiert/anteflektiert, normal groß, gut beweglich, kein Portioschiebeschmerz, kein Uteruskantenschmerz, Parametrien frei.

Transvaginale Sonografie: Uterus 9 × 7 × 8 cm, Endometrium homogen, 10 mm. Ovarien bds. mit unauffälligen Follikelzysten, keine freie Flüssigkeit im Douglas-Raum.

U-Stix: β-HCG: negativ.

Fragen und Antworten

Hat Frau K. wirklich „Pech" oder liegt ein Krankheitsbild vor? Wie ist dieses definiert?

Frau K. berichtet von drei Aborten. Per definitionem spricht man von **habituellen Aborten,** wenn in der Anamnese **drei oder mehr Aborte** vorliegen. Man unterscheidet:

- **Primäre habituelle Aborte:** Den Aborten gehen keine Lebendgeburten voraus.
- **Sekundäre habituelle Aborte:** Den Aborten gehen Lebendgeburten voraus.
- **Tertiäre habituelle Aborte:** Die Aborte werden von Lebendgeburten unterbrochen. Das Wiederholungsrisiko steigt mit jedem weiteren Abort (➤ Tab. 4.8).

Sie können Frau K. also entlasten, weil Sie ihr erklären können, dass es sich um ein bekanntes Krankheitsbild handelt. Dafür kommen unterschiedliche Ursachen infrage, für die es in der Regel Behandlungsmöglichkeiten gibt.

MERKE

Von **habituellen Aborten** spricht man, wenn **drei oder mehr Aborte** aufgetreten sind.

Tab. 4.8 Wiederholungsrisiko nach stattgehabtem Abort

Abort	Wiederholungsrisiko in %
Nach dem 1. Abort	16
Nach dem 2. Abort	25
Nach dem 3. Abort	45
Nach dem 4. Abort	54

Welche Ursachen könnten den Aborten von Frau K. zugrunde liegen?

Habituelle Aborte können verschiedenste Ursachen haben:

- **Hämatologisch:** Für eine intakte Schwangerschaft müssen sich Gefäßverbindungen zwischen mütterlichem und kindlichem Kreislauf bilden können. Ist dies durch Thrombosierung nicht möglich, kann die Schwangerschaft nicht fortgeführt werden. Verschiedene Gerinnungsstörungen können hierfür ursächlich sein.
- **Anatomische Besonderheiten: Uterus (sub-) septus:** Abortrate 55 %, **Uterus bicornis/didelphys** (Dopplung von Uterus und Zervix, meist auch Vagina): Abortrate: 40 %, **Uterus unicornis** (nur ein Uterushorn ist vorhanden): Abortrate: 50 %.
- **Endokrinologisch:**
  - **Hypothyreose:** gehäuft mit habituellen Aborten vergesellschaftet. L-Thyroxin kann großzügig gegeben werden, um TSH im unteren Normbereich zu halten.
  - **Insulinresistenz:** Metformin könnte in dieser Situation helfen, das Abortrisiko zu senken. Prospektive Studiendaten mit größeren Kollektiven fehlen aber noch (aktuell noch off-label).
  - **Progesteronmangel:** Man nimmt an, dass es sich nicht um einen absoluten Mangel handelt, sondern um eine reduzierte Wirksamkeit am Progesteronrezeptor. Das Endometrium kann durch das Progesteron ausreichend transformiert werden, die Wirkung reicht aber nicht aus, um die Schwangerschaft aufrechtzuerhalten. Die gemessenen Progesteronspiegel sind normal, die biologische Wirksamkeit ist aber reduziert. Bei habituellen Aborten sollte **jede Patientin Progesteron** erhalten.
- **Chromosomal:** Liegt eine chromosomale Auffälligkeit des Embryos vor, kann es sein, dass die Schwangerschaft terminiert wird. Bei ca. 5 % der Eltern mit habituellen Aborten lassen sich chromosomale Veränderungen nachweisen.
- **Immunologisch:** In der Schwangerschaft muss der mütterliche Organismus den zu 50 % fremden Embryo akzeptieren und versorgen. Eine überschießende Reaktion des Immunsystems kann zu habituellen Aborten führen. Die diesbezügliche Diagnostik ist aber noch sehr schwierig.
- **Alter:** Frauen zwischen 35 und 39 Jahren haben ein 25-prozentiges Risiko, dass eine Schwangerschaft in einem Frühabort endet. Ist die Frau älter als 45 Jahre, steigt es auf 90 % an.
- **Lebensstilfaktoren** (BMI, ggf. Kaffeekonsum): Studien zeigen, dass das Abortrisiko ab einem BMI von > 30 kg/m^2 signifikant steigt. Es wird vermutet, dass dies auch für einen Kaffeekonsum von > 2 Tassen pro Tag gilt. Dies ist aber noch nicht endgültig durch prospektive Daten belegt.

MERKE

Die Ursachen für habituelle Aborte sind vielfältig. Sie können hämatologisch, anatomisch, endokrinologisch, chromosomal, immunologisch oder durch Lebensstilfaktoren bedingt sein.

4

Welches weitere Vorgehen empfehlen Sie der Patientin? Können Sie ihr Hoffnung geben?

Natürlich befindet sich Frau K. in einer schwierigen Situation durch ihre belastete Anamnese, ihr fortgeschrittenes Alter und den dringenden Kinderwunsch. Bislang ist bei Ihrer Patientin aber noch keine Diagnostik gelaufen. Das könnte auf der einen Seite enttäuschend für sie sein, da man ihr gegebenenfalls schon viel früher hätte helfen können. Auf der anderen Seite können Sie ihr dadurch aber Hoffnung geben, dass man eine Ursache findet, diese behandeln kann und die nächste Schwangerschaft positiv ausgeht. Natürlich gibt es keine Garantie, selbst wenn man eine Ursache findet und diese behandelt, aber immerhin gibt es die Möglichkeit, etwas zu tun, was Ihrer Patientin ein viel besseres Gefühl geben wird, als nur zu sagen, „dass sie leider Pech hat."

Die Patientin ist schlank, ernährt sich gesund und trinkt kaum Kaffee, sodass es bei Lebensstilfaktoren kein Verbesserungspotenzial gibt. Um eine Insulinresistenz sicher auszuschließen, kann ein 75 g oGTT (oraler Glukose-Toleranztest) mit paralleler Insulinmessung durchgeführt werden. Außerdem nehmen Sie Blut ab, um die Schilddrüsenwerte zu bestimmen und eine Gerinnungsdiagnostik durchzuführen. Zudem planen Sie eine diagnostische Hysteroskopie, um anatomische Auffälligkeiten des Uterus festzustellen und beispielsweise ein Septum oder ein submuköses Myom im gleichen Eingriff direkt zu entfernen (➤ Kap. 4.1.12).

Abschließend kann bei Frau K. und ihrem Mann eine Chromosomenanalyse durchgeführt werden, um eine Anlagenträgerschaft bei den Partnern nachzuweisen.

Frau K. ist glücklich, dass es doch diagnostische Methoden und in der Folge hoffentlich auch Behandlungsmöglichkeiten gibt, und willigt in die Untersuchungen ein. Sie planen die Hysteroskopie für den Dienstag der nächsten Woche, wenn Sie im ambulanten OP-Zentrum operieren.

MERKE

Die verschiedenen möglichen Ursachen müssen Schritt für Schritt abgeklärt werden, um die Patientin der richtigen Therapie zuzuführen.

Zum Ausschluss einer organischen Ursache führen Sie eine Hysteroskopie durch. Intraoperativ zeigt sich ein Septum. Was ist für die Entfernung entscheidend? In der Gerinnungsanalyse stellen Sie zudem eine Faktor-V-Leiden-Mutation fest. Was bedeutet dies für die weitere Therapie? Alle anderen Untersuchungen sind unauffällig.

Intraoperativ entdecken Sie bei Frau K. tatsächlich ein uterines Septum von 4 cm Länge. Entscheidend ist für Sie, das gesamte Septum zu entfernen, da man aus Studien weiß, dass ein residuelles Septum von < 1 cm das Abortrisiko weiterhin erhöhen kann. Die Entfernung in toto gelingt Ihnen komplikationslos. Ansonsten sieht der Uterus unauffällig aus. Myome lassen sich ebenfalls nicht darstellen.

Sie visitieren Ihre Patientin im Aufwachraum und berichten von der Operation. Frau K. ist zwar noch sehr müde, aber überglücklich, dass etwas gefunden und das Septum komplett entfernt wurde.

Sie verabreden sich mit Frau K. für den nächsten Tag in Ihrer Praxis, um die Ergebnisse der weiteren Diagnostik zu besprechen.

In der Gerinnungsanalyse hat sich eine Faktor-V-Leiden-Mutation gezeigt. Sie erklären Frau K., dass es sich hierbei um einen Gerinnungsstörung handelt, die zu einer Thromboseneigung führt und von der man aus Metaanalysen weiß, dass sie in direktem Zusammenhang mit habituellen Aborten steht. Die Therapie der Wahl ist in diesem Fall die prophylaktische Gabe eines niedermolekularen Heparins (Clexane® 40).

Frau K. ist bestürzt, dass die Diagnose erst so spät gestellt wird, aber auch hoffnungsvoll, dass die nächste Schwangerschaft besser laufen wird.

Frau K. möchte so schnell wie möglich wieder schwanger werden. Empfehlen Sie ihr weitere Medikamente? Worauf sollten Sie bei der Betreuung der nächsten Schwangerschaft achten?

Obwohl die restliche Diagnostik unauffällig war, könnte es trotzdem sein, dass auch bei Frau K. ein relativer Progesteronmangel vorliegt (s. o.). Es ist daher sicherlich sinnvoll, Progesteron zu substituieren. Es empfiehlt sich, mit der Substitution ca. 4 Tage nach dem Eisprung zu beginnen und die Einnahme bis zum Schwangerschaftstest fortzuführen. Ist er negativ, kann die Einnahme zunächst beendet werden. Ist er positiv, führt man die Einnahme bis zur 12. SSW fort.

Aufgrund der zahlreichen vorangegangenen Aborte muss die nächste Schwangerschaft von Frau K. ebenfalls als Risikoschwangerschaft eingestuft werden. Frau K. und auch ihr Partner stehen unter einem hohen psychischen Druck, weswegen Ihr Verständnis und Ihre intensive Betreuung besonders wichtig sein werden. Sobald der Schwangerschaftstest positiv ist bzw. die Periode ausbleibt, sollte sich die Patientin umgehend bei Ihnen vorstellen können, um die Antikoagulation zu beginnen. Im weiteren Verlauf der Schwangerschaft wird die Patientin psychisch sehr stark von engmaschigen Kontrollen profitieren (zu Beginn ggf. wöchentlich), um regelmäßig sicherzustellen, dass alles in Ordnung ist. Wenn die Schwangerschaft die kritische Zeit überstanden hat, können die Intervalle evtl. auch ausgedehnt werden, je nach den Bedürfnissen der Patientin.

MERKE

Habituelle Aborte stellen für die Patientin eine extreme psychische Belastung dar. Ihre Anteilnahme und Verständnis sowie die enge Anbindung sind während einer weiteren Schwangerschaft von entscheidender Bedeutung.

ZUSAMMENFASSUNG

Habituelle Aborte betreffen etwa 2 % aller Frauen im fertilen Alter. Per definitionem liegen sie dann vor, wenn in der Anamnese drei oder mehr Aborte aufgetreten sind. Die Ursachen können vielfältig sein (anatomisch, endokrinologisch, hämatologisch, immunologisch, chromosomal oder durch den Lebensstil bedingt). Die genaue Anamneseerhebung und Diagnostik sind entscheidend, um die tatsächlichen Gründe herauszufinden. Nicht vergessen darf man die besondere psychische Belastung, unter der das Paar aufgrund der Situation steht. Einfühlungsvermögen, Geduld und die enge Anbindung sind ebenso wichtig wie die korrekte Diagnosestellung.

WAS WÄRE, WENN ...

- ... bei der Patientin ein Antiphospholipidsyndrom diagnostiziert worden wäre?
  - Das Antiphospholipdsyndrom gehört ebenfalls zu den häufigen Thrombophilien. Bei der Therapie gibt es jedoch eine Besonderheit. Während bei den anderen Thrombophilien die Therapie mit einem niedermolekularen Heparin ausreicht, sollte beim Antiphospholipidsyndrom zusätzlich ASS 100 mg gegeben werden. Hierdurch wird das Abortrisiko um 50 % gesenkt.

4.2.13 Ist alles okay mit meinem Kind? Ich bin doch noch so jung

Manuela Tavares de Sousa

Anamnese

Frau Y. stellt sich zum Ersttrimesterscreening in Ihrer Praxis vor. Die 26-jährige Patientin erwartet ihr zweites Kind. Die 4-jährige Tochter begleitet das Paar bei der Untersuchung. Sie freut sich auf ihr Geschwisterchen.

Anamnese: spontane Konzeption, regelmäßiger Zyklus, Nichtraucherin, alle Kinder beider Familien gesund geboren, keine Vorerkrankungen oder -operationen.

Untersuchungsbefund

Ultraschall: SSL 70,5 mm = 13+4 SSW, 3,43 mm Nackentransparenz, Nasenbein, Trikuspidalklappe und Ductus venosus unauffällig, der Vierkammerblick ist suspekt (➤ Abb. 4.28), die linke Kammer ist deutlich weniger gefüllt als die rechte.

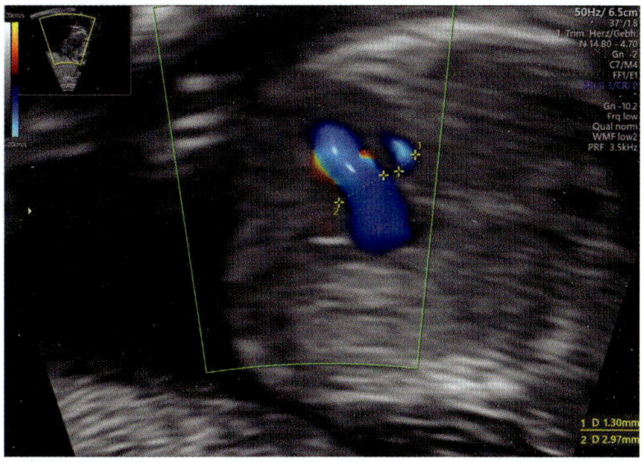

Abb. 4.28 [P802]

Fragen und Antworten

Sie teilen der Patientin Ihren Befund mit. Die Patientin weint sehr. Sie ist erst 26 Jahre. Was können Sie ihr zu Wahrscheinlichkeiten genetischer Erkrankungen sagen?

Das statistische Risiko einer 35-Jährigen bei Geburt ein Kind mit **Trisomie 21** zu bekommen, ist 1:380. Das eingriffsbedingte Risiko einer Fehlgeburt nach einer invasiven Diagnostik ist mit 1:400 kleiner. Dies rechtfertigte lange Zeit die Empfehlung zu einer invasiven Diagnostik bei jeder Schwangeren über 35 Jahre. Zur Zeit der Einführung der Empfehlung waren 5 % in dieser Risikogruppe. Das Alter von 35 Jahren als „at risk" zu beschreiben, ist historisch bedingt und stammt aus der Ära vor dem Ersttrimesterscreening. In Wahrheit erhöht sich das Risiko für eine Trisomie 21 nicht sprunghaft ab dem Alter von 35 Jahren, sondern steigt kontinuierlich mit jedem Jahr. Heute sind inzwischen etwa 20 % der Schwangeren über 35 Jahre alt. In dieser Gruppe sind lediglich 50 % der Kinder mit Trisomie 21 enthalten, die andere Hälfte wird bei Frauen unter 35 Jahren auftreten.

Strukturelle Malformationen, also organische Fehlbildungen, die nicht mit dem mütterlichen Alter zusammenhängen, treten mit einer Häufigkeit von insgesamt 2–5 % der Schwangeren viel häufiger auf als eine chromosomale Störung. So weist etwa 1 % der Neugeborenen einen kongenitalen Herzfehler auf. Für junge Frauen gilt, dass es viel wahrscheinlicher ist, ein Kind mit einer Organfehlbildung zu bekommen als eines mit einer Trisomie 21.

Mikrodeletionssyndrome treten in 1:1.000 Schwangeren auf. Submikroskopische kleine Substanzverluste

(Deletionen) von Chromosomen führen zu bestimmten genetischen Syndromen mit schwerer gesundheitlicher Beeinträchtigung. Das Auftreten ist auch altersunabhängig. Das bekannteste ist das **Deletionssyndrom 22q11.2.** Die betroffenen Kinder werden mit Herzfehler, Immunsystemveränderungen und leichten bis mittelschweren geistigen Behinderungen geboren.

Frau Y. hat mit 26 Jahren nicht mit einem auffälligen Befund gerechnet. So geht es vielen Frauen. Sie können ihr sagen, dass organische Fehlbildungen auch in jungen Jahren vorkommen und Herzfehler mit 1 % sehr häufige Fehlbildungen sind. Bei der Aufklärung wird es besonders relevant sein, eine gute Kommunikation zu führen. Die 4-jährige Tochter ist dabei – vielleicht fragen Sie auch, ob diese mit der Partnerin aus dem Raum geht, bevor Sie weitere Einzelheiten besprechen, und bieten einen erneuten Termin für das Paar an.

MERKE

Die Mitteilung eines pränatalmedizinischen Befunds erfordert eine Patientinnen-orientierte Kommunikation, die auf die Ängste und Sorgen der Patientin eingeht. Achten Sie dabei auch besonders auf ein angemessenes Umfeld.

Frau Y. fragt nach der Möglichkeit einer zellfreien DNA-Testung aus ihrem Blut. Was sagen Sie dazu? Welche Untersuchung empfehlen Sie?

Die Patientin befindet sich in der 13+4 SSW. Der pränataldiagnostische Befund ist auffällig und zeigt eine organische Fehlbildung des Kindes. In einem solchen Fall sollte **keine zellfreie DNA-Testung** durchgeführt werden. Auch hier werden, ähnlich wie beim Ersttrimesterscreening, Wahrscheinlichkeiten angegeben – eine Diagnose wird damit nicht gestellt. Hinzu kommt, dass bei auffälligen organischen Fehlbildungen über die drei Trisomien hinausgehende genetische Befunde auftreten können, die durch ein konventionelles Karyogramm mit Microarray, aber nicht durch die cffDNA abgeklärt werden können.

Sollte die Patientin einen genetischen Befund abklären wollen, empfehlen Sie in dieser SSW die Durchführung einer **Chorionzottenbiopsie**. Diese ist ab 11+0 SSW möglich. Unter Ultraschallsicht wird mit einer Nadel die Plazenta punktiert (➤ Abb. 4.29). Die Chorionzotten werden durch ein Aspirat gewonnen und den molekulargenetischen Untersuchungen zugeführt.

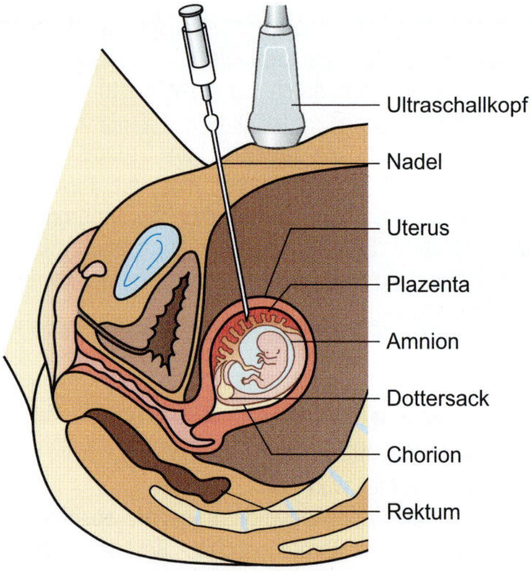

Abb. 4.29 Chorionzottenbiopsie [L234]

Sie möchte zunächst die Verlaufskontrolle abwarten. Sie stellt sich jetzt mit 15+1 SSW vor. Sonografisch zeigt sich nun der Verdacht auf eine Fallot-Tetralogie. Sie möchte nun doch eine invasive Abklärung. Welche Untersuchung können Sie jetzt anbieten?

Eine **Amniozentese (AC)** kann ab 15+0 SSW durchgeführt werden. Auch hier wird unter Ultraschallkontrolle punktiert, es wird jedoch Fruchtwasser aspiriert. Dieses enthält fetale Zellen, die zytogenetisch untersucht werden. Neben der Bestimmung des Karyotyps kann auch bei Infektionen der Erregernachweis im Fruchtwasser die Indikation für eine Amniozentese sein.

Zur genetischen Abklärung einer Fallot-Tetralogie können Sie der Patientin eine AC anbieten. Eine Array-Untersuchung sollte bei unauffälligem Befund angeschlossen werden.

MERKE

Vor einem invasiven Eingriff wird eine humangenetische Abklärung angeboten.

Unter welchen Umständen ist ein Schwangerschaftsabbruch in Deutschland straffrei?

Wer in Deutschland eine Schwangerschaft abbricht, muss nach §218 Strafgesetzbuch (StGB) mit Freiheitsstrafen von bis zu 3 Jahren, in schweren Fällen bis zu 5 Jahren oder einer Geldbuße rechnen. In dem Zusatzartikel des Paragrafen werden bestimmte Bedingungen genannt, nach denen ein Abbruch allerdings straffrei erfolgen kann.

Nach §218a StGB ist ein Schwangerschaftsabbruch bis **12 Wochen nach Empfängnis oder 14 Wochen post mentruationem** straffrei, wenn eine vorangehende Schwangerschaftskonfliktberatung (mit einer Bedenkzeit von 3 Tagen) stattgefunden hat und der Abbruch ärztlich durchgeführt wird. Es muss keine spezifische Indikation für den Abbruch geben.

Nach der 14. SSW p. m. (= 13+6 SSW) darf ein Abbruch der Schwangerschaft nur noch mit einer medizinischen Indikation erfolgen. Damit ist die Gefährdung der körperlichen und/oder seelischen Gesundheit der Frau in gegenwärtigen oder zukünftigen Lebensverhältnissen bei Fortführung der Schwangerschaft gemeint.

Der §218 ist und war seit der Aufnahme in das StGB oft Grundlage erbitterter gesellschaftlicher und politischer Diskussionen. Es geht bei den Auseinandersetzungen immer wieder auch um die Frage, ob das Recht des (ungeborenen) Kindes oder das Recht der Frau auf Selbstbestimmung den Vorzug erhält. Auch die Gesetzesgrundlagen ändern sich oft. So ist erst im Mai 2018 in Irland das Totalverbot (14 Jahre Haftstrafe bei jeglichem Abbruch) aufgehoben und in Polen im April 2020 die Gesetzesgrundlage für einen Abbruch verschärft worden. Auch die Veränderungen in den Vereinigten Staaten Amerikas in 2022 mit Aufhebung der bundesweiten Regelung für einen Schwangerschaftsabbruch wurden heiß diskutiert, während in Deutschland im selben Jahr das Informationsverbot für Abtreibungen gekippt wurde. Die Grundlage für unser ärztliches Handeln im Rahmen eines Schwangerschaftsabbruchs ist nun auch seit Januar 2023 in einer Leitlinie zu diesem Thema festgehalten.

Es sind 10 Tage vergangen und Sie erhalten die endgültige molekulargenetische Untersuchung, die auffällig ist. Wie überbringen Sie die Nachricht?

Bei der Überbringung schlechter Nachrichten gibt es unterschiedliche Ansätze. Hier wird ein Beispiel aufgeführt.

Bevor Sie in ein Gespräch gehen, sollten Sie **gut informiert sein,** um Fragen beantworten zu können. Sie lesen sich daher das Erscheinungsbild der vorliegenden Erkrankung noch einmal durch. Versuchen Sie, die Diagnosen in **kurzen und einfachen Worten** zu überbringen. Die Patientin soll Sie verstehen.

Auch wenn Sie es vielleicht anfangs schlecht aushalten können, sind **Pausen essenziell.** Nur so kann Frau Y. ihre ganz individuelle Reaktion und momentanen Bedürfnisse zeigen. Je nach Reaktion gehen Sie mehr auf **Emotionen** oder mehr auf **Informationen** ein. Die Patientin ist vielleicht im Schock und kann Ihnen nicht gut folgen. Setzen Sie immer wieder Pausen. Versuchen Sie, Emotionen zu erkennen, sie zu benennen und Verständnis zu zeigen.

Zum Abschluss können naheliegende **Ziele festgelegt** werden. Sie können Fragen wie „Wie geht es weiter?", „Was kann ich tun?" beantworten und bieten einen erneuten Termin an. Den Patientinnen hilft es, wenn sie wissen, dass Sie immer erreichbar sind.

4

Die Patientin fragt nach den Möglichkeiten eines Schwangerschaftsabbruchs. Was können Sie zur Durchführung sagen?

Je nachdem, zu welchem Zeitpunkt der Schwangerschaft ein Abbruch durchgeführt wird, gibt es die Möglichkeit eines medikamentösen und/oder operativen Vorgehens:

- **Medikamentöse Methode:** ≤ 9. SSW. Der Frau wird Mifepriston (ein Antigestagen) verabreicht. Dies bewirkt eine Öffnung des Muttermunds und ist bis zur 9. Woche (63. Tag nach Beginn der letzten Regelblutung) zugelassen. 24–48 h danach erhält die Patientin ein Prostaglandin, das zur Uteruskontraktion und zur Ausstoßung des Fruchtsacks und des Embryos führt. Mifepriston ist auch für Spätabbrüche im 2. Trimester zugelassen.
- **Primär operatives Vorgehen:** ≤ 14. SSW. Nach der Zervixreifung mittels lokaler Prostaglandinapplikation wird der Muttermund mit speziellen Stiften gedehnt. Daraufhin wird mit einer (Saug-) Kürette der Fruchtsack mit dem Embryo mit plazentaren Anteilen entfernt.
- **Zweizeitiges Vorgehen:** > 14. SSW bis 23+0 SSW. Durch die hoch dosierte Gabe von Prostaglandinen (systemisch oder lokal) erreicht man kräftige Wehentätigkeit, die zu einer Geburt des Fetus führt. Der Fetus verstirbt während der Geburt. In einem zweiten Schritt werden mittels einer Kürettage die im Uterus verbliebenen Eihäute und die Plazentareste entfernt.

Frau Y. ist in der 16. SSW. Es kommt nur die medizinische Indikation infrage. Sie versuchen, auf die Ängste der Patientin einzugehen, und bieten verständliche Informationen und psychologische Unterstützung an. Sie unterstützen sie, indem Sie Kontakt zu Selbsthilfegruppen organisieren und ihr Termine für die Beratung bei einer Kinderkardiologin und Humangenetikerin anbieten. Die Entscheidung sollte auf Grundlage ausführlicher Beratungen in unterschiedlichen Fachdisziplinen erfolgen. Einige Ängste können in Gesprächen geklärt werden und die Schwangerschaft wird dann weiter fortgesetzt. Bei anderen wird sich der Wunsch nach einem Abbruch weiter verstärken.

4

MERKE

Eine Schwangerschaftskonfliktberatung ist die Voraussetzung für die straffreie Durchführung eines Schwangerschaftsabbruchs in der Zeit vor der 14. SSW. Danach ist er nur durch eine medizinische Indikation zulässig.

ZUSAMMENFASSUNG

Viele Schwangere sind bei Auffälligkeiten der pränatalen Untersuchung zunächst in einem Schock. Es gilt, die Patientin in ihren Ängsten aufzufangen und Zuversicht auszusprechen, ihre Sorgen gleichzeitig aber auch ernst zu nehmen. Bei einem auffälligen Befund ist eine invasive Diagnostik mittels Chorionzottenbiopsie oder Amniozentese möglich.

In Deutschland ist ein Abbruch bis zur 12. Woche nach Empfängnis rechtswidrig, jedoch straffrei, wenn er nach einer Konfliktberatung auf Wunsch der Schwangeren erfolgt und durch eine approbierte Ärztin durchgeführt wird. Dies kann ohne medizinische Indikation auf Wunsch einer Frau erfolgen. Später bedarf es einer medizinischen Indikation.

WAS WÄRE, WENN ...

- ... der Herzfehler erst in der 24. SSW diagnostiziert würde und die Patientin einen Abbruch wünschen würde?
  - Nach der 22. SSW ist damit zu rechnen, dass ein Kind lebend geboren werden kann. Bei einem späten Abbruch wird daher durch eine Injektion zunächst ein Herzstillstand herbeigeführt (Fetozid) bevor es dann nach einer Einleitung der Geburt tot geboren wird. Eine Tagung einer Ethikkommission wird empfohlen, in der die Tragweite der Entscheidung ausführlich diskutiert wird. Das Votum der Ethikkommission unterstützt die Patientinnen und entlastet alle beteiligten Ärztinnen und Ärzte in der Entscheidung.

KAPITEL

5

Dorothea Lewitz, Matthias Nörtemann, Doris Stöckl, Manuela Tavares de Sousa

Die wichtigsten Fragen zu Gynäkologie und Geburtshilfe

5.1 Fragen zur Gynäkologie

Dorothea Lewitz, Doris Stöckl, Matthias Nörtemann

5.1.1 Anatomie der weiblichen Geschlechtsorgane

Becken

Können Sie beschreiben, aus welchen Strukturen der Beckenboden besteht und welche Funktionen er erfüllt?

Der Beckenboden setzt sich aus Muskel- und Bindegewebeschichten zusammen. Er schließt die Bauchhöhle nach kaudal ab und lässt dabei Durchtrittspforten für Harnröhre, Vagina und Enddarm frei (➤ Abb. 5.1). Folgende Schichten sind daran beteiligt:

- **Diaphragma pelvis** (M. levator ani, M. coccygeus)
- **Diaphragma urogenitale** (M. transversus perinei profundus)
- **Äußere Schließmuskelschicht** (M. sphincter ani ext., M. bulbospongiosus, M. transversus perinei superficialis, M. ischiocavernosus)

Der Beckenboden erfüllt mehrere Aufgaben:

- **Stützfunktion:** Halteapparat für Abdominal- und Beckenorgane
- **Kontinenz:** Schließmuskeln für Rektum und Urogenitaltrakt
- **Geburtskanal:** durch Erweiterung während des Geburtsvorgangs

Sie sprachen den Geburtskanal bereits an. Sie kennen sicher die für die Geburtshilfe wichtigen Maße und Ebenen des Beckens – welche Bedeutung haben sie?

Der Geburtskanal besteht aus dem Weichteilkanal (unteres Uterinsegment, Zervix, Vagina, Vulva und Beckenbodenmuskulatur) und dem knöchernen Becken. Das knöcherne Becken ist in drei Ebenen unterteilt (➤ Abb. 5.2):

- **Beckeneingang** (Apertura pelvis superior): Er ist **queroval;** das wichtigste Maß ist die **Conjugata vera,** der kleinste gerade Durchmesser (Promontorium-Symphysenhinterfläche) mit durchschnittlich 11 cm. Der **Diameter obliqua** – der schräge Durchmesser – beträgt 12,5 cm.
- **Beckenmitte:** Hier misst man den **Diameter transversalis,** den größten queren Beckendurchmesser mit ca. 13,5 cm. Die Beckenmitte beschreibt nahezu einen Kreis.
- **Beckenausgang** (Apertura pelvis inferior): Er ist **längsoval.**

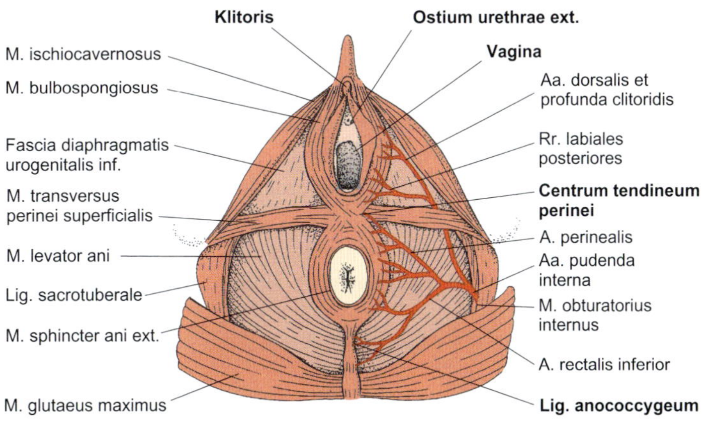

Abb. 5.1 Beckenboden: Muskulatur und Blutversorgung [L234]

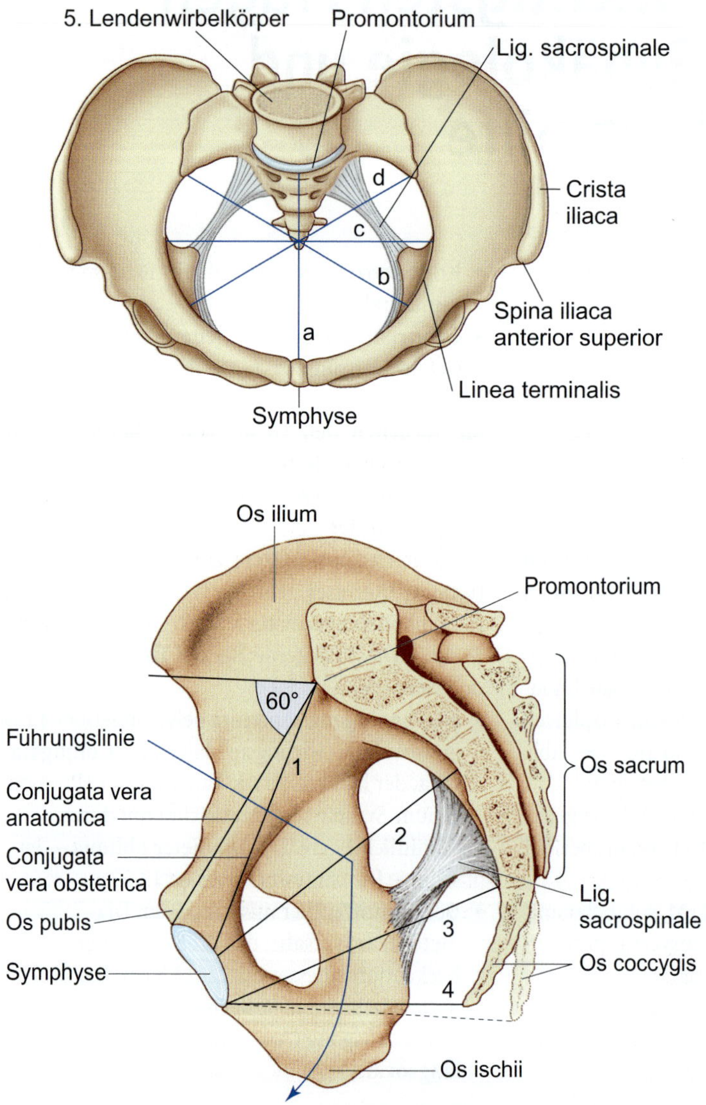

Abb. 5.2 Beckendurchmesser und -ebenen [L234]

Der kindliche Kopf muss bei der Geburt rotieren, um den quer- und längsovalen Durchmesser passieren zu können. Ein Missverhältnis zwischen Größe des kindlichen Kopfes und knöchernen Beckenmaßen der Mutter kann eine Sectio erforderlich machen.

Für die Praxis wurden zur Beurteilung des Geburtsfortschritts die Beckenebenen nach Hodge eingeführt:

- **Obere Schoßfugenrandebene:** Terminalebene (Beckeneingangsebene), gebildet durch die Tubercula pubica und das Promontorium
- **Untere Schoßfugenrandebene:** Parallelebene zur oberen Schoßfugenrandebene, auf Höhe des Unterrandes der Symphyse
- **Interspinalebene:** Parallelebene durch die Spinae ischiadicae
- **Beckenbodenebene:** Parallelebene durch das Steißbein

Inneres Genitale

Die Pathologien des Uterus treten in unterschiedlichen Strukturen des Organs auf. Bitte beschreiben Sie den Uterus noch etwas genauer.

PLUS

Ganz genau teilt man den Uterus in drei Abschnitte auf: das Korpus, die Zwischenzone und die Zervix. Die Zwischenzone wird in der Schwangerschaft zum unteren Uterinsegment.

Man unterteilt den Uterus in das **Corpus uteri** mit dem Fundus und die **Cervix uteri,** die aus der Portio supravaginalis und vaginalis besteht. Die Uteruswand ist im Bereich des Korpus von innen nach außen aus folgenden Schichten aufgebaut:

- **Endometrium** (Lamina basalis und Lamina functionalis mit einschichtigem Zylinderepithel überzogen)
- **Myometrium** (Muskelschicht mit spiralig angeordneten glatten Muskelfasersträngen)
- **Perimetrium** (Peritonalüberzug)

Am Muttermund geht das Zylinderepithel des Zervikalkanals in das unverhornte Plattenepithel der Vagina über (Transformationszone). Diese Grenze verschiebt sich unter Östrogeneinfluss und ist daher altersabhängig. Die Drüsenzellen im Zervixepithel produzieren je nach Zyklusphase zähen oder dünnflüssigen Schleim, der das Aufsteigen von Spermien nur zum Zeitpunkt des Eisprungs erlaubt. Darüber hinaus hat dieser Schleimpfropf auch eine Schutzfunktion gegen aszendierende pathogene Keime.

Die Gebärmutter ist über Bandstrukturen im kleinen Becken aufgehängt. Meist ist der gesamte Uterus gegenüber der Körperachse nach ventral geneigt **(Anteversio).** Das Korpus ist gegenüber der Zervix nach ventral abgeknickt **(Anteflexio).** Es ist aber auch normal, dass der Uterus gestreckt oder retroflektiert ist.

Können Sie diese Bandstrukturen im kleinen Becken genauer benennen?

TIPP

Die Bandstrukturen des kleinen Beckens sind sehr unübersichtlich. Es lohnt sich, mehrere Atlanten zu vergleichen, falls man Schwierigkeiten mit dem Überblick hat!

Das **Lig. latum uteri** zieht beidseits als „Falte“ des Peritoneums vom Uterus zur seitlichen Beckenwand. An der Oberkante liegen die Tuben. Der basale Anteil des Lig. latum wird als **Lig. cardinale uteri** oder **Parametrium** bezeichnet. In den Parametrien verlaufen Gefäße (Vasa uterina), Lymphbahnen der Zervix, Nerven und die Harnleiter.

Das **Lig. teres uteri (Lig. rotundum)** zieht vom Tubenwinkel ventral des Lig. latum und durch den Leistenkanal zu den großen Schamlippen. Nach dorsal ist der Uterus durch das **Lig. sacrouterinum** befestigt (➤ Abb. 5.3).

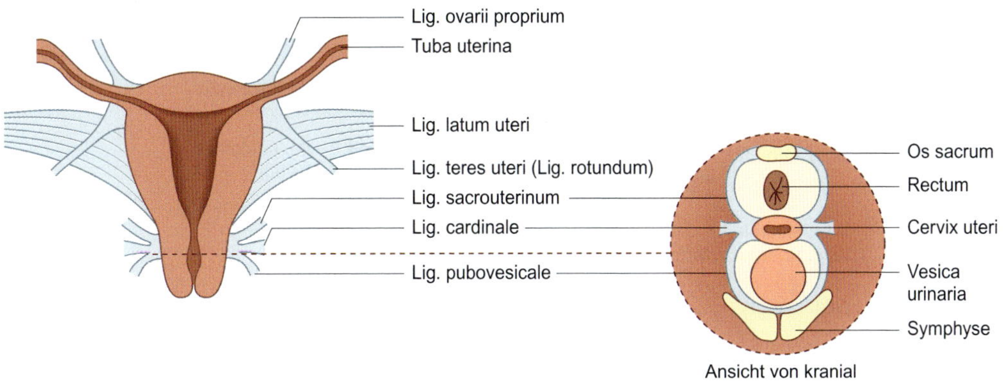

Abb. 5.3 Halteapparat des Uterus; Blick von kranial auf das Becken [L234]

Tab. 5.1 Blutversorgung und Lymphabflussbahnen der weiblichen Geschlechtsorgane im kleinen Becken

Organ	Blutversorgung	Lymphbahnen	Innervation
Inneres Genitale			
Ovar	A. uterina A. ovarica (aus Aorta)	Nll. Lumbales	Plexus uterovaginalis Plexus ovaricus N. pelvicus
Tube			
Uterus (Fundus)	A. uterina (aus A. iliaca int.)	Nll. iliaci comm. Nll. paraortales	
Uterus (Korpus)	A. uterina (aus A. iliaca int.)	Nll. lumbales Nll. inguinales superficiales Nll. iliaci ext.	Plexus uterovaginalis Plexus ovaricus N. pelvicus
Uterus (Zervix)		Nll. iliaci ext.	
Vagina	A. rectalis med. A. pudenda int.	Nll. inguinales superficiales Nll. iliaci ext.	
Äußeres Genitale			
	A. pudenda int.	Nll. inguinales superficiales	N. pudendus

Können Sie uns bitte orientierend die Blutversorgung, die Lymphabflussbahnen und die Innervation der weiblichen Geschlechtsorgane im Beckenbereich erläutern?

TIPP

Die Lage der regionären Lymphknoten ist klinisch wichtig, da sie bei vielen Karzinom-OPs entfernt werden müssen. Es empfiehlt sich, zumindest einen groben Überblick über die Abflussbahnen zu haben!

Die versorgenden Blutgefäße, Lymphabflussbahnen und Nerven der weiblichen Geschlechtsorgane sind für Metastasierungswege und für das Operationsausmaß bei den verschiedenen malignen Erkrankungen wichtig (➤ Tab. 5.1).

Brust

Auch hier müssen bei bösartigen Tumorerkrankungen ggf. Lymphknoten entfernt werden. Können Sie den in diesem Zusammenhang oft verwendeten Begriff „Level" erläutern?

Der Begriff Level wird verwendet, um die axillären Lymphknoten anhand ihrer Position auf dem Lymphabflussweg einzuteilen (➤ Abb. 5.4).

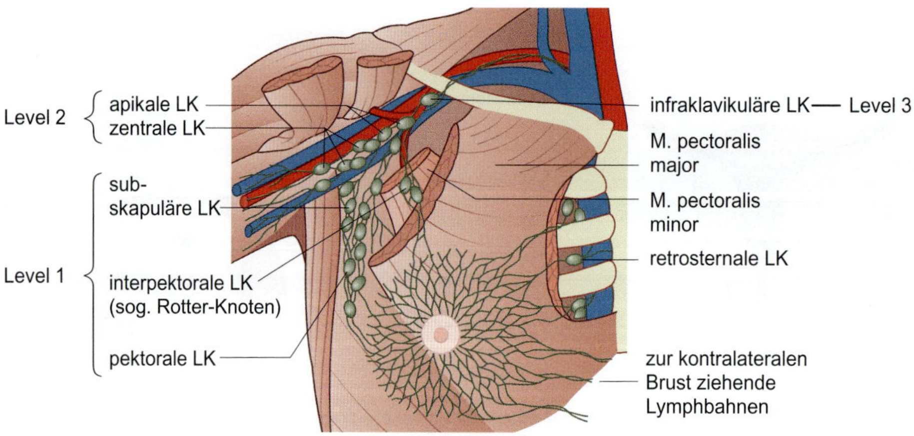

Abb. 5.4 Level I bis III der axillären Lymphknoten [L234]

- Die erste Station bezeichnet man als **Level I.** Die entsprechenden LK liegen lateral des M. pectoralis minor (interpektorale, extramammäre, subkapsuläre LK).
- **Level II** befindet sich zwischen lateralem und medialem Rand, also hinter dem M. pectoralis minor (apikale und zentrale LK).
- **Level III** umfasst LK, die zwischen medialem Rand des M. pectoralis minor und der Clavicula liegen (infraklavikuläre LK).

Klinisch bedeutend ist diese Einteilung bei der operativen Therapie von Mammakarzinomen. Oft werden LK der Level I und II zur histologischen Untersuchung entnommen.

5.1.2 Pubertät und Geschlechtsreife

Pubertät

Welche Begriffe beschreiben den Beginn der jeweiligen körperlichen Veränderungen und wann treten sie in etwa auf?

Die typische zeitliche Abfolge der somatischen Veränderungen während der Pubertät ist folgendermaßen:

1. Die **Thelarche** bezeichnet den Beginn des Brustwachstums (8.–14. Lj.; Ø 11. Lj.).
2. Die **Pubarche** beschreibt den Beginn der Schambehaarung (9.–15. Lj.; Ø 11. Lj.).
3. Die **Menarche** steht für die 1. Menstruation (9.–16. Lj.; Ø 13. Lj.).

Menstruationszyklus

Wie definiert man einen Zyklus und wie lange dauert er im Regelfall?

Ein Zyklus beginnt immer am **ersten Tag der Blutung** und endet mit dem letzten Tag vor der nächsten Blutung. Der „typische“ Zyklus dauert **28 Tage,** wobei nur 15–20 % aller Frauen solch einen „typischen“ Zyklus zeigen. Normal sind Abweichungen von etwa 3 Tagen.

Man teilt den Ovulationszyklus in verschiedene Phasen ein. Welche Phasen meine ich, und was geschieht in diesen Phasen?

Man teilt den Zyklus in die **Follikelphase** und die **Lutealphase** ein (➤ Abb. 5.5). Dazwischen liegt die **periovulatorische Phase** mit der Ovulation. In der Follikelphase steigt das Östrogen an, wodurch das **Endometrium** aufgebaut wird. Die Menge des Zervixschleims nimmt zu, seine Viskosität nimmt ab. Der **Zervixkanal** weitet sich etwas. Unter Einfluss von **FSH** entwickelt sich ein Follikel zum dominanten Follikel. **LH** stimuliert die Thekazellen dazu, **Androgene** zu produzieren, die vom **dominanten Follikel** zu Östrogen umgewandelt werden können. Die konkurrierenden Follikel werden dadurch zurückgebildet.

Durch das steigende Östrogen werden die LH-Produktion und LH-Ausschüttung stimuliert, sodass es in der Zyklusmitte zum **LH-Peak** kommt. Somit wird die **Luteinisierung** des Follikels eingeleitet, die **Meiose** der Eizelle wird abgeschlossen und der **Eisprung** findet statt.

In der folgenden **Lutealphase** wird der Rest des Follikels vaskularisiert und zum **Gelbkörper** umgebaut. Dieser bildet **Progesteron,** wodurch die FSH- und LH-Produktion gedrosselt wird. Das Endometrium wird sekretorisch umgewandelt und bereitet sich so auf die **Einnistung** vor. Spiralarterien werden ausgebildet. Außerdem nimmt die Menge des Zervixschleims stark ab, seine Viskosität hingegen nimmt zu. Somit ist die Spermienaszension erschwert. Wenn keine Schwangerschaft eingetreten ist, bildet sich der Gelbkörper zurück. Durch den resultierenden Wegfall des Progesterons kommt es zur **Entzugsblutung.**

Bitte erklären Sie ausführlich, was während der Menstruationsblutung geschieht.

PLUS

Normale Menstruation: 3–5 Tage, Blutverlust ca. 50–100 ml, entspricht etwa 2–5 Vorlagen pro Tag.

Mit der Regelblutung wird das Stratum functionale des Endometriums abgestoßen. Dies wird ausgelöst durch den **Progesteronabfall** nach Untergang des Gelbkörpers. Dieser geht unter, da ohne Befruchtung keine Produktion von humanem Choriongonadotropin (β-hCG) durch den Trophoblasten erfolgt. Das endometriale Bindegewebe schrumpft und die **Spiralarterien** in der Functionalis werden dadurch mechanisch komprimiert. Zusätzlich kommt es durch

5

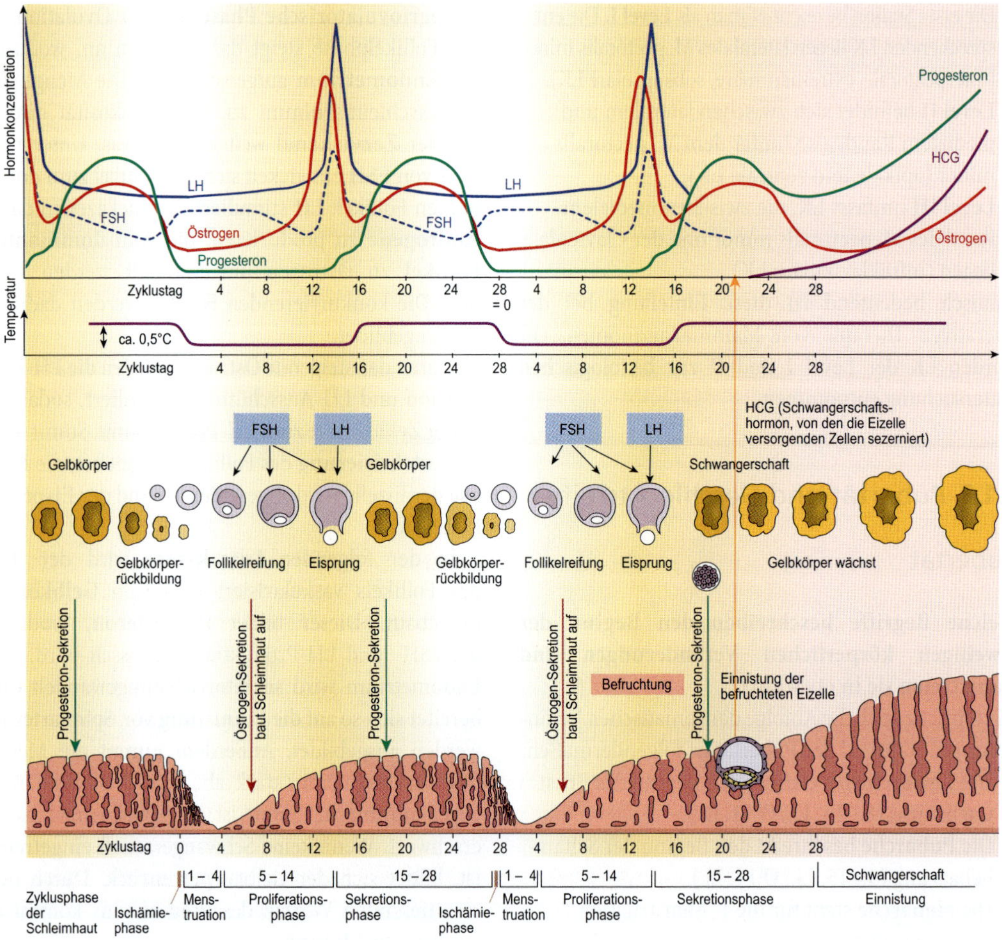

Abb. 5.5 Der Menstruationszyklus [L190]

Toxine und Enzyme zu **Gefäßspasmen** der Spiralarterien und folglich zu einer Ischämie, die das Gewebe der Functionalis schädigt. Wenn durch die **Proteolyse** dann der Gefäßspasmus nachlässt, kommt es zu einem erneuten Einschießen von Blut, das die fragilen Kapillaren platzen lässt und in das Stroma ausströmt. Hierdurch wird die Functionalis von der Basalschicht abgetrennt und als Mischung aus Blut und Schleimhautresten abgestoßen. Durch die aktivierte **Fibrinolyse** gerinnt das Menstruationsblut nicht.

Wieso passieren die gleichen Veränderungen nicht auch in der Basalschicht des Endometriums?

Die Basalschicht enthält weniger Hormonrezeptoren und ist deshalb gegenüber den hormonellen Veränderungen weitgehend unempfindlich.

Nennen Sie mir nun bitte ein paar Begriffe, die Anomalien der Menstruation beschreiben.

Zum einen treten Atypien auf, die die Dauer der Menstruation betreffen. Dazu gehören die **Menorrhagie** (Dauer > 6 Tage) und die **Brachymenorrhö** (Dauer < 3 Tage). Bei einer **Metrorrhagie** lässt die Blutung keinen Zyklus mehr erkennen. Zum anderen beschreibt man Störungen der Blutungsstärke wie **Hypomenorrhö** (< 2 Vorlagen/Tag) oder **Hypermenorrhö** (> 5 Vorlagen/Tag). Bei einer **Menometrorrhagie** sind Dauer und Stärke erhöht. **Amenorrhö** bezeichnet das Ausbleiben der Regelblutung.

Außerdem gibt es Veränderungen der Intervalle. Bei der **Polymenorrhö** treten die Blutungen zu häufig (< 21 Tage), bei der **Oligomenorrhö** treten sie zu selten (> 35 Tage) auf. **Zwischenblutungen** (Spotting, Schmierblutung) können regelmäßigen Bezug zur Mensis haben oder unabhängig auftreten.

Wie kann man die Amenorrhöen einteilen?

Man unterscheidet eine **primäre Amenorrhö,** bei der nie eine Regelblutung auftrat, von der **sekundären Amenorrhö.** Bei dieser bleibt die zunächst vorhandene Regelblutung über mindestens 3 Monate aus.

Eine andere Einteilung orientiert sich an den **Ursachen** einer Amenorrhö (➤ Abb. 5.6). Dabei unterscheidet man organische Ursachen (anatomisch-strukturell), ovarielle, hypophysäre oder hypothalamische Störungen.

Die WHO teilt die Amenorrhöen entsprechend ihrer **Ätiologie** in sieben Gruppen ein: hypothalamo-hypophysäre Insuffizienz ohne Tumor, hypothalamo-hypophysäre Dysregulation, Ovarialinsuffizienz, Endometriumsdefekt, Hyperprolaktinämie, idiopathische Genese und hypothalamo-hypophysäre Insuffizienz infolge eines Tumors.

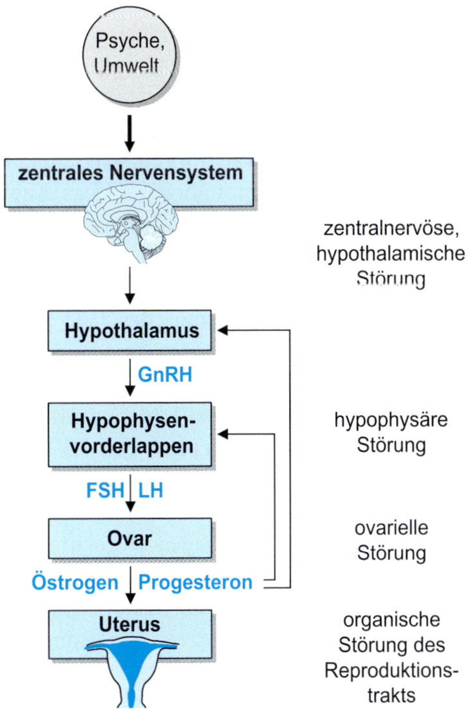

Abb. 5.6 Ursachen einer Amenorrhö [L190]

MERKE

Häufigste Ursache einer sekundären Amenorrhö ist eine Schwangerschaft! Auch in chirurgischen Prüfungen sollte man eine Schwangerschaft z. B. als Ursache für Unterbauchbeschwerden im Kopf haben.

Welche physiologischen Veränderungen und diagnostischen Untersuchungen lassen Rückschlüsse darauf zu, in welcher Phase des Zyklus sich eine Frau befindet?

Wenn sie regelmäßig und unter gleichbleibenden Bedingungen durchgeführt wird, kann die Messung der **Basaltemperatur** die Zyklusphase gut anzeigen, da die Körpertemperatur in der zweiten Zyklushälfte regelmäßig um 0,2–0,6 °C ansteigt. Auch die **Spinnbarkeit** (Billings-Methode), Menge und Farbe des **Zervixschleims** können Rückschlüsse erlauben. Um den Eisprung nehmen die Menge, die Spinnbarkeit und die Klarheit zu. Unter dem Mikroskop kann man das **Farnkrautphänomen** beobachten. Auf dem Objektträger ordnen sich die angetrockneten Glykoproteine so an, dass das Bild eines Farns entsteht.

Auch die **Vaginalzytologie** zeigt typische Veränderungen: In der Proliferationsphase zeigen sich große Intermediär- und Superfizialzellen, die überwiegend flach ausgebreitet sind. Kurz nach der Ovulation finden sich fast nur noch Superfizialzellen. Während der Sekretionsphase sieht man, dass Intermediär- und Superfizialzellen in Haufen zusammenliegen und hochgeschlagene Zellränder aufweisen. Die Menstruationsphase erkennt man an den zusätzlichen vielen Erythrozyten. Im Ultraschall kann anhand der **Endometriumshöhe** und **Follikelgröße** der Zyklusstand beurteilt werden.

5.1.3 Klimakterium, Postmenopause und Senium

Bitte definieren Sie die Begriffe Klimakterium und Menopause.

Als **Klimakterium** bezeichnet man die Übergangszeit von der Geschlechtsreife in die Phase nach Erlöschen der Ovarialfunktion, das Senium. Man nennt diesen Abschnitt auch **Wechseljahre.** Sie beginnen meist zwischen dem 45. und 55. Lj. Die Östrogen- und

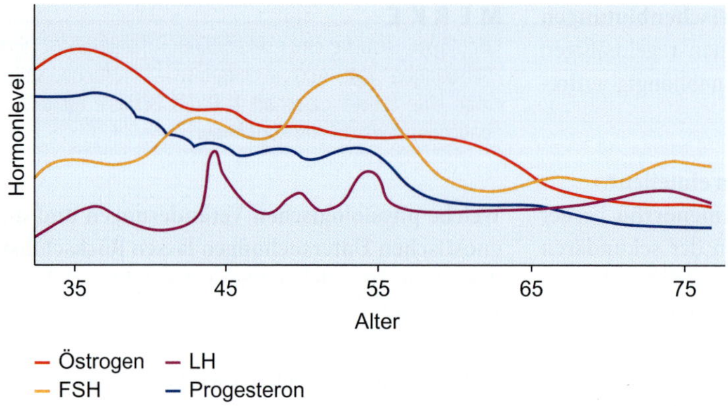

Abb. 5.7 Hormone im Klimakterium [L231]

Progesteronproduktion im Ovar nimmt im Verlauf unter starken Schwankungen stetig ab, infolgedessen steigt die Gonadotropinausschüttung an (Hypergonadismus; ➤ Abb. 5.7). Oft sind unregelmäßige Blutungen ein erstes Zeichen der nachlassenden Ovarialfunktion.

Die letzte zyklische Blutung bezeichnet man als **Menopause**. Die **Perimenopause** umfasst den Zeitraum vom Auftreten gehäufter unregelmäßiger Zyklen bis 1 Jahr nach der Menopause. Bereits während der **Prämenopause,** die einen Zeitraum von ca. 5 Jahren vor der Menopause einschließt, kann es zu Blutungsstörungen kommen. Genau 1 Jahr nach der letzten Blutung beginnt die **Postmenopause,** die bis zum Senium andauert. Dieser Beginn ist allerdings unscharf begrenzt. Wenn die Ovarialfunktion bereits vor dem 40. Lj. erlischt, spricht man von einem **Climacterium praecox.**

5.1.4 Empfängnisverhütung und unerfüllter Kinderwunsch

Methoden der Empfängnisverhütung

Was versteht man eigentlich genau unter dem Pearl-Index?

Der Pearl-Index ist ein Maß, um die Verlässlichkeit einer Methode zur Empfängnisverhütung zu beurteilen. Er gibt an, wie viele Schwangerschaften unter einer bestimmten Methode in **100 „Frauenjahren"**, also 1.300 Zyklen auftreten, ohne dass dabei die Häufigkeit des Geschlechtsverkehrs oder Anwendungsfehler berücksichtigt werden.

Wie sieht ein IUD aus und wie funktioniert es?

PLUS

- Synonyme für Spirale: IUD (Intrauterine Device), IUP (Intrauterinpessar)
- Auch noch bis zu 7 Tage nach der Ovulation kann das Einlegen eines IUD eine Schwangerschaft zu > 95 % verhindern, indem es die Nidation stört. Es gelten weiterhin alle Kontraindikationen.

Das **IUD** (Intrauterine Device) ist ein Fremdkörper, der in den Uterus eingebracht wird. Größe und Form hängen von der Gebärmutter ab. Das IUD bewirkt eine Fremdkörperreaktion in der Gebärmutterhöhle und stört damit die Implantation. Bei **kupferhaltigen** IUD ist ein Teil zusätzlich mit einem Kupferdraht umwickelt. Das Kupfer bewirkt über das Freisetzen von Ionen eine direkte Beeinträchtigung der Spermien, der Eizelle sowie der Tuben. Ein **IUS** (Intrauterinsystem) enthält neben dem Wirkmechanismus des IUD zusätzlich ein Depot, das **Progesteron** (Levonorgestrel) abgibt. Dadurch wird der Zervixschleim undurchlässiger, die Proliferation des Endometriums und die Spermienmotilität gehemmt. Das IUD sollte am besten in der 1. Zyklusphase eingesetzt werden. Es wird über eine Einführhilfe eingebracht und der daran hängende Faden so gekürzt, dass er etwa 1,5–2 cm in die Vagina hineinragt. Ein Austausch wird nach 3–5 Jahren notwendig. Die Lage des IUD wird mithilfe der Vaginalsonografie kontrolliert.

Welche Kontraindikationen bestehen gegen das Einsetzen eines IUD?

Ein IUD darf bei nicht sicher ausgeschlossener **Schwangerschaft,** bei **Malignomen** der inneren Geschlechtsorgane oder gestagenabhängigen Tumoren (z. B. MaCa), bei akuten oder chronischen **Entzündungen** des Genitale und **Uterusfehlbildungen,** nicht eingesetzt werden.

Als **relative** Kontraindikationen, die eine individuelle Entscheidung erforderlich machen, gelten z. B. junges Alter, Nullipara oder -gravida, Extrauteringravidität in der Anamnese, häufig wechselnde Geschlechtspartner (wegen STD-Gefahr), Uterus myomatosus, Endometriose, Gerinnungsstörungen, Endokarditis, Anämie, Diabetes mellitus oder immunsuppressive Therapie. Bei Patientinnen mit Morbus Wilson oder Kupferallergie darf kein kupferhaltiges IUD verwendet werden.

Welche Formen der Notfallkontrazeption gibt es? Wie wirken diese?

PLUS

Es handelt sich nicht um eine kontrazeptive, sondern um eine interzeptive Maßnahme, da nicht die Befruchtung der Eizelle, sondern die Nidation verhindert wird. Juristisch gilt die Anwendung nicht als Schwangerschaftsunterbrechung und ist nicht strafbar. Seit 2015 ist die Pille danach nicht mehr verschreibungspflichtig.

Es gibt zwei verschiedene Präparate zur hormonellen Kontrazeption. Das ältere Präparat ist die **Pi**(lle)**Da-Na**(ch)®. Dieses enthält hochdosiert Levonogestrel, welches primär eine Ovulationsblockade und/oder die verspätete Ovulation durch die Unterdrückung des Luteinisierenden Hormon-(LH) Peaks bewirkt. Dieses ist nur möglich, wenn es vor dem Anstieg des LH-Spiegels eingenommen wird, danach besteht keine kontrazeptive Wirkung mehr. In Studien konnten so 52–85 % der zu erwartenden Schwangerschaften verhindert werden. Die einmalige Einnahme muss so früh wie möglich, bis zu 72 h nach ungeschütztem Geschlechtsverkehr erfolgen.

Das zweite meist gängigere Präparat ist **ellaOne**®, dieses beinhaltet Ulipristalacetat und kann bis zu 120 h nach ungeschütztem GV eingenommen werden. Ulipristalacetat ist ein synthetischer selektiver Progesteronrezeptor-Modulator, der den Progesteronrezeptor blockiert und dadurch zur Hemmung oder Verzögerung der Ovulation durch Unterdrückung des LH-Anstiegs führt. Die Wirksamkeit beträgt in Studien zwischen 75–85 %.

PLUS

Ullapristalacetat wird auch in der Behandlung von Myomen unter strenger Indikationsstellung verwendet.

Beide Präparate können zu Übelkeit und Erbrechen führen, sowie zu einer verfrühten oder verzögerten Menstruationsblutung.

Da beide Präparate die Ovulation nicht vollständig blockieren, sondern ggf. nur verschieben, sollten Frauen nach der Anwendung bis zur nächsten Menstruationsblutung eine zuverlässige Barrieremethode anwenden.

Alternativ zur hormonellen Kontrazeption kann auch die Einlage einer Kupferspirale erfolgen. Dieses stört nicht nur die Befruchtung der Eizelle, sondern auch die Nidation im Uterus. Diese Methode ist deutlich aufwendiger, hat aber in Studien eine Sicherheit von ca. 99 % und kann für weitere 5 Jahre kontrazeptiven Schutz bieten.

Hormonale Kontrazeption

Jetzt haben wir noch gar nicht von der Verhütungsmethode gesprochen, die man meistens zuerst damit in Verbindung bringt. Wie wirken orale Ovulationshemmer?

Das Prinzip der oralen Ovulationshemmer besteht einerseits in einer **zentralen Hemmung der Ovulation** durch Hemmung der GnRH-Sekretion und einer entsprechenden Ausschüttung von FSH und LH (negative Rückkopplung). **Cave:** Dieses trifft nicht für die Minipille mit Levonogestrel zu, da diese nicht in Ovulationshemmdosis verabreicht wird. Andererseits gibt es einige periphere kontrazeptive Wirkungen, die v. a. auf die gestagene Komponente zurückzuführen sind: Die Proliferation des Endometriums wird behindert; dadurch wird die Nidation erschwert. Die Motilität der Tuben wird verringert und die Spermienaszension durch die Veränderung des Zervixschleims gehemmt.

Aus welchen Bestandteilen und Kombinationen setzen sich die verschiedenen „Pillen"-Arten zusammen?

Die meisten Pillen sind Kombinationspräparate und enthalten Östrogene und Gestagene. Man nimmt 21 Tage jeweils eine Pille und hat danach eine 7-tägige Einnahmepause, in der eine Entzugsblutung auftritt (➤ Abb. 5.8). Heutzutage handelt es sich zumeist um Mikropillen (< 50 µg Östrogen).

- Bei **Ein-Phasen-Präparaten** ist die Menge an Östrogen und Gestagen über den ganzen Zyklus konstant.
- Bei **Zwei-Phasen-Präparaten** oder auch **Sequenzpräparaten** ist der Östrogenanteil vom 1. Tag an konstant. Ab dem 7. Tag sind zusätzlich Gestagene enthalten.
- Davon unterscheidet man das **Zwei-Stufen-Präparat,** bei dem der Östrogenanteil konstant bleibt, niedrig dosierte Gestagene aber bereits in der 1. Zyklushälfte vorhanden sind. In der 2. Phase (ab dem 11. Tag) des Zyklus wird die Gestagendosis erhöht.
- **Drei-Phasen-Präparate** versuchen, den natürlichen weiblichen Zyklus zu imitieren. In der 1. Phase beinhalten sie wenig Östrogen und Gestagen, in der Mitte des Zyklus wird beides leicht erhöht und in der 3. Phase wird Östrogen wieder reduziert, Gestagen hingegen weiter gesteigert.

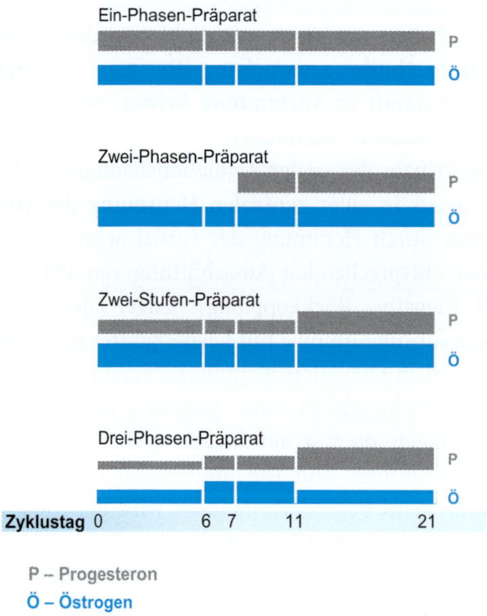

Abb. 5.8 Aufbau verschiedener oraler Kontrazeptiva [L234]

Sie haben eben gesagt, die meisten Pillen enthielten Östrogene und Gestagene. Gibt es Ausnahmen?

Die **Minipille** enthält als Wirkstoff nur **Gestagene.** Es gibt drei Wirkstoffe dir zur Kontrazeption zugelassen sind: Levonogestrel, Desogestrel, Drospirenon.

Die Wirkung besteht entsprechend in der Hemmung der Spermienaszension durch Verdickung des Zervixmukus sowie – geringer – in der Veränderung von Endometrium und Tubenfunktion. Nur Desogestrel und Drospirenon werden in **Ovulationshemmdosis** verabreicht. Levonogestrel muss **jeden Tag** und immer zur **gleichen Tageszeit** eingenommen werden, um eine Kontrazeption zu gewährleisten. Hier liegt der Hauptgrund für Falschanwendungen und Therapieversagen (bereits ab ± 3 h).

Bei Desogestrel und Drospirenon ist aufgrund der Ovulationshemmung die verspätete Einnahme bis 12 h später möglich.

Wo besteht denn trotz dieser Schwierigkeiten eine Indikation für die Minipille?

Die Minipille kann auch bei Frauen angewendet werden, bei denen ein Kombinationspräparat aufgrund einer Kontraindikation gegen Östrogene nicht eingesetzt werden darf. Sie hat vor allem **kein kardiovaskuläres Risiko** und kann bei älteren Patientinnen, **Diabetes, Hypertonus** oder starken **Raucherinnen** verschrieben werden. Außerdem wird die Laktation bei stillenden Frauen nicht gehemmt.

MERKE

Vorsicht: Mikropille (Gestagene und niedrig dosierte Östrogene) und Minipille (nur Gestagene) nicht verwechseln!

Können Sie mir ein paar Nebenwirkungen der oralen Kontrazeptiva nennen, die eher östrogenabhängig oder gestagenabhängig sind?

Folgende Nebenwirkungen der Pille kann man Östrogenen oder Gestagenen zuschreiben:

- **Östrogenbedingte NW:**
  - Übelkeit, Erbrechen
  - Ödeme (durch Natrium- und Wasserretention), dadurch Gewichtszunahme
  - Mastodynie
  - Kopfschmerzen

- Wadenkrämpfe
- Hypermenorrhö, zervikale Hypersekretion
- Myomwachstum
- Thrombose
- **Gestagenbedingte NW:**
  - Appetitsteigerung und Gewichtszunahme
  - Akne, Haarausfall
  - Müdigkeit, Verstimmung, Libidoverlust
  - Hypomenorrhö
  - Trockene Vagina

Welche Kontraindikationen gegen Kombipräparate können Sie nennen?

Man unterscheidet absolute und relative Kontraindikationen, wobei oft eine Kombination mehrere Risikofaktoren zu einer absoluten Kontraindikation führt.

Die WHO veröffentlich regelmäßig eine aktualisierte Form für die „Medical eligibility critieria for contraceptive use". Und unterscheidet hier vier Risikogruppen mit Handlungsempfehlungen:

1. Uneingeschränkte Anwendung der Methode
2. Im Allgemeinen anzuwendende Methode. Mehr Nutzen als Risiko.
3. Normalerweise nicht empfohlene Methode, es sei denn, andere geeignetere Methoden sind nicht verfügbar oder inakzeptabel.
4. Die Methode sollte nicht angewendet werden.

Mittlerweile lässt sich dieses sogar mit einer App-basierten Risikokalkulationen der WHO individuell für jede Patientin ermitteln.

MERKE

Auch die Prüfer*innen werden nicht zu jedem Einzelfall die richtige Empfehlung im Kopf haben, weshalb es sich lohnen kann zu erwähnen, wo Sie in speziellen Fällen nachsehen würden.

- **Beispiele für absolute Kontraindikationen, z. B.:**
  - Schwangerschaft
  - Z. n. thrombembolischen Ereignisse
  - Arterielle Hypertonie
  - Periphere Durchblutungsstörungen
  - Gerinnungsstörungen
  - Alter > 35 Lj. + Rauchen > 15 Zigaretten/d
  - Stoffwechselerkrankungen (Leber, Galle, Pankreas)
  - Hormonsensitive Tumoren
  - Migräne mit Aura
- **Beispiele relativer Kontraindikationen :**
  - Varikosis, Thrombophlebitis
  - Diabetes mellitus
  - Migräne ohne Aura
  - Multiple Sklerose
  - Epilepsie unter medikamentöser Therapie
  - Adipositas

Orale Kontrazeptiva beeinflussen die Häufigkeit anderer Erkrankungen. Was wissen Sie hierüber?

Es besteht ein **erhöhtes Risiko** für thrombembolische Ereignisse, Hypertonus, Herzinfarkt, zerebralen Insult, Ulcus ventriculi, Verschlechterung von Colitis ulcerosa, Cholelithiasis, epileptische Anfälle, Chloasma, Rosazea, benigne Lebertumoren und Vaginitis.

Das Risiko ist hingegen **erniedrigt** für Ovarial- und Endometriumkarzinome, Endometriose, bakterielle Vaginose, Adnexitis, Anämie, Hyper- und Dysmenorrhö, Akne, Hirsutismus, rheumatoide Athritis oder Schilddrüsenerkrankungen.

5

Sterilität

Wie definiert man die Begriffe Sterilität und Infertilität und wie häufig findet man unerfüllten Kinderwunsch?

Von **Sterilität** spricht man, wenn sich trotz regelmäßigem, ungeschütztem GV innerhalb von 1 Jahr keine Schwangerschaft einstellt. Bei der primären Sterilität gibt es in der Vorgeschichte noch keine Schwangerschaft, bei der sekundären Sterilität lag bereits einmal eine Schwangerschaft in irgendeiner Form vor.

Infertilität bezeichnet eine habituelle Abortneigung. Die Konzeptionsfähigkeit ist also vorhanden, das Kind kann aber nicht ausgetragen werden. Beim Mann bedeutet Infertilität die Unfruchtbarkeit aufgrund der Befunde im Spermiogramm.

Eine ungewollte Kinderlosigkeit findet man in Industrienationen bei etwa 15 % aller Paare.

Wie können Sie untersuchen, ob eine Ursache der Sterilität im Bereich der Tuben vorliegt?

Zur Beurteilung der Tuben kann zuerst eine radiologische Kontrastmitteldarstellung in Form einer **Hysterosalpingografie** oder mit Ultraschallkontrastmittel als vaginale **Hystero-Salpingo-Kontrastmittelsonografie** erfolgen. Dabei wird das Kontrastmittel jeweils über den Gebärmutterhals eingebracht. Daraufhin kann man den Uterus mittels **Hysteroskopie** direkt optisch beurteilen. Über eine diagnostische **Laparoskopie** mit **Chromopertubation** kann das innere Genitale untersucht und die Tubendurchgängigkeit geprüft werden. Bei der Chromopertubation wird durch die Zervix ein blauer Farbstoff in den Uterus eingebracht. Wenn dieser blaue Farbstoff aus den Tuben austritt, ist die Durchgängigkeit der Tube bewiesen. Bei der Pertubation mit CO_2 wird Gas in den Zervikalkanal insuffliert und die Tubendurchgängigkeit über eine Messung der Druckverhältnisse untersucht. Diese Methode ist diagnostisch jedoch ziemlich ungenau.

5

Welche Formen der künstlichen Befruchtung kennen Sie, und wann finden sie Anwendung?

PLUS

Bei **heterologer Insemination** muss der Spendername auf Verlangen des Kindes offengelegt werden. Somit ist in Deutschland keine vollständig anonyme Samenspende möglich.

Bei schlechter Spermienqualität, Ejakulationsstörungen oder bei zervikaler/immunologischer Sterilität kommt die **homologe Insemination** zum Einsatz. Dabei wird aufbereitetes Sperma des Mannes in die Zervix oder den Uterus eingebracht. Bei der **heterologen Insemination** wird Sperma eines Spenders verwendet. Dieses Vorgehen hat jedoch einige schwierige ethische, psychologische und auch juristische Aspekte.

Bei einer Tubenstörung wird die **In-vitro-Fertilisation** (IVF) eingesetzt. Zuerst wird das Ovar meistens mit Clomifen (selektiver Östrogenrezeptormodulator) oder Letrozol (Aromatasehemmer, verringert die periphere Biosynthese von Estrogen und führt damit reflektorisch zu einer Erhöhung der FSH-Ausschüttung durch die Hypophyse) stimuliert. Sollte dieses nicht ausreichen für eine adäquate Eizellreifung, werden humanes menopausales Gonadotropin (HMG), follikelstimulierendes Hormon (FSH) und luteinisierende Hormon verwendet. Anschließend wird mit β-hCG die Ovulation ausgelöst, um mehrere Eizellen zur Verfügung zu haben. Diese werden durch eine ultraschallgesteuerte Follikelpunktion gewonnen und in Nährlösung mit Spermatozoen zusammengebracht. Maximal drei befruchtete Eizellen werden dann nach ca. 48 h (4- bis 8-Zell-Stadium) in das Cavum uteri übertragen.

Für die **intrazytoplasmatische Spermieninjektion** (ICSI) genügen statt vieler zehntausender Spermien wenige bis ein einziges Spermatozoon zur Befruchtung. Dieses wird aufbereitet und mit einer Mikropipette direkt in das Ooplasma injiziert. Die Spermien können auch durch eine Hodenbiopsie gewonnen werden.

PLUS

Letrozol kann nicht nur zur Therapie des Hormonrezeptor-positiven Mammakarzinoms verwendet werden, sondern auch (off-label) zur Eizellstimulation bei unerfülltem Kinderwunsch.

5.1.5 Vorsorge

Ab wann sollte jungen Mädchen empfohlen werden, sich gynäkologisch vorzustellen?

Oft erfolgt die erste Vorstellung bei Gynäkolog*innen zur Planung einer Kontrazeption oder bei Beschwerden wie z. B. Dysmenorrhö in der Adoleszenz. Wichtig ist es, sich beim ersten Besuch genügend Zeit für die Patientinnen zu nehmen, um Ängste abzubauen. Viele Gynäkolog*innen bieten hierfür spezielle Mädchensprechstunden an, in der ausführliche Informationen vermittelt werden. Eine gynäkologische Untersuchung muss nicht in jedem Fall erfolgen.

Damit ist das Alter des ersten Besuches sehr individuell. Sollten bereits Probleme in der Kindheit vorliegen, gibt es geschulte Kinder- und Jugendgynäkolog*innen.

Ab dem 20. Lebensjahr wird zu einer jährlichen gynäkologischen Untersuchung geraten. Dieses beinhaltet eine allgemeine Anamnese sowie eine gezielte gynäkologische Anamnese über Zyklus, Beschwerden, Kinderwunsch und ggf. Kontrazeption. Außerdem erfolgt ab dem 20 Lebensjahr eine gezielte Früherkennung des Zervixkarzinoms.

In welchem Intervall sollte nach 2020 gestartetem organisierten Programm zur Früherkennung von Zervixkarzinomen die Vorsorge erfolgen?

- Ab dem 20 Lebensjahr erfolgt eine jährliche Untersuchung der Genitalorgane.
- Von 20.–34. Lebensjahr beinhaltet dieses einen jährlichen PAP-Abstrich der Zervix auf veränderte Zellen.
- Ab dem 35. Lebensjahr erfolgt der PAP-Abstrich bei unauffälligen Vorbefunden nur noch alle 3 Jahre und zusätzlich ein HPV-Abstrich. Der HPV-Abstrich dient dazu, eine Infizierung der Gebärmutterhalszellen mit Humanen Papillomaviren zu identifizieren. Eine persistierende Infektion insbesondere mit Hochrisikovarianten erhöht das Risiko für die Entwicklung eines Zervixkarzinoms.
- Frauen im Alter von 20–65 Jahren werden alle 5 Jahre von ihrer Krankenkasse über das Programm informiert.

Wie gehen Sie vor, sollten sich veränderte Zellen in der Vorsorge zeigen?

Das Programm zur Früherkennung von Zervixkarzinomen sieht auch einen **strukturierten Abklärungsalgorithmus** (➤ Abb. 5.9, ➤ Abb. 5.10) vor. Dieser legt die weitere Abklärung von auffälligen Befunden (II-p, II-g oder IIID1 nach Münchner-Nomenklatur (➤ Tab. 5.2) je nach Alter der Patientin fest. Bei hochgradigen oder persistierenden Befunden erfolgt ab dem 30 Lebensjahr zusätzlich eine **HPV-Testung.** Ist diese positiv, steigt das Risiko für eine höhergradige Dysplasie und eine maligne Entartung im Verlauf. Die **Abklärungskolposkopie** erfolgt innerhalb des festgelegten Zeitraums in einer zertifizierten Dysplasie-Sprechstunde.

Erklären sie den Ablauf einer Kolposkopie.

Bei der Kolposkopie findet die Untersuchung der Zervix, Vagina und Vulva mithilfe eines speziellen **Mikroskops** (6- bis 40-fache Vergrößerung) und

5

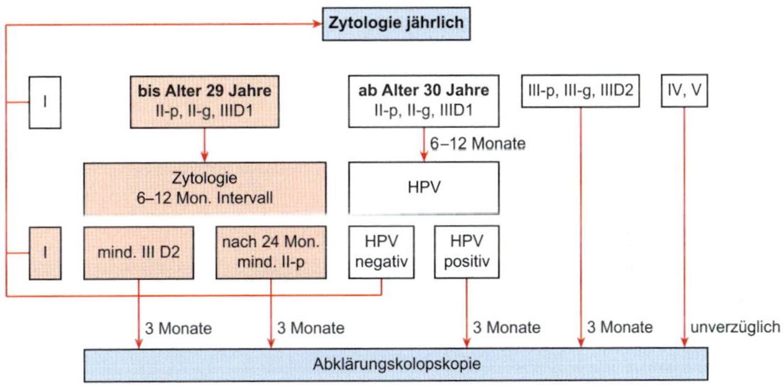

Abb. 5.9 Abklärungsalgorithmus für das Zytologie-Screening für Frauen im Alter von 20–34 Jahren aus dem Beschluss des Gemeinsamen Bundesausschusses über eine Änderung der Krebsfrüherkennungs-Richtlinie und eine Änderung der Richtlinie für organisierte Krebsfrüherkennungsprogramme: Programm zur Früherkennung von Zervixkarzinomen. [E1213/L231]

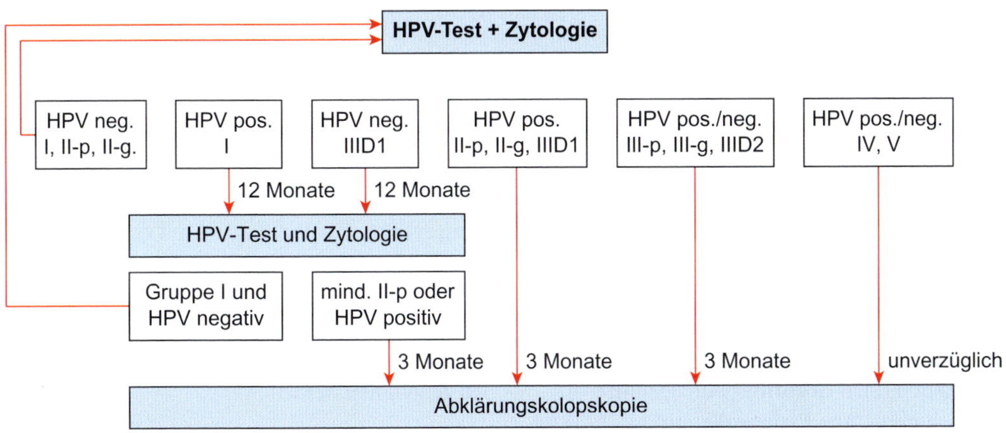

Abb. 5.10 Abklärungsalgorithmus für das kombinierte Screening für Frauen über 35 Jahren [E1213/L231]

Tab. 5.2 Münchner Nomenklatur III (Den Befundgruppen angefügte allgemeine Empfehlungen sind aus Platzgründen nicht abgedruckt, aber im Internet abrufbar unter den Links http://www.d-g-z.de/media/data/Broschuere-Muenchner-Nomenklatur-III-fuer-die-gynaeko.pdf, https://www.vdca.de/media/docs/Muenchner-Nomenklatur-III.pdf und www.azaed.de. Das derzeit gültige Formular zur gynäkologischen Früherkennung kann in Abstimmung mit der KBV zunächst weiter genutzt werden.) [F799-001]

Gruppe	Definition
0	Unzureichendes Material
I	Unauffällige und unverdächtige Befunde
II-a	Unauffällige Befunde bei auffälliger Anamnese
II	Befunde mit eingeschränkt protektivem Wert
II-p	Plattenepithelzellen mit geringergradigen Kernveränderungen als bei CIN, auch mit koilozytärem Zytoplasma/Parakeratose
II-g	Zervikale Drüsenzellen mit Anomalien, die über das Spektrum reaktiver Veränderungen hinausreichen
II-e	Endometriumzellen bei über 40-Jährigen in der zweiten Zyklushälfte
III	Unklare bzw. zweifelhafte Befunde
III-p	CIN 2/3/Plattenepithelkarzinom nicht auszuschließen
III-g	Ausgeprägte Atypien des Drüsenepithels, Adenokarzinom in situ/invasives Adenokarzinom nicht auszuschließen
III-e	Abnorme endometriale Zellen (insbesondere postmenopausal)
III-x	Zweifelhafte Drüsenzellen ungewissen Ursprungs
IIID	Dysplasiebefunde mit größerer Regressionsneigung
IIID1	Zellbild einer leichten Dysplasie analog CIN 1
IIID2	Zellbild einer mäßigen Dysplasie analog CIN 2
IV	Unmittelbare Vorstadien des Zervixkarzinoms
IVa-p	Zellbild einer schweren Dysplasie/eines Carcinoma in situ analog zu CIN 3
IVa-g	Zellbild eines Adenocarcinoma in situ
IVb-p	Zellbild einer CIN 3, Invasion nicht auszuschließen
IVb-g	Zellbild eines Adenocarcinoma in situ, Invasion nicht auszuschließen
V	Malignome
V-p	Plattenepithelkarzinom
V-g	Endozervikales Adenokarzinom
V-e	Endometriales Adenokarzinom
V-x	Andere Malignome, auch unklaren Ursprungs

Möglichkeit eines Grünfilters zur besseren Darstellung von Gefäßanomalien statt.

Die Untersuchung erfolgt auf dem gynäkologischen Untersuchungsstuhl. Zunächst wird die Einstellung der Portio mittels **Entenschnabelspekulum** vorgenommen und durch das Kolposkop die Portio nativ beurteilt. Dann werden ggf. eine Zytologie und HPV-Testung, sowie die Beurteilung von Gefäßanomalien durch einen **Grünfilter** durchgeführt.

Danach erfolgt die **Essigprobe** mit 3–5 % Essiglösung. Veränderte Zellen beinhalten mehr Proteine und färben sich daher durch Essig weiß **(essigpositiv).**

Anschließend wird die Portio mit **Lugol-Jodlösung** gefärbt. Das Jod reagiert mit dem Glykogen in den Zellen und führt zu einer Braunfärbung. Dysplastische Zellen erhalten deutlich weniger Glykogen und färben sich wenig bis gar nicht **(jodnegativ).**

Nun können gezielt **Biopsien** aus auffälligen Arealen genommen werden.

Die Krebsfrüherkennung wird auch als sekundäre Prävention bezeichnet. Kennen sie auch eine Primärprävention des Zervixkarzinoms?
Die STIKO empfiehlt eine Impfung gegen HPV für Jungen und Mädchen zwischen dem 9.–14. Lebensjahr. Diese sollte idealerweise vor dem ersten Geschlechtsverkehr liegen, um bereits vor einer möglichen Infektion einen Immunschutz aufzubauen. Bis zum 14. Lebensjahr sind hierfür zwei Injektionen notwendig danach werden drei Injektionen empfohlen.

Wogegen kann eine HPV-Impfung noch schützen?
Die HPV-Impfung in Deutschland wird aktuell mit Gardasil ®9 durchgeführt. Dieser pluripotente Impfstoff schützt nicht nur gegen die Hochrisikotypen (Typ 16, 18, 31, 33, 45, 52, 58) und damit gegen etwa 90 % der von Hochrisikotypen verursachten Gebärmutterhalskarzinome, sondern auch vor Oral-, Anal- und Peniskrebs.

Neben der Reduktion des Krebsrisikos für Frauen und Männer schützt der Impfstoff auch vor den HPV-Typen 6 und 11. Diese sind ursächlich für 90 % der Genitalwarzen (Condylomata acuminata).

Trotz der bewiesenen Effekte der primären Prävention lag laut RKI die bundesweite Impfquote in Deutschland 2019 für Mädchen mit 15 Jahren bei 47,2 % und für Jungen bei lediglich 5,1 %.

5.1.6 Erkrankungen von Vagina und Vulva

Entzündliche Erkrankungen

FALLBEISPIEL
Eine 40-jährige Patientin kommt zu Ihnen und klagt über brennende Schmerzen und Juckreiz im Genitalbereich. Besonders schlimm sei es bei Berührung. In der klinischen Untersuchung beobachten Sie eine Rötung der Vulva, eine Verdickung der Haut sowie Erosionen.

Wofür spricht dieser Befund?
Am ehesten handelt es sich um eine Entzündung der Vulva, also eine **Vulvitis.** So bezeichnet man alle Veränderungen im Bereich des äußeren Genitales (Labia majora et minora, Klitoris, Vestibulum vaginae und Bartholin-Drüsen). Die Ursachen können sehr vielfältig sein. Eine Vulvitis kann z. B. äußerlich durch enge Wäsche, Waschmittel, Seifen und Kosmetika oder durch Geschlechtsverkehr bedingt sein. Auch eine Harninkontinenz kann eine Vulvitis bedingen. Die Symptomatik kann aber auch von der Vagina ausgehen, z. B. bei einer **Kolpitis.** Diese wird u. a. ausgelöst durch Bakterien, Trichomonaden oder Candida und geht häufig mit spezifischem Ausfluss einher. Wenn Vulva und Vagina betroffen sind, spricht man von einer **Vulvovaginitis**.

Wie behandelt man eine Vulvitis?
Das kommt auf die Ursache an. Eine atrophische Vulvitis kann durch orale oder lokale **Hormonsubstitution,** z. B. mit Östrogensalbe oder Vaginaltabletten, behandelt werden. Dieses tritt vorrangig bei postmenopausalen Frauen auf. Beim Vorliegen von mechanischen, chemischen oder thermischen Irritationen sollten diese gemieden und eventuell symptomatisch mit **Sitzbädern** oder auch einer **Kortikosteroidsalbe** therapiert werden. Infektiös bedingte Entzündungen werden erregerspezifisch **antibiotisch** behandelt. Rhagaden lassen sich mit Dexpanthenol (Bepanthen®)-Salbe therapieren. Systemische Ursachen können nur durch Therapie der Grunderkrankung behandelt werden.

MERKE
jede Veränderung der Vulva kann Anzeichen für eine maligne Genese sein, weshalb bei therapieresistenten Befunden unbedingt eine Probebiopsie erfolgen muss.

Können Sie noch etwas genauer auf die Kolpitiden eingehen?
Unter **Kolpitis** oder **Vaginitis** versteht man eine Entzündung der Vagina. Ursächlich ist meist eine Veränderung der physiologischen **Vaginalflora.** Daraus resultiert eine Vermehrung von pathogenen Erregern. Dazu gehören *Candida albicans, Trichomonas vaginalis,* Gardnerellen (*Haemophilus vaginalis*), *E. coli, Enterobacter,* Staphylokokken, Streptokokken oder Herpes-simplex-Viren. Klinisch kommt es meist zu Juckreiz, Ausfluss und brennenden Schmerzen (➤ Tab. 5.3). Um zwischen einer normalen Besiedlung und einer bakteriellen Vaginose zu unterscheiden, können die AmSEL-Kriterien zur Anwendung kommen.

5

Tab. 5.3 Differenzialdiagnosen Fluor vaginalis

Erreger	Symptome	Erregernachweis	Therapie
Gardnerella vaginalis (= *Haemophilus vaginalis*): häufigste Kolpitis	Fluor farblos, wässrig, fischartiger Geruch v. a. im Amintest (Kalilauge auf Nativpräparat) und bei Spermakontakt	Nativpräparat (Schlüsselzellen), Gram-Färbung	Metronidazol vaginal oder oral
E. coli, Enterobacter	Fluor fötide riechend, gelblich, grünlich	Nativpräparat, Kultur	Lokal Antiseptikum, evtl. orale Antibiotika (z. B. Tetracycline)
Staphylo-, Streptokokken	Fluor fötide riechend, eitrig, gelblich, grünlich	Nativpräparat, Kultur	Lokal Antiseptikum oder orale Antibiotika (z. B. Amoxicillin)
Trichomonas vaginalis (Protozoon)	Fluor schaumig, grün-gelblich, übel riechend	Nativpräparat (Eigenbewegung)	Metronidazol oral
Candida albicans	Fluor geruchlos, weiß-gelblich, krümelig, Pruritus	Nativpräparat (Pilzfäden, Sprosszellen), Kultur	Lokal Antimykotikum (z. B. Clotrimazol), evtl. systemisch (Nystatin, Fluconazol, Ketoconazol)
Herpes genitalis (meist HSV-Typ 2)	Fluor, Schmerzen, Vesikel mit klarem Inhalt, Ulzera	Viruszüchtung, Fluoreszenztest	Aciclovir oral
Malignome	Fluor braun, blutig	–	Probeexzision stadien-/histologieabhängig

PLUS

AmSEL-Kriterien: **Am**ingeruch, **S**chlüsselzellen, **e**rhöhter pH, **l**iquider Fluor

Sind drei der vier Kriterien erfüllt, lässt sich von einer bakteriellen Vaginose ausgehen und eine Therapie sollte eingeleitet werden. Wobei leichte Infektionen immer zuerst mit einem lokalen Antiseptikum behandelt werden sollten.

Eine junge Frau kommt zu Ihnen mit einer schmerzhaften, geröteten, Zyste an der Labia majora. Worum handelt es sich am ehesten und wie sieht die Therapie aus?

Es handelt sich am ehesten um eine Bartholinitis, also eine Entzündung der **Bartholini-Drüse.** Am häufigsten tritt eine sekundäre Infektion nach Verklebung des Ausführungsgangs auf, was zu einem Empyem führt. Seltener findet man eine primäre Infektion mit Gonokokken. Die Erreger der sekundären Infektion sind zumeist Anaerobier und Bakterien der Coli-Gruppe oder auch Staphylokokken. Die Therapie besteht in einer **Marsupialisation**. Dabei wird die Zyste längs inzidiert und entleert. Der Zystenbalg wird dann mit der äußeren Haut vernäht. Es verbleibt eine Öffnung von ca. 1 cm zum weiteren Abfluss des Zysteninhalts. Eine antibiotische Therapie ist nur in Ausnahmefällen bei schweren Infektionen, die über den Lokalbefund hinausgehen, notwendig.

PLUS

Marsupialisation kommt von marsupium = Beutel, Tasche.

Tumorartige Veränderungen und Tumoren

Welche klinischen Befunde lassen Sie an ein Karzinom der Vulva denken?

Meist wird **Juckreiz,** später lokaler Schmerz beklagt. Der Juckreiz besteht oft schon über lange Zeit. Klinisch zeigen sich erhabene rötliche Effloreszenzen oder **Ulzera.** In späteren Stadien können sich ein sichtbarer Tumor, derbe Stellen mit zentraler Ulzeration, blutige, übel riechende Sekretion und vergrößerte, meist indolente **inguinale Lymphknoten** zeigen. Durch **Abklatschmetastasen** kann es zu beidseitigem Befall kommen.

Das Vulvakarzinom ist ein Tumor der älteren Frau. Es tritt durchschnittlich um das 65. Lj. auf. Histologisch handelt es sich vor allem um Plattenepithelkarzinome (> 95 %). Seltener finden sich Basalzellkarzinome, Tumore der Hautadnexen oder Melanome.

Sie sagten, dass der Juckreiz bereits über lange Zeit bestehen kann. Gibt es Vorstufen des Vulvakarzinoms? Wie wird die Diagnose gestellt?

Die Einteilung der Präkanzerose des Vulvakarzinoms erfolgt nach der WHO und der International Society for the Study of Vulvovaginal Disease (ISSVD). Es werden drei Formen der **vulvären intraepithelialen Neoplasie** (VIN) unterschieden. Die meist HPV-assoziierten Typen **LSIL** (*low grade squamous intraepithelial lesion*) mit kondylomatösen Veränderungen und **HSIL** (*high grade* **plattenepitheliale intraepitheliale Läsion) oder auch uVIN** (*usual type*) **genannt,** mit mäßiger bis schwerer Dysplasie bis hin zum Carcinoma in situ. Diese beiden Formen betreffen meist jüngere Frauen. Die dritte Form ist die **dVIN** (*intraepithelial neoplasia, differentiated type*)**,** die meist bei älteren Frauen vorliegt, nicht HPV-assoziiert ist, sondern mit Lichen sclerosus, und wie die HSIL eine obligate Präkanzerose darstellt.

MERKE

Die meisten Vulvakarzinome entstehen aus eine dVIN, oft assoziiert mit einem Lichen sclerosus.

Es gibt auch zwei nicht plattenepitheliale VIN-Formen: den **Morbus Paget** (Adenokarzinom in situ) und Vorstufen von **Melanomen.**

Der schon erwähnte Juckreiz ist das häufigste Symptom. Im Weiteren treten papulomakulöse, nässende Hautveränderungen mit Pigmentanomalien und Verhornungsstörungen auf. Jedoch hat etwa die Hälfte der Frauen gar keine Symptome.

Zur Diagnosestellung muss eine Probeexzision erfolgen. Für eine dauerhafte Therapie werden die auffälligen Areale entfernt. Gute kosmetische Ergebnisse bietet die CO_2-Laserung. Bei uVIN kann auch eine topische Therapie mit Imiquimod 5 % (einem Immunmodulator) erfolgen. Selbst bei der sorgfältigsten Entfernung kann es zu Rezidiven kommen, sodass regelmäßige klinische Kontrollen sehr wichtig sind!

Wie therapiert man das Vulvakarzinom?

Im Vordergrund steht die operative Therapie, die bei weiter fortgeschrittenen Karzinomen mit einer Strahlentherapie kombiniert wird. Eine Chemotherapie kommt nur bei Fernmetastasen, also selten, infrage. Bei den meist vorliegenden Plattenepithelkarzinomen ist das Ansprechen auf eine Chemotherapie eher gering.

Bei **kleinen Tumoren** im Stadium 1a und 1b mit lateralem Sitz kann eine **lokale Entfernung** des Tumors durchgeführt werden (Sicherheitsabstand von 3 mm). Ab Stadium 1b mit medianem Sitz ist die Standardtherapie eine **radikale partielle oder komplette Vulvektomie.** Ab einer **Infiltrationstiefe von** > 1 mm **oder** Durchmesser > 2 cm (T1b) erhöht sich das Risiko für eine lymphogene Metastasierung, weshalb ein operatives Staging der ipsilateralen inguino-femoralen Lymphknoten durchgeführt werden sollte (Sentinel-Methode möglich). Ist der Tumor > 2 cm groß, sollte auch auf der Gegenseite ein Lymphknotenstaging erfolgen. Wenn diese befallen sind, muss eine zusätzliche pelvine Lymphonodektomie in Betracht gezogen werden.

Wichtig ist, dass die inguino-femorale Lymphonodektomie mit einer hohen Rate an Morbidität verbunden ist (Wundheilungsstörungen, Lymphozelen, periphere Lymphödeme). Darüber müssen Patientinnen unbedingt aufgeklärt werden.

Die Indikationen für eine postoperative Bestrahlung sind insbesondere eine R1-Situation und befallene Lymphknoten. Die Defekte, die durch die radikale Operationsweise entstehen, werden durch Schwenklappen-Plastiken gedeckt. Bei inoperablen Fällen kann eine primäre Radiatio oder auch Radiochemotherapie indiziert sein. Meist wird bei fortgeschrittenen Karzinomen postoperativ eine perkutane Bestrahlung durchgeführt.

MERKE

Bei Vulvakarzinomen sind insbesondere die Infiltrationstiefe und der Lymphknotenbefall für die Therapie entscheidend.

5

Wovon hängt die Prognose des Vulvakarzinoms vor allem ab?

Der wichtigste Prognosefaktor ist der **Befall der Lymphknoten.** Im Stadium N0 besteht eine 5-Jahres-Überlebensrate von 90 %. Bei Befall der inguinalen LK sinkt sie auf 45 %, bei positiven pelvinen LK auf 25 %. Sollten bereits Fernmetastasen vorliegen, geht man nicht von einer kurativen Situation aus. In ca. 30 % der Fälle tritt ein Rezidiv auf, meist innerhalb der ersten 2 Jahre und meist lokal. Daher ist eine intensive Nachsorge von großer Bedeutung.

MERKE

Gynäkologische Nachsorge: die ersten **3** Jahre **3-monatlich,** danach bis zum **6.** Jahr **6-monatlich,** danach jährlich.

5

5.1.7 Erkrankungen des Uterus

Entzündliche Erkrankungen des Uterus und der Adnexe

Was können Sie mir zu entzündlichen Erkrankungen des Uterus und der Adnexe sagen?

Im Bereich Uterus und Adnexe unterscheidet man folgende entzündliche Erkrankungen: Zervizitis, Endo-/Myometritis und Adnexitis. Diese Erkrankungen sind meist durch eine Keimaszension aus der Vagina bedingt.

Welche Symptome kann eine Zervizitis verursachen? Wie sehen Diagnostik und Therapie aus?

Es können **unspezifische Symptome** wie **Ausfluss, Dyspareunie** oder **Kontaktblutungen** auftreten. Viele Frauen haben aber keinerlei Beschwerden. Unbehandelt kann sich die Infektion über die Zervix hinaus weiter ausbreiten auf das Korpus und die Adnexe. An Erregern findet man hier am häufigsten Chlamydien, Mischinfektionen mit *E. coli,* Anaerobiern und Gonokokken. Mykoplasmen (mit Ausnahme *Mycoplasma genitalium*) und Ureaplasmen werden nicht mehr als pathogen angesehen. Auch Virusinfektionen mit Papilloma- und Herpes-simplex-Viren kommen vor. In der Spiegeleinstellung sieht man oft eine gerötete und geschwollene Zervix, aus der sich eitriges Sekret entleeren kann. Die Sicherung der Diagnose erfolgt durch eine Bakterienkultur. Der Nachweis einer Chlamydieninfektion erfolgt dabei mit Spezialmedien. Die Therapie der Wahl bei Chlamydieninfektion ist eine 10-tägige Antibiose mit Doxycyclin, wahlweise auch Azithromycin z. B. bei schwangeren Frauen.

MERKE

Die Erreger können bei der Geburt auch auf das Kind übertragen werden und dort Erkrankungen verursachen, z. B. **Einschlusskörperchenkonjunktivitis, Pneumonie** durch Chlamydien, **Gonoblenorrhö** (Gonokokken-Konjunktivitis) durch Gonokokken.

Was wissen Sie über entzündliche Erkrankungen der Gebärmutter?

Im Uterus gibt es zwei Schichten, die von einer Entzündung betroffen sein können: **Endo-** und **Myometrium.** Die Infektion der Schleimhaut tritt am häufigsten in Form einer **Endometritis puerperalis** im Wochenbett auf, sie kann aber – seltener – auch außerhalb des Wochenbetts vorkommen.

Keime steigen z. B. aus der Vagina auf oder werden bei ärztlichen Eingriffen – z. B. Einlage einer Spirale – eingebracht. Nach einer Geburt oder während der Menstruation ist außerdem die Barrierefunktion des inneren Muttermundes abgeschwächt, wodurch die Keimaszension erleichtert ist. Als häufigste Erreger findet man **Streptokokken, Staphylokokken** und **E. coli.**

Greift die Infektion auf die Uterusmuskulatur über, spricht man von einer **Endomyometritis.** Die Symptome sind in erster Linie **Blutungsstörungen** wie **Menorrhagie** oder **Schmierblutungen.** Die Patientinnen klagen bei ausgedehnten Infektionen auch über **Unterbauchschmerzen** und **Fieber.** Bei der bimanuellen Untersuchung ist der Uterus im Wochenbett druckschmerzhaft **(Kantenschmerz) außerhalb des Wochenbetts liegt ein Portioschiebeschmerz vor.**

Mögliche Komplikationen wären wiederum eine **Adnexitis** (Synonym: **Salpingitis**), eine **Peritonitis** infolge einer Keimaszension oder eine **Ovarialvenenthrombose** im Wochenbett.

MERKE

Bei Blutungsstörungen muss immer ein Karzinom ausgeschlossen werden → Zervixzytologie und evtl. fraktionierte Abrasio **nach** Abklingen der Entzündung.

Wie behandeln Sie die Endo- bzw. Myometritis?

Wichtig sind **körperliche Schonung** und eine Therapie mit **Breitbandantibiotika,** um ein großes Erregerspektrum abzudecken. Man muss darauf achten, dass eitriges Sekret ungehindert abfließen kann, ansonsten kann es durch Eiteransammlung im Uterus zu einer Pyometra kommen.

Tumorartige Veränderungen und Tumoren der Ovarien

FALLBEISPIEL

Eine 25-jährige Frau kommt zur jährlichen Routineuntersuchung, sie hat keinerlei Beschwerden. Sie tasten einen Tumor im linken Adnexbereich, der nicht druckschmerzhaft ist.

Wie lautet Ihre Verdachtsdiagnose?

PLUS

Bei bilateralen Ovarialtumoren ist die Wahrscheinlichkeit eines Malignoms 2- bis 3-fach erhöht!

Ich würde zunächst an eine Veränderung am Ovar denken. Häufig findet man **funktionelle Zysten,** die bei vielen Frauen im Verlauf eines Zyklus entstehen und meist symptomlos sind. Es könnte sich aber auch um einen **benignen** oder **malignen Ovarialtumor** handeln.

Als weitere „gynäkologische" Ursachen kommen subseröse oder intraligamentär gelegene Myome, Endometrioseherde oder Flüssigkeitsansammlungen im Eileiter, also eine Hydrosalpinx oder eine EUG, in Betracht. Grundsätzlich muss man auch an ein entzündliches Geschehen, z. B. einen Tuboovarialabszess oder einen perityphilitischen Abszess denken, die Patientin hat allerdings keine Entzündungszeichen wie z. B. Fieber. Darmerkrankungen wie Divertikulitis und Sigmakarzinom sind ebenfalls Differenzialdiagnosen, bei dieser jungen Frau aber eher unwahrscheinlich.

MERKE

Jeder verdächtige Befund der Ovarien muss abgeklärt werden!

Welche Diagnostik würden Sie bei einem solchen indolenten Tumor der Adnexe veranlassen?

TIPP

Natürlich immer wichtig: genaue Anamnese (Zyklus? Letzte Menstruation? Blutungsstörungen? Medikamente/hormonelle Kontrazeptiva?), Familienanamnese.

Nach einer sorgfältigen Anamneseerhebung und einer gynäkologischen Untersuchung würde ich einen **Schwangerschaftstest** durchführen. Wenn dieser negativ ist, kann man die EUG als Ursache bereits ausschließen. Eine genauere Beurteilung des Tumors ist mit der **vaginalen Sonografie** möglich.

Welcher Sonografiebefund erfordert lediglich Beobachtung? Und bei welchem müssen Sie umgehend handeln?

Funktionelle **Ovarialzysten** sind glatt begrenzt und einkammrig, echoleer bis echoarm, haben keine soliden Anteile und keine auffälligen Randstrukturen. Bei einer Größe > 3 cm sollten sie 1–2 Monaten sonografisch kontrolliert werden. Daneben gibt es weitere eindeutig benigne Zysten wie Endometriosezysten mit milchglasartigem Binnenecho und gutartige zystische Teratome bei prämenopausalen Frauen. Diese sind unilokuläre Tumore mit gemischter Echogenität und Schallschatten. Obwohl sie benigne sind, bilden sich diese Zysten in der Regel nicht von allein zurück und bedürfen daher im Verlauf einer operativen Therapie.

TIPP

Sollten Sie in der Prüfung einen Ultraschallbefund vorgelegt bekommen, beschreiben Sie diesen zunächst möglich genau: einkammrig/mehrkammrig, homogen/inhomogen, Begrenzung, solide Anteile, Durchblutung.

Alle anderen Tumoren (inhomogene/mehrkammrige/unscharf begrenzte/zystisch-solide) müssen als potenziell maligne angesehen werden und erfordern weitere Abklärung (ggf. weitere Bildgebung, ggf. Bestimmung von Tumormarkern) und eine histologische Untersuchung. Bei diesen Patientinnen sollte daher zeitnah je nach Befund und Klinik eine Laparoskopie bzw. Laparotomie durchgeführt werden.

PLUS

Sonografische Befunde von Ovarialbefunden werden nach **IOTA-Kriterien** (International Ovarian Tumor Analysis) in gutartig, bösartig und uneindeutig eingeteilt.

MERKE

Die Punktion malignitätsverdächtiger Tumoren ist obsolet (Gefahr der Tumorzellstreuung)!

Welche Formen der funktionellen Ovarialzysten gibt es?

Häufig findet man **funktionelle Ovarialzysten.** Da sie nur selten Beschwerden verursachen, werden sie meist zufällig bei der Sonografie entdeckt. Sie werden von Ovarialhormonen beeinflusst und bilden sich vielfach ohne Therapie spontan zurück.

Folgende Formen der funktionellen Ovarialzysten kommen vor:

- Follikelzysten
- Corpus-luteum-Zysten
- Polyzystische Ovarien (PCO, Stein-Leventhal-Syndrom)
- Thekaluteinzysten: Folge übermäßiger hCG-Stimulation (Zwillingsschwangerschaften, Blasenmole u. Ä.)

MERKE

Das in den Granulosazellen von Follikelzysten produzierte Östrogen kann zu einer glandulär-zystischen Endometriumhyperplasie mit Schmierblutungen führen.

Woran könnte es liegen, dass Ovarialtumoren eher in einem fortgeschrittenen Stadium diagnostiziert werden?

Typisch für Ovarialtumoren ist, dass sie **erst spät Symptome** verursachen. Die Ovarien sind recht mobil und können sich bei zunehmender Größe in das große Becken verlagern. Die dort liegenden Nachbarorgane weichen lange Zeit gut aus. Vielen Patientinnen fällt oft als Erstes auf, dass der **Bauchumfang** zunimmt bzw. dass ihnen Kleidungsstücke nicht mehr passen. Dies beruht auf der Größe des Tumors oder auf Aszitesbildung bei Peritonealkarzinose. Die Diagnosestellung erfolgt daher meist erst in einem fortgeschrittenen Stadium.

Welche weiteren Symptome können durch Ovarialtumoren verursacht werden?

Bei 50 % der Patientinnen mit Ovarialkarzinom bestehen zum Zeitpunkt der Diagnosestellung bereits **Peritonealkarzinose, Aszites** und **Kachexie.** Manche Tumoren bilden Östrogene, die oft zur Endometriumhyperplasie mit entsprechenden **vaginalen Blutungen** führen. Durch Verdrängung oder Einwachsen in Nachbarorgane kann es zu **Blasen**- und **Darmstörungen, Harnleiterstauung, Übelkeit** und **Völlegefühl** sowie **Lumbalgien** kommen.

Worauf müssen Sie achten, wenn Sie ein muzinöses Zystadenom operativ entfernen?

Man sollte in jedem Fall vermeiden, dass die Zyste intraoperativ eröffnet wird (wie dies auch bei jedem anderen unklaren Adnextumor vermieden werden sollte!) und Zellen in den Bauchraum gelangen, da diese sich sonst im Bauchraum absiedeln und zum sog. Gallertbauch, dem **Pseudomyxoma peritonei,** führen.

Bitte beschreiben Sie, was Sie als Inhalt einer Dermoidzyste vorfinden können.

Als Dermoidzyste bezeichnet man die gutartige Form eines Keimzelltumors (reifes Teratom). Sie enthält meist **Gewebe** aller **drei Keimblätter,** darunter Haut, Talg, Haare, Zähne und Knochenanteile. Letztere können röntgenologisch nachgewiesen werden. Durch die sich ansammelnden Hautsekrete nimmt die Zyste langsam an Größe zu, man spricht auch von einer **Retentionszyste** (Retention = zurückhalten).

Erklären Sie kurz, was man unter dem Begriff „Borderline-Tumor“ versteht und wie die Therapie aussieht.

Borderline-Tumoren sind Ovarialtumoren ohne Tumorinvasion, aber mit typischen malignen Zellveränderungen. Etwa 20 % der nicht benignen epithelialen Ovarialtumoren zählen zu dieser Gruppe. Histologisch handelt es sich um Epithel mit deutlichen Proliferations- und Atypiezeichen, z. B. vermehrten Mitosen und Kernatypien. Im Gegensatz zu den invasiven Karzinomen ist jedoch **keine Stromainvasion** nachweisbar. Es handelt sich um eine eigenständige Tumorform und keine Übergangsform eines benignen in einen malignen Tumor. Makroskopisch kann man sie meist nicht von Zystadenomen, einfachen Ovarialzysten oder einem Ovarialkarzinom unterscheiden.

Die **Therapie** beinhaltet die Entfernung des erkrankten Ovars und richtet sich nach der Familienplanung der Frau:

- Patientinnen **mit Kinderwunsch:** Inspektion des Abdomens, Spülzytologie, einseitige Adnexektomie mit Inspektion des kontralateralen Ovars, ggf. PE-Entnahme, peritoneale Biopsien, Omentektomie, bei muzinösem Borderline Appendektomie
- Patientinnen **mit abgeschlossener Familienplanung:** operative Therapie wie beim Ovarialkarzinom

Die Erkrankung hat eine günstige Prognose (5-JÜR 90–95 %). Patientinnen mit Borderline-Tumoren profitieren nicht von einer Chemo- oder Strahlentherapie.

5.1.8 Erkrankungen der Mamma

Gutartige Tumoren

Welche Differenzialdiagnosen fallen Ihnen zu Knoten in der Brust ein?

Es muss immer ein **Karzinom** ausgeschlossen werden. An gutartigen Tumoren gibt es neben dem **Fibroadenom** z. B. Knoten bei der **Mastopathie.** Diese diffusen Knoten finden sich v. a. prämenstruell in beiden Brüsten. Selten kommt es zu einer Mamillensekretion. **Zysten** sind glatt begrenzt, oft eindrückbar oder fluktuierend und mäßig druckschmerzhaft. Hämatome treten nach Traumata auf. **Lipome, Chondrome, Atherome** und **Fibrome,** die weich bis mittelhart und nicht druckdolent imponieren, sind weitere Differenzialdiagnosen. Auch bei einer **Mastitis** treten Knoten im Sinn eines Infiltrats oder einer Abszedierung auf. Dabei finden sich Entzündungszeichen und die Brust ist sehr druckdolent. Nach einer Brustoperation sind oft Verhärtungen im Sinne einer Narbenbildung tastbar.

Die Mastopathie spielt in der klinischen Praxis eine wichtige Rolle. Erzählen Sie mir bitte etwas darüber.

Eine Mastopathie findet sich bei bis zu 50 % aller Frauen. Es handelt sich um eine **hormonabhängige Umbaureaktion** der Brust mit Fibrosierungen, Zystenbildung, intraduktalen Epithelproliferationen sowie Gangektasien. Ursache hierfür ist ein Missverhältnis zwischen zu viel Östrogen und zu wenig Gestagen. Hierzu kommt es z. B. bei erhöhtem Gesamtöstrogen, vermehrtem ungebundenem Östrogen, Progesteronmangel, Hyperprolaktinämie, Hyperandrogenämie oder einer Hypothyreose. In der Menopause bilden sich die Symptome zurück. Klinisch imponieren v. a. prämenstruelle Schmerzen, Spannungsgefühl, Knoten und Mamillensekretion. Diagnostisch werden die Mammografie, eine Mammasonografie, eine Punktion oder auch bei unklarem Befund die Exzision durchgeführt.

Drei **Grade** werden unterschieden:

- Bei Grad 1, der **einfachen Mastopathie,** zeigen sich weder Epithelproliferationen noch Zellatypien.
- Grad 2, die **einfache proliferierende Mastopathie,** ist durch Epithelproliferationen charakterisiert.
- Bei Grad 3, der **atypisch proliferierenden Form,** findet man zusätzlich Zellatypien.

Das **Entartungsrisiko** ist bei Grad 1 nicht erhöht und bei Grad 2 nur gering. Bei Grad 3 nimmt es jedoch um den Faktor 3–4 zu.

Entzündliche Veränderungen

FALLBEISPIEL

Eine 32-jährige Patientin kommt 16 Tage postpartal zu Ihnen und klagt über eine schmerzhafte, gerötete und heiße Brust sowie Fieber > 38,4 °C. Das Stillen hat bisher problemlos geklappt.

Wie lautet Ihre Verdachtsdiagnose, an was sollten Sie auch denken und was würden Sie tun?

Meine Verdachtsdiagnose lautet Mastitis purperalis. Beim Stillen kann es durch falsche Technik, mangelnde Hygiene, Rhagaden der Mamille und Milchstau zu einer Übertragung meist von *Staphylococcus aureus* und koagulasenegativen Streptokokken kommen. Klinisch zeigen sich plötzliches hohes Fieber, axilläre Lymphknotenschwellung, Rötung, Überwärmung, Druckdolenz und Verhärtung bis zum Abszess. In der Frühphase genügen oft Hochbinden der Brust, Kühlung (z. B. mit Quark) und Abpumpen der Milch. Die Milch muss bei reifgeborenen Kindern nicht verworfen werden. Eine antibiotische Therapie ist bei keiner Besserung unter konservativen Maßnahmen oder ausgeprägter klinischer Symptomatik empfohlen. Bei einem Abszess kann der Versuch einer Punktion erfolgen. Falls diese keine Besserung bringt, sollten operativ eine Inzision und Gegeninzision erfolgen, diese sollte mit einer Drainage oder Lasche offengehalten und regelmäßig gespült werden. Zusätzlich können Antiphlogistika verordnet werden. Falls unter der Therapie keine Besserung auftritt, sollte auch immer an ein inflammatorisches Mammakarzinom gedacht werden.

Kennen Sie noch andere Arten der Mastitis?

Eine Brustentzündung außerhalb des Wochenbetts wird **Mastitis non purperalis** genannt. Ursächlich bei einer bakteriellen Genese sind oft Verletzungen der Brust oder der Mamille nach Brustwarzenpiercings oder bei Ekzemen der Mamille (auch iatrogen, wie z. B. nach einer Hochgeschwindigkeitsstanze). Eine abakterielle Mastitis non purperalis ist oft durch einen Sekretstau bei Hyperprolaktinämie bedingt. Die klinischen Symptome sind oft nicht so stark ausgeprägt wie bei der Mastitis purperalis. Die Therapie ist dieselbe wie bei der Mastitis purperalis. Die Prognose ist gut, allerdings treten bei 30–40 % Rezidive auf. Ganz wichtig ist bei der Mastitis non purperalis zudem der Ausschluss einer malignen Genese wie beim Morbus Paget oder einem inflammatorischen Karzinom. Risikofaktoren sind insbesondere **Diabetes mellitus** und **Nikotinabusus.**

Eine Patientin bittet Sie, ihr die Selbstuntersuchung der Brust zu erklären. Worauf sollte sie achten?

Der beste Zeitpunkt ist **während** oder **kurz nach der Menstruation.** Zuerst sollte die Brust vor dem Spiegel von vorn und von beiden Seiten betrachtet werden. Dabei werden zuerst die Arme in die Hüfte gestützt und dann langsam hinter dem Nacken verschränkt, um die Brust bei Bewegung zu beurteilen. Die Frau sollte auf neue **Vorwölbungen, Einziehungen, Seitendifferenzen, Fixierungen** und **Hautveränderungen** achten. Auch die **Mamille** wird inspiziert. Anschließend sollten beide Brüste sowie die Axilla mit beiden Händen abgetastet werden, wobei im Uhrzeigersinn **jeder Quadrant von außen nach innen** sowie die **retroareoläre Region** einzeln abgetastet und anschließend mit der Gegenseite verglichen wird. Der Patientin sollten auch die axillären und supraklavikulären Bereiche gezeigt werden, die für die Palpation der Lymphknoten von Bedeutung sind. Die Selbstuntersuchung sollte im besten Falle jeden Monat erfolgen.

Mammakarzinom

Eines der besonders wichtigen Themen in der Gynäkologie ist das Mammakarzinom. Können Sie einige Zahlen zur Epidemiologie nennen?

Das Mammakarzinom ist das häufigste Malignom der Frau: 25 % aller Malignome bei Frauen sind Mammakarzinome. Fast jede 8. Frau erkrankt im Laufe ihres Lebens an einem Mammakarzinom. Die Erkrankungswahrscheinlichkeit steigt vom 20. bis zum 40. Lebensjahr an, bleibt dann bis zur Menopause konstant und steigt danach noch einmal an. Bei Frauen zwischen dem 40. und 50. Lebensjahr ist es die häufigste Todesursache. Die 5-Jahres-Überlebensrate liegt bei etwa 87 %, eine definitive Heilung kann in etwa 84 % der nicht primär metastasierten Fälle erreicht werden. Von einer definitiven Heilung kann man erst 20–40 Jahre nach Diagnosestellung sprechen, da das Mammakarzinom zu Spätrezidiven neigt.

Auch metastasierte Patient*innen können dank neuartiger Therapien mehrere Jahre mit guter Lebensqualität leben.

Wie sieht die Vorsorge für das Mammakarzinom aus?

Die strukturierte Vorsorge beginnt ab dem 30 Lebensjahr bei der jährlichen gynäkologischen Vorstellung. Zur Untersuchung gehört die Inspektion und Palpation der Brust und Lymphknoten (axillär, supra- und infraklavikulär) sowie die Anleitung der Patientin zur **Selbstuntersuchung.**

Zwischen dem 50 und 69 Lebensjahr wird die Vorsorge um das **Mammografiescreening** ergänzt, bei dem alle 2 Jahre eine Mammografie durchgeführt wird.

Können Sie mir Risikofaktoren für die Entwicklung eines Mammakarzinoms nennen?

PLUS
Es existiert eine starke Koinzidenz mit Ovarialkarzinom und kontralateralem Mammakarzinom.

Als Risikofaktoren gelten vor allem ein Mammakarzinom in der Anamnese, positive Familienanamnese, hohe Östrogenbelastung (frühe Menarche und späte Menopause), Kinderlosigkeit, eine leere Stillanamnese und höhergradige Mastopathie.

Können Sie mir etwas über genetische Risikofaktoren sagen?

Wahrscheinlich meinen Sie die Gene **BRCA 1** und **2**. Dabei handelt es sich um **Tumorsupressorgene** auf Chromosom 17q bzw. 13q. Eine Mutation in diesem Bereich erhöht die Prävalenz für ein Mammakarzinom auf bis zu 87 %. Besonders eine positive Familienanamnese in Bezug auf ein Mamma- und Ovarialkarzinom legt den Verdacht einer solchen Mutation nahe. Diese Mutation findet sich jedoch nur bei etwa 1 % der Bevölkerung, sodass der Großteil der Mammamalignome eine andere Genese hat.

Das Deutsche Konsortium für Familiären Brust- und Eierstockkrebs hat bestimmte Kriterien festgelegt, bei denen eine Test auf eine BRCA-Genveränderung empfohlen wird. Auf einer Familienseite:

- Drei Frauen, unabhängig vom Alter erkrankt
- Zwei Frauen erkrankt, eine vor dem 51. Geburtstag
- Eine Frau mit Ovarial-Ca, eine Frau mit Mamma-Ca oder eine Frau mit beidem
- Zwei Frauen erkrankt an Ovarial-Ca
- Eine Frau, die vor dem 36. Geburtstag an Mamma-Ca erkrankt ist
- Eine Frau mit beidseitigem Mamma-Ca. Eine Erkrankung vor dem 51. Geburtstag.
- Ein Mann an Mamma-Ca und eine Frau an Mamma-Ca oder Ovarial-Ca erkrankt
- Eine Patientin, die vor ihrem 50. Lebensjahr an Triple-negativen Mamma-Ca erkrankt ist
- Eine Patientin, die vor ihrem 80. Lebensjahr an Ovarial-Ca erkrankt ist

Allerdings sollte dies nur in einem dafür vorgesehenen Zentrum mit einer engen Einbindung von Genetikern und Psychologen sowie nach ausführlichen Vorgesprächen geschehen. Auch finanzielle Faktoren, wie die Möglichkeit einer Berufsunfähigkeitsversicherung/Lebensversicherung, können einen Einfluss haben.

In welchem Bereich der Brust treten Mammakarzinome wie häufig auf?

Etwa **50 %** aller Mammakarzinome treten im **äußeren oberen Quadranten** auf. In jeweils etwa 15 % der Fälle sind der innere obere, der äußere untere Quadrant oder der Bereich der Mamille betroffen. Der innere untere Quadrant ist nur in 6 % befallen. Multizentrische Karzinome machen etwa 3 % aus.

Welche Befunde bei der klinischen Untersuchung lassen Sie an ein Malignom denken?

Malignitätsverdächtig sind einseitige, schmerzlose, schlecht verschiebliche **Knoten, Asymmetrie** der Mammae beim Heben und Senken der Arme, **Hauteinziehungen** (Plateauphänomen), Ulzerationen oder Verhärtungen der Haut, ein positives **Jackson-Phänomen, Orangenhaut** als Zeichen eines Hautödems, **Hautrötungen** oder Ekzeme, tastbare **Lymphknoten** axillär oder im Bereich der Clavicula oder blutige und seröse **Sekretion** der Mamma. Das Jackson-Phänomen beschreibt eine verstärkte Einziehung der Haut über dem Tumor beim Heben der Arme oder beim Versuch, die Haut über dem Tumor zusammenzuschieben.

Nennen Sie einige Besonderheiten der Mammografie.

PLUS
Im Vergleich: Thoraxröntgen: Hartstrahlung mit 100–150 kV.

Bei der Mammografie wird kraniokaudal und in 45°-Winkelstellung untersucht. Um die feinen Weichteilstrukturen bei geringer Strahlendichte des

Parenchyms gut beurteilen zu können, werden sehr weiche Strahlen verwendet (≈ 30 kV), die weniger Durchdringungskraft haben. Die Strahlenbelastung ist also relativ hoch. Des Weiteren muss die Brust komprimiert werden, was für die Patientinnen oft sehr schmerzhaft ist. Um die feinen relevanten Veränderungen und Verkalkungen sehen zu können, sollte man die Aufnahmen vor einer besonders hellen Lichtquelle betrachten. Malignitätsverdächtig sind sternförmige Verdichtungen mit „Krebsfüßchen", die **Spiculae** genannt werden, und **Kernschatten,** gruppiert liegender, polymorpher **Mikrokalk,** inhomogene netzförmige **Verschattungen, asymmetrische Herdbefunde** mit unscharfem Rand und eine umschriebene Verdickung oder Einziehung der Haut. Eine Mammografie sollte kurz nach der Menstruation durchgeführt werden, da die weibliche Brust prämenstruell oft gespannt und stärker druckempfindlich ist. Des Weiteren können durch hormonell bedingte Wassereinlagerungen prämenstruell Knoten vorgetäuscht werden.

Welche diagnostischen Verfahren kommen bei der Diagnose eines Mammakarzinoms zum Einsatz?

Zur Routine gehören neben der gezielten Anamnese die sorgfältige **Inspektion und Palpation** beider Brüste sowie der axillären und supraklavikulären Lymphknoten. Bei auffälligen Befunden sollte immer eine **Mammografie** durchgeführt werden. Aber auch ohne Befund sollte ab dem 50. bis zum 69. Lebensjahr alle 2 Jahre eine Kontrollmammografie im Zuge der Vorsorgeuntersuchung stattfinden. Eine **Sekretion** aus der Mamille kann **zytologisch** untersucht werden. Zur Differenzierung von Zysten und soliden Befunden sowie deren Ausdehnung kommt die **Sonografie** regelmäßig zur Anwendung. Die Sonografie sollte eine Mammografie nicht ersetzen, sondern ist ein wichtiges ergänzendes diagnostisches Hilfsmittel. Bei in Mammografie und Sonografie unklaren Befunden kann ein MRT mit i. v.-Kontrastmittel durchgeführt werden. Bei fehlender Anreicherung des Kontrastmittels kann ein Malignom recht sicher ausgeschlossen werden. Verfahren, die heute kaum noch angewendet werden, sind die **Thermografie** (Darstellung atypischer Vaskularisierung) und die **Galaktografie** (Darstellung der Milchgänge mit Kontrastmittel).

Welche Tumormarker können beim Mammakarzinom erhöht sein, und wann bestimmt man sie?

Beim Mammakarzinom können **CEA** und **CA 15-3** erhöht sein. Die Sensitivität und Spezifität der Tumormarker sind jedoch nicht hoch genug, um regelmäßige Tumormarkerbestimmungen auf breiter Basis zur Früherkennung einzusetzen. Viele Tumoren zeigen keine entsprechend erhöhten Tumormarker, andererseits kann man auch bei nicht malignem Geschehen eine Erhöhung verschiedener Marker feststellen. Sinn macht die Bestimmung daher hauptsächlich zur Verlaufskontrolle und in der Nachsorge.

Können Sie mir etwas zum Protoonkogen Her2/neu sagen?

Heutzutage ist die Bestimmung des Rezeptors Her2/neu Standard. Dabei wird immunhistochemisch die Expression dieses Rezeptors untersucht und das Ergebnis in die Grade 0–3+ eingeteilt. Ab dem Grad 3+ geht man von einer Überexpression aus. Bei einem Ergebnis von 2+ in der Immunhistochemie muss zusätzlich noch eine FisH-Untersuchung (Fluoreszenz-in-situ-Hybridisierung) durchgeführt werden. Bei positivem Ergebnis, also einer hohen Amplifikation des Her2/neu-Rezeptors, geht man ebenfalls von einer Überexpression aus. Her2/neu-positive Mammakarzinome haben eine schlechtere Prognose und metastasieren früher und öfter als Her2/neu-negative Tumoren. Die Behandlung mit dem spezifischen Antikörper Trastuzumab (Herceptin®) und Pertuzumab gehört zur Routinebehandlung Her2/neu-positiver Mammakarzinome. Weiterhin gibt es zunehmend **Antikörper-Wirkstoff-Konjugate,** die Chemotherapeutika an Antikörper gebunden zu den Tumorzellen bringen und damit eine zielgerichtete Therapie ermöglichen.

Dieser Mechanismus ist so effektiv, dass Tumoren, die früher als Her2/neu-negativ klassifiziert wurden, jedoch geringe Mengen an Her2/neu exprimieren, nun als **Her2/neu low** bezeichnet werden und ebenfalls von einer Her2/neu-gerichteten Therapie profitieren können.

Bitte erzählen Sie mir etwas zur Metastasierung des Mammakarzinoms.

Mammakarzinome metastasieren sowohl **lymphogen** als auch **hämatogen.** Die Metastasierungswahrscheinlichkeit hängt stark vom Tumorsubtyp (Histologie, Grading, Rezeptoren etc.) ab. Lymphogen metastasiert das Mammakarzinom vorwiegend in die axillären und klavikulären Lymphknoten, aber auch retrosternal. Hämatogen finden sich Metastasen häufig in Skelettknochen, in Lungen und Pleura, Leber, ZNS, Nebenniere, Haut oder Ovar (in absteigender Reihenfolge).

Welche Untersuchungen ordnen Sie zum Staging bei einem Mammakarzinom an?

Zum Staging sollten ein Röntgen-Thorax, ein Oberbauchsonogramm, eine Skelettszintigrafie und ein gynäkologischer Status inkl. vaginalem Ultraschall vorliegen. Zusätzliche Untersuchungen sollte man nur bei klinischem Verdacht durchführen. So kann zum Ausschluss von Hirnmetastasen ein Schädel-CT oder ein kraniales MRT durchgeführt werden. Eine sehr teure Untersuchung ist das PET (Positronenemissionstomogramm), das im Einzelfall zur Lokalisationssuche bei Metastasen bzw. zum Ausschluss einer Metastasierung hilfreich sein kann.

Welche grundsätzlichen Therapieoptionen beim Mammakarzinom gibt es?

Beim Mammakarzinom kommen chirurgische Verfahren ebenso zum Einsatz wie Chemotherapie, spezifische Antikörper, Hormonbehandlungen und Strahlentherapie. Seit einigen Jahren gewinnt auch die gezielte Tumortherapie (CDK4/6-Inhibitoren, PARP-Inhibitoren, Checkpoint-Inhibitoren) immer mehr an Bedeutung. Außerdem werden zunehmend **Antikörper-Wirkstoff-Konjugate** verwendet. Diese verbinden Chemotherapeutika mit Antikörpern gegen Tumorzellen. Diese können gezielt in und um die Tumorzellen wirken (z. B. Trastuzumab Deruxtecan bei HER-2 pos-metastasiertem Mammakarzinom).

Wie werden die meisten invasiven Mammakarzinome operiert?

Ungefähr 70 % aller Mammakarzinome können heute brusterhaltend therapiert **(BET)** werden. Mittels Tumorexstirpation im Gesunden oder Quadrantenresektion soll eine sichere Tumorfreiheit der Brust erzielt werden. Der Pathologe begutachtet anschließend den Resektionsrand. Bei nicht im Gesunden exzidiertem Karzinom oder bei zu nahem Resektionsrand muss in einem zweiten operativen Ansatz nachreseziert werden. Die Entstehung eines Lokalrezidivs in der Brust ist erhöht. Deswegen sollte jede Patientin nach BET nachbestrahlt werden. Die Gesamtüberlebensraten sind dabei der Mastektomie gleichzusetzen. Ebenso werden die axillären Lymphknoten mittels einer Sentinel-Technik oder einer klassischen axillären Lymphonodektomie entfernt.

MERKE

Jede Patientin mit einem invasiven Mammakarzinom muss nach brusterhaltender Therapie nachbestrahlt werden!

Unter welchen Voraussetzungen müssen Sie heute noch eine Mastektomie durchführen?

Eine klassische **radikale Mastektomie** mit Entfernung von **Drüsenkörper, M. pectoralis** und En-bloc-Resektion von **axillären Lymphknoten und Fettgewebe** hat keinen Stellenwert mehr in der operativen Therapie. Im Normalfall wird heute eine modifizierte radikale Mastektomie durchgeführt. Bei der modifizierten radikalen Mastektomie wird die **Brust einschließlich** der **Pektoralisfaszie** entfernt. Die Entfernung der Lymphknoten erfolgt je nach Stadium. Dies ist oft notwendig, wenn die zu operierende Brust in Relation zum Tumor zu klein ist oder bei Infiltration von Muskel und Haut, Multizentrizität, inkompletter Tumorresektion im Nachresektat, starker intraduktaler Ausbreitung sowie ausgedehnten Einbrüchen des Tumors in Blut- oder Lymphgefäße. Auch der Wunsch der Patientin kann eine Indikation darstellen.

Was versteht man unter dem Sentinel-Lymphknoten und welche Bedeutung hat er?

Durch präoperative Injektion von **Tc-99 m-Technetium** um den Tumor herum können die Lymphabflusswege und die speichernden Lymphknoten mittels einer Messsonde intraoperativ geortet werden. Als zweite Methode kann man zu Beginn der Operation Patentblau in die Mamma einspritzen. Dieses wird dann durch die Lymphabflusswege abtransportiert. Am effektivsten ist eine Kombination beider Methoden. Der erste Lymphknoten im Abflussgebiet wird als **„Wächter"-Lymphknoten** (engl. Sentinel) bezeichnet. Meistens handelt es sich um 2–4 Wächter-Lymphknoten, es können aber auch noch mehr sein. Mit dieser Methode kann – sofern korrekt durchgeführt – der Befall der Lymphknoten gezielter untersucht, die Radikalität der Operation verringert und folglich die Nebenwirkungen der Lymphonodektomie reduziert werden. Allerdings ist es heutzutage noch Standard, bei Befall der Wächter-Lymphknoten eine axilläre Lymphonodektomie durchzuführen.

Haben Sie schon mal von der TAD gehört?

TAD steht für Targeted Axillary Dissection. Bei axillärem Lymphknotenbefall werden vor eine neoadjuvanten Chemotherapie befallene Lymphknoten radiologisch markiert. Diese werden nach abgeschlossener Operation gezielt entfernt und untersucht. Dadurch kann in vielen Fällen eine Axilladissektion vermieden werden.

Eine Nebenwirkung der chirurgischen und strahlentherapeutischen Therapie des Mammakarzinoms ist das Lymphödem des Arms. Welche Möglichkeiten zur Prophylaxe kennen Sie?

Ein Lymphödem des Arms zeichnet sich durch Schwellung, Schmerzen und Parästhesien sowie durch ein rezidivierendes Erysipel aus. Durch schonendere Operationsverfahren wie der Sentinel-Methode, TAD oder dem Belassen der LK in Level III sowie einer möglichst geringen Bestrahlung der Axilla kann das Risiko des Auftretens eines Lymphödems verringert werden. Des Weiteren sollten Verletzungen von betroffenem Arm und Hand unbedingt vermieden werden. Für das medizinische Personal bedeutet dies, dass grundsätzlich **nur am gesunden Arm Blut entnommen oder Injektionen verabreicht werden dürfen.** Auch eine Stauung durch einschneidende Kleidung oder Blutdruckmessungen soll vermieden werden. Hitze, z. B. in der Sauna oder beim Sonnenbad, kann das Auftreten ebenso begünstigen wie besonders gleichförmige oder ruckartige Bewegungen, z. B. Maschineschreiben, Golf, Tennis. Wenn ein Lymphödem vorhanden ist, sollte dieses von einem Physiotherapeuten mit Lymphdrainage und Kompressionsstrümpfen behandelt werden.

Welche Möglichkeiten zur Rekonstruktion der Brust kennen Sie?

Zum einen unterscheidet man die **primäre, simultane Rekonstruktion** direkt in der gleichen Operationssitzung von der **sekundären,** die in einem zweiten operativen Ansatz im Intervall durchgeführt wird. Zum anderen unterscheidet man die Rekonstruktion mit **heterologem Material,** also mit Implantaten, von der Verwendung **autologer Gewebe.** Dabei kommen Schwenklappen-Plastiken mit dem M. rectus abdominis (TRAM), dem M. latissimus dorsi, DIEP-Flaps oder auch ein thorako-epigastrischer Schwenklappen infrage. Während das durch den TRAM gewonnene Material oft zur Rekonstruktion ausreicht, muss bei einer Latissimus-dorsi-Plastik häufig zusätzliches autologes Material verwendet werden.

Bitte erzählen Sie etwas mehr über die Nachbestrahlung nach brusterhaltender Therapie bzw. nach Mastektomie.

Durch die postoperative **Bestrahlung nach BET** kann das Rezidivrisiko von 30 auf < 10 % gesenkt werden. Die Strahlentherapie sollte heutzutage bevorzugt als **hypofraktionierte Strahlentherapie** erfolgen. Dabei wird über ca. 3–5 Wochen eine Gesamtdosis von 40 Gy appliziert. Dieses führt nicht nur zu weniger Nebenwirkungen, sondern ist weniger belastend für die Patientinnen und führt zu weniger Kosten. Konventionell wurde früher über 5–6 Wochen 50 Gy appliziert. Im Anschluss an die Bestrahlung soll bei jungen Patientinnen ≤ 50 Lebensjahren noch eine **Boost-Bestrahlung** von 10 Gy direkt auf das Tumorbett appliziert werden. Dieses verbessert die lokale Rezidivrate, führt aber nicht zu einer Verbesserung des Gesamtüberlebens. Die BET mit Nachbestrahlung in der Prognose einer Mastektomie gleichgesetzt werden.

Nach Mastektomie sollte die Thoraxwand bestrahlt werden, bei T4-Tumoren, T3-Tumoren, bei Vorliegen von Risikofaktoren (Lymphgefäßinvasion, G3, prämenopausal, Alter < 50 Lj), einer Non-in-sano-Resektion oder einem axillären Lymphknotenbefall von mehr als drei Lymphknoten. Sind weniger Lymphknoten befallen, wird nur bei erhöhtem Risikoprofil bestrahlt. Dadurch kann das Risiko eines Thoraxwandrezidivs verringert werden.

Unter welchen Bedingungen erwägen Sie eine Chemotherapie des Mammakarzinoms, und welche Substanzen kommen dabei zum Einsatz?

Die Entscheidung, ob eine Chemotherapie durchgeführt werden soll, wird anhand mehrerer Parameter getroffen. Hierzu zählen unter anderem das Vorliegen befallener Lymphknoten in der Axilla, die Tumorgröße, das Alter der Patientin, der Hormonrezeptorstatus und natürlich auch der Wunsch der Patientin.

Die **neoadjuvante (= präoperative) Therapie** dient dem präoperativen „Down-Staging“, wodurch eine höhere Rate an brusterhaltenden Operationen erzielt und das Ansprechen des Tumors direkt beurteilt werden kann. Meist werden **Polychemotherapien** mit mehreren Substanzen durchgeführt. Anthrazykline und Taxane sind der Standard in der Therapie des Mammakarzinoms. Dazu gehört z. B. das **EC/AC-Schema** (4× Epirubicin-Cyclophosphamid/Adriamycin-Cyclophosphamid), gefolgt von **12× Taxol.** In der metastasierten Situation kann eine Chemotherapie ebenfalls indiziert sein. Hier verwendet man oft Monotherapien mit einer individuellen Nutzenabwägung bezüglich Lebensqualität der Patientin und dem zu erwartenden Therapieeffekt.

Welche unterschiedlichen Formen der Hormontherapie kennen Sie?

Viele Mammakarzinome haben **Östrogen-** oder **Progesteronrezeptoren,** die das Tumorwachstum regulieren. In diesen Fällen ist eine Hormontherapie sinnvoll, wobei die Ansprechrate mit dem Rezeptorstatus korreliert. Dafür gibt es derzeit zwei Klassen von Medikamenten:

- **Antiöstrogene,** dazu gehört Tamoxifen, blockieren die Rezeptoren an der Tumorzelle.
- **Aromataseinhibitoren** (AI) wie Anastrozol (Arimidex®), Letrozol (Femara®) und Exemestan (Aromasin®) verringern die Umwandlung von Androgenen in Östrogene und verringern so durch den niedrigeren Östrogenspiegel im Körper das Tumorwachstum.

Die **initiale endokrine Therapie** wird für **5 Jahre** gegeben. Bei erhöhtem Rezidivrisiko erfolgt nach individueller Nutzen-Risiko-Abwägung eine **erweiterte adjuvante Therapie** für 6–10+ Jahre. In der Prämenopause sollte bei erhöhtem Risiko für 2–5 Jahre neben Tamoxifen eine medikamentöse Ovarsuppression mittels **GnRH-Analoga** erfolgen. GnRH-Analoga verhindern die endogene GnRH-Ausschüttung, wodurch die FSH- und LH-Ausschüttung sistiert. Dadurch wird die ovarielle Östrogen- und Gestagenproduktion reduziert.

Bis zu 50 % der Patientinnen brechen die antihormonelle Therapie aufgrund von Nebenwirkungen ab. Insbesondere **Wechseljahresbeschwerden,** aber auch Muskel- und Gelenkschmerzen bei Aromatasinhibitoren führen zu einem vorzeitigen Abbruch der Therapie. Daher ist eine gute Aufklärung über die Nutzen und Nebenwirkungen unerlässlich.

Wie häufig sollte eine Patientin mit Mammakarzinom zur Nachsorge kommen, und welche Aufgaben haben Sie dabei?

MERKE

Gynäkologische Nachsorge: die ersten **3** Jahre **3-monatlich,** danach bis zum **6** Jahre **6-monatlich,** danach jährlich.

Die Nachsorge dient nicht nur der frühzeitigen Erkennung eines Rezidivs, sondern auch dem Erkennen von therapieassoziierten Nebenwirkungen. Sehr wichtig ist bei der Nachsorge eine gute Anamnese, um mögliche Symptome eines Rezidivs zu erfassen. Dazu gehören Gewichtsverlust, Leistungsknick, Schmerzen, neurologische Ausfälle, Husten, Atemnot oder neu aufgetretene Knoten. Obligat ist die Untersuchung der Brust und der LK-Stationen. Des Weiteren soll ein körperlicher Status erhoben werden. Einmal jährlich sollte eine Mammografie erfolgen bzw. bei brusterhaltender Therapie in den ersten 3 Jahren mindestens jährlich auf der betroffenen Seite. Konkrete metastasenverdächtige Beschwerden müssen entsprechend, z. B. durch Röntgen-Thorax, Oberbauchsonografie oder Skelettszintigrafie, abgeklärt werden. Diese Untersuchungen sollten aber laut der Nachsorgerichtlinien nicht routinemäßig durchgeführt werden. Die allgemeinen Krebsvorsorgeuntersuchungen sollten wahrgenommen werden. Darüber hinaus ist eine sinnvolle psychische Betreuung überaus wichtig.

Was können Sie ihrer Patientin empfehlen, um ihr Rezidivrisiko zu senken?

Es gibt verschiedene Maßnahmen, die in Studien zeigen konnten, dass sie zu einer geringeren Rezidivwahrscheinlichkeit führen.

Insbesondere moderate Sportintervention (2× wöchentlich), Nikotinkarenz und die Einstellung eines bestehendes Diabetes mellitus Typ 2 senken das Rezidivrisiko. Aber auch andere Maßnahmen, wie u. a. Gewichtsreduktion, nächtliche Nahrungskarenz (> 13 h), Reduktion des Alkoholkonsums (< 6 g/d = ½ kleines Bier) und Vermeidung von Distress können einen positiven Effekt haben.

5.1.9 Sexuell übertragbare Krankheiten

Überblick

Können Sie mir einen kurzen Überblick über sexuell übertragbare Erkrankungen geben?

Zu den sexuell übertragbaren Erkrankungen, die auch als **STD** (Sexually Transmitted Diseases) bezeichnet werden, gehören unterschiedlich schwer verlaufende Infektionskrankheiten:

- **Bakterielle STD:** Gonorrhö („Tripper"), Syphilis („Lues ", „harter Schanker"), Ulcus molle („weicher Schanker"), Lymphogranuloma venereum. Diese vier STD sind die klassischen. Aber auch Chlamydien, Trichomonaden und Gardnerella vaginalis zählen zu Erregern der bakteriellen STD.
- **Virale STD:** Herpes genitalis, Condylomata acuminata, Mollusca contagiosa, Hepatitis, HIV
- **Parasitäre STD:** Pediculosis pubis, Skabies
- **Pilze:** Kandidose (*Candica albicans*)

STD werden beim **ungeschützten Sexualverkehr** übertragen. Das Risiko besteht dabei nicht nur beim Geschlechtsverkehr, sondern bei allen Praktiken, bei denen es zum Kontakt mit infektiösen Körperflüssigkeiten oder -läsionen kommt. Wirksamer Schutz besteht im Verwenden von Kondomen und guter Genitalhygiene beider Partner*innen. Besondere Vorsicht ist bei Analverkehr geboten, da es dabei meistens zu leichten Verletzungen der Analschleimhäute kommt.

Woran müssen Sie denken, wenn Sie eine STD diagnostizieren?

Zum einen muss an die **Partner*in-Mitbehandlung** gedacht werden. Zum anderen besteht für HIV und Syphilis eine – nicht namentliche – **Meldepflicht** durch das Labor an das lokale Gesundheitsamt.

Wie kann man Chlamydien nachweisen und behandeln?

Durch einen Zervixabstrich mit Spezialfärbungen (Giemsa, fluoreszenzmarkierte Antikörper oder mittels Enzymimmunoassay) bzw. durch kulturelle Anzüchtung können die obligat intrazellulär wachsenden gramnegativen Bakterien nachgewiesen werden. Die Behandlung muss mindestens über 10 Tage erfolgen. Mittel der Wahl sind Doxycyclin, Tetracyclin und Erythromycin. Die Prognose ist bei ausreichend langer antibiotischer Behandlung und Partner*in-Mitbehandlung gut.

MERKE

Bei der normalerweise durchgeführten Methylenblaufärbung können Chlamydien nicht nachgewiesen werden!

Gonorrhö

Geben Sie mir bitte ein paar Schlagworte zur Gonorrhö.

TIPP

Bei offenen Fragen bietet es sich an, die Antwort einer inneren Struktur (z. B. Definition, Symptomatik, Diagnostik, Therapie, Komplikationen) folgen zu lassen. Diese sollte bereits im Vorfeld eingeübt werden, damit man sich in der Prüfung daran halten kann und keine „Bausteine" vergisst.

Die Gonorrhö, im Volksmund „Tripper" genannt, wird durch gramnegative Diplokokken der Art *Neisseria gonorrhoeae* hervorgerufen. Bei der Frau kann der Verlauf asymptomatisch sein. Man unterscheidet die untere und die obere Gonorrhö:

- Die **untere Gonorrhö** äußert sich mit Anzeichen einer Harnwegsinfektion wie Pollakisurie und

Algurie sowie eitrigem Ausfluss und schmerzhaftem, gerötetem Introitus.

- Bei der **oberen Gonorrhö (Keimaszension)** finden sich ziehende, kolikartige Unterbauchschmerzen, leichte Temperaturerhöhung und ein schmerzhafter Palpationsbefund der Adnexe.

Diagnostisch sind neben Anamnese und gynäkologischer Untersuchung eine Gram- und Methylenblaufärbung (oft nur in der akuten Form erfolgreich), Kulturnachweis auf Blutagar oder serologischer Antigennachweis möglich.

Die Gonorrhö wird bei der Patientin und Partner*in mit Ceftriaxon 1–2 g i. v. oder i. m. in Kombination mit Azithromycin 1,5 g p. o. behandelt. Als **Komplikation** kann es zu Monarthritis, einer Iritis/Iridozyklitis, einer Pleuritis, einer Meningitis oder Karditis kommen. Bei schwerem Verlauf ist die Entwicklung einer schweren **Gonokokkensepsis** mit Peritonitis, hohem Fieber, Übelkeit und Erbrechen möglich. Als **Spätfolgen** können Tubensterilität oder Tubargravidität durch Verklebungen, Unterbauchschmerzen durch Verwachsungen, Dyspareunie oder eine Retroflexio uteri fixata auftreten.

Virusinfektionen

FALLBEISPIEL

Eine Patientin kommt zu Ihnen und beklagt starke brennende Schmerzen an den Labien, die sich bei Berührung oder beim Wasserlassen verstärken. Bei der klinischen Untersuchung sehen Sie 2–3 mm große Bläschen mit klarem Inhalt, die größtenteils bereits aufgebrochen sind. Bei Letzteren bleiben kleine, scharf begrenzte Ulzera mit rotem Rand und weißlich-gelblichen Belägen.

Woran denken Sie?

Das beschriebene Bild spricht für eine **Herpes-genitalis**-Infektion. Diese häufige Erkrankung wird durch Herpes-simplex-Viren vom Typ 2 ausgelöst. 4–21 Tage nach dem Sexualkontakt kann es zu den beschriebenen Symptomen kommen, häufig mit Allgemeinsymptomen und einer LK-Schwellung verbunden. In vielen Fällen bleibt die Infektion jedoch klinisch stumm.

Diagnostisch können die Erreger durch **Direktabstrich** aus dem Bläscheninhalt nachgewiesen werden. Auch eine **serologische Diagnostik** ist möglich. Am wichtigsten sind jedoch die typische Klinik und der typische Verlauf, da alle anderen Nachweise sehr teuer sind.

Therapeutisch kommen **Virustatika** wie Aciclovir® zur Anwendung. Die Viren überleben jedoch in den sensiblen Nervenganglien und können lebenslang Rezidive hervorrufen.

Hat eine Herpesinfektion Auswirkungen auf die Schwangerschaft?

Die primäre Herpesinfektion kann zu etwa 50 % während der Schwangerschaft oder der Geburt auf das Kind übertragen werden. Vor allem bei einer Primärinfektion zum Zeitpunkt der Geburt kann es zu einer schweren generalisierten Infektion des Neugeborenen kommen, die häufig letal endet. Durch eine **primäre Sectio** kann das Risiko der Übertragung von 50 % auf ca. 7 % reduziert werden. Das Neugeborene sollte prophylaktisch mit Virustatika behandelt werden. Ohne frische Läsionen ist eine Sectio nicht indiziert. Bei einem Blasensprung bei einer Patientin mit frischen Läsionen sollte innerhalb von 4 h eine Sectio durchgeführt werden. Eine Neugeboreneninfektion hat eine sehr ernste Prognose mit einer Letalität von 20–50 %.

Wie groß ist die Gefahr, dass das Kind einer HIV-infizierten Mutter ebenfalls HIV-positiv ist?

Ohne entsprechende Maßnahmen kommt es in **20–25 %** zu einer **intrauterinen Infektion.** Die Schwangerschaft an sich hat keinen negativen Einfluss auf den Verlauf der HIV-Infektion; eine Infektion birgt für das Kind neben dem Risiko einer Übertragung keine besonderen weiteren Gefahren. Die Mutter sollte während der Schwangerschaft eine kombinierte antiretrovirale (cART) Therapie erhalten, da das Übertragungsrisiko direkt mit der Viruslast der Mutter korreliert. Der Geburtsmodus hängt von der Viruslast der Mutter unter cART ab, so kann die Übertragungsrate auf < 1 % gesenkt werden. Liegt die Viruslast ≤ 50 Kopien HIV-RNA/ml kann eine vaginale Geburt durchgeführt werden. Auf alle Fälle soll der Mutter geraten werden, nicht zu stillen, um eine Infektion post partum zu verhindern. Das Neugeborene sollte für 2–4 Wochen eine antiretrovirale Therapie erhalten. Ob das Neugeborene eine HIV-Infektion hat, kann jedoch erst nach 6 Monaten mittels PCR festgestellt werden.

5

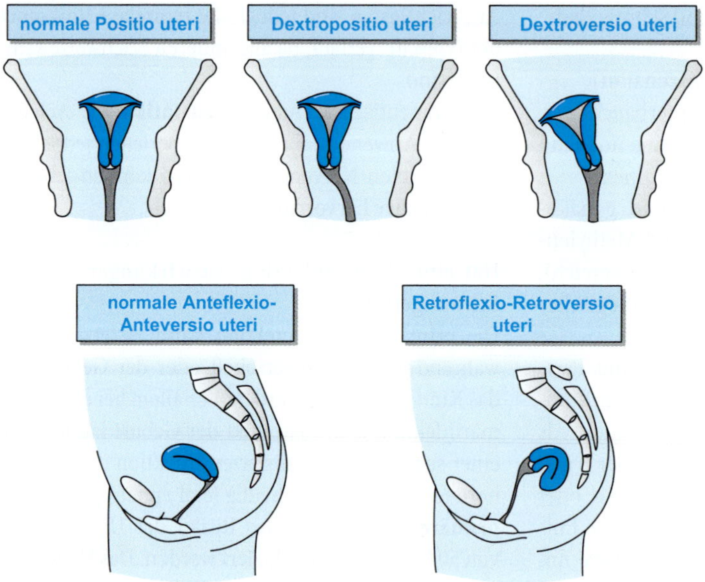

Abb. 5.11 Lagebezeichnungen des Uterus [L190]

5.1.10 Descensus genitalis

Nennen und erklären Sie mir bitte die Begriffe, mit denen man die Lage der Gebärmutter beschreibt.

Der Begriff **Versio** bezeichnet die Neigung, also die Beziehung der Zervixachse zur Achse der Vagina. Mit **Flexio** wird die Abknickung beschrieben, also das Verhältnis der Längsachse der Zervix zur Längsachse des Corpus uteri. Eine **Torsio** würde eine Drehung um die Längsachse bedeuten. Mit **Positio** kann man die Lage im kleinen Becken beschreiben, also eine Versetzung zur Seite oder nach unten, wobei der Descensus uteri das Absinken der Gebärmutter beschreibt.

Normalerweise liegt eine **Anteversio-Anteflexio** ohne Torsion und in der Mitte des kleinen Beckens vor (➤ Abb. 5.11). Eine **Retroversio,** also eine Abneigung nach dorsal, ist pathologisch. Eine Abknickung des Corpus nach dorsal, also eine **Retroflexio,** ist eher eine Normvariante und bedarf weder einer Korrektur, noch verursacht sie Sterilität. Bei einer Retroflexio fixata führen Entzündungen oder z. B. Endometriose zu Verwachsungen. In diesem Fall kann die Anomalie Krankheitswert haben.

Wodurch kommt es zu einem Descensus uteri und wie wirkt dieser sich klinisch aus?

> **TIPP**
> Wenn die Pathomechanismen von klinischen Beschwerden bekannt sind, sollte man sie ruhig einfließen lassen. Allerdings nur, wenn man sich sicher ist – evtl. wird nachgehakt.

Der Deszensus entsteht durch eine **funktionelle Insuffizienz** des Halteapparats der Gebärmutter. Dazu gehören die Parametrien, der Beckenboden und das Lig. sacrouterinum. Tritt der Uterus vor den Introitus, spricht man von einem **Prolaps,** der **partial** oder **total** ausgebildet sein kann. Risikofaktoren sind viele und rasch aufeinanderfolgende Geburten mit Geburtsverletzungen, mangelhafte Rückbildungsgymnastik, Bindegewebsschwäche sowie mechanische Überbeanspruchung des Beckenbodens durch Übergewicht oder schweres Tragen. Klinisch beklagen die Betroffenen oft Kreuz- oder Unterbauchschmerzen durch Zug an den Bandstrukturen, Druckgefühl nach unten, Kohabitationsschmerz, Obstipation, Genital- und Harnwegsinfektionen sowie Harninkontinenz aufgrund der topografischen Veränderung des Blasenverschlusses.

Welche Therapiemöglichkeiten eines Descensus uteri kennen Sie?

Bei leichten Fällen kann **Beckenbodengymnastik** ausreichend sein. Durch lokale **Östrogene** können die Durchblutung sowie der urethrale Sphinktertonus verbessert werden. Es gibt verschiedene **Pessare** zur konservativen Therapie eine Deszensus. Wobei diese nur als Hilfsmittel dienen und nicht zur langfristigen Verbesserung. Trotzdem sind viele Patientinnen langfristig sehr zufrieden mit dieser Maßnahme. Auch für inoperable Patientinnen stellt dieses eine gute Option dar. Ein Pessar muss regelmäßig durch die Patientin oder Frauenärzt*in gewechselt werden, um Druckulzera vorzubeugen.

Alternativ stehen bei höhergradigen Senkungen operative Therapien im Vordergrund. Dabei werden uteruserhaltende und nicht uteruserhaltende Operationen unterschieden. Diese können vaginal, laparoskopisch oder offen durchgeführt werden. Vagina/Zervix oder Uterus werden dabei meist mittels Kunststoffnetz entweder am Os sacrum oder Lig. sacrospinale fixiert. Simultan erfolgt oft eine vordere und hintere **Vaginalplastik,** um ein **Cysto**- bzw **Rektozele** zu therapieren.

5.2 Fragen zur Schwangerschaft

Dorothea Lewitz, Matthias Nörtemann, Doris Stöckl, Manuela Tavares de Sousa

5.2.1 Entstehung einer Schwangerschaft

Dorothea Lewitz, Matthias Nörtemann, Doris Stöckl

Sagen Sie mir kurz, wann eine Schwangerschaft auf natürlichem Wege zustande kommen kann.

Voraussetzung für die Entstehung einer Schwangerschaft ist, dass ein Mann und eine Frau um den Zeitpunkt der Ovulation, also in der **periovulatorischen Phase,** Geschlechtsverkehr haben. Der Zeitraum, in dem eine Befruchtung stattfinden kann, beträgt nur wenige Tage. Die Eizelle ist nach dem Eisprung maximal 24 h lang befruchtungsfähig, während Spermien in den Tuben bis zu 3 Tage überleben können. Den Geschlechtsverkehr, der zur Befruchtung führt, nennt man **Konzeption**.

Beschreiben Sie, wie und warum eine Eizelle von genau einem Spermium befruchtet wird.

PLUS

Äußerst selten kommt es vor, dass zwei Spermien gleichzeitig eindringen (Polyspermie). Die entstehenden Embryonen haben 69 Chromosomen und sterben i. d. R. ab.

Im Normalfall reift pro Zyklus nur ein Follikel vollständig heran. In der Mitte des Zyklus löst ein LH-Peak den **Eisprung** aus, bei dem die Ovozyte zusammen mit einem Kranz aus Follikelzellen **(Corona radiata)** aus dem reifen **Graaf-Follikel** freigesetzt wird. Der Fimbrientrichter der Tube nimmt sie auf.

In der Ampulle des Eileiters findet die eigentliche **Befruchtung,** d. h. die Vereinigung der mütterlichen und der väterlichen Keimzelle, statt. Voraussetzung dafür ist die **Kapazitation**. Dabei wird die Proteinhülle um den Spermienkopf durch ein von der Eizelle produziertes Glykoprotein aufgelöst. An der Eizelle setzt das Spermium Proteasen (Fertilisin) frei und kann so die Corona radiata und die **Zona pellucida**, die die Eizelle umgeben, überwinden. Dies wird **Akrosomenreaktion** genannt. Das Eindringen eines Spermiums in die Eizelle bezeichnet man als **Imprägnation**. Danach findet sofort die **kortikale Reaktion** statt. Dabei gibt die Eizelle eine Substanz ab, welche die Zona pellucida für weitere Spermien undurchdringbar macht. Dadurch ist sichergestellt, dass die Eizelle nur durch ein Spermium befruchtet werden kann.

Aus den mütterlichen und väterlichen **haploiden Vorkernen** entsteht die **Zygote** mit einem **diploiden Chromosomensatz.**

Was passiert mit dem Rest des Follikels, der im Eierstock zurückgeblieben ist?

Die im Ovar verbliebenen Granulosazellen des Follikels wandeln sich zum **Corpus luteum (Gelbkörper)** um und produzieren Progesteron, welches das Endometrium in die Sekretionsphase versetzt. Dies ist eine wichtige Voraussetzung für die spätere Einnistung. Nach der Befruchtung der Eizelle wird

5

vom Trophoblasten humanes Choriongonadotropin (hCG) gebildet. Unter dessen Einfluss bleibt das Corpus luteum weiter bis zur 20. SSW funktionsfähig und produziert weiter Gestagene, was für den Erhalt der Schwangerschaft unerlässlich ist. Ohne Befruchtung bleibt das Corpus luteum nur ca. 10–12 Tage funktionsfähig. Danach nimmt die Hormonsynthese ab und es wird atretisch. In diesem Zustand nennt man es Corpus albicans.

MERKE

β-hCG kann nach der Implantation im Harn und im Blut der Mutter nachgewiesen werden, was man sich beim Schwangerschaftstest zunutze macht.

ZUSAMMENFASSUNG

Wichtige Begriffe:
- **Kohabitation, Koitus:** Geschlechtsverkehr
- **Konzeption:** zur Befruchtung führender Geschlechtsverkehr
- **Kapazitation:** Verschmelzung von Akrosom und Spermienkopfmembran, durch die Spermien befruchtungsfähig werden
- **Imprägnation:** Eindringen des Spermiums in die Eizelle
- **Konjugation:** Verschmelzung von männlichem und weiblichem Zellkern bei der Befruchtung
- **Implantation, Nidation:** Einnistung der Blastozyste in das Endometrium

5.2.2 Feststellung einer Schwangerschaft

Manuela Tavares de Sousa

Eine Patientin hat sehr unregelmäßig ihre Menstruation und auch mal mehrere Monate keine Blutung. Welche körperlichen Veränderungen könnten für eine Schwangerschaft sprechen?

Körperliche Veränderungen im Rahmen einer Schwangerschaft können sehr vielfältig sein und betreffen alle Organsysteme. Das **Ausbleiben der Menstruation** ist ein typisches Merkmal. Aber auch andere körperliche Veränderungen werden wahrgenommen. Das **Atemvolumen** (erhöht) und die **Herzfrequenz** (hoher Puls) ändern sich früh und Patientinnen geben bereits sehr früh Luftnot beim Treppenlaufen an und fühlen sich oft erschöpft (niedriger Blutdruck durch **Dilatation peripherer Gefäße**). Häufig wird über **morgendliche Übelkeit und Erbrechen** berichtet (erhöhtes HCG). Die Nahrungsaufnahme kann sich dadurch ändern und auch der Geschmack einzelner Speisen variiert. Zu einem späteren Zeitpunkt der Schwangerschaft können auch **Kindsbewegungen** spürbar sein. Progesteron führt zur Reduktion von Androgen, dadurch erscheint die Haut reiner und der natürliche Haarausfall ist reduziert. Die Haut wird empfindlicher für UV-Strahlen und die **Linea nigra** als dunkle Linie zwischen Bauchnabel und Symphyse wird sichtbar. Die **weiblichen Geschlechtsmerkmale** machen allerdings die größten Veränderungen aus.

Welche Veränderungen der weiblichen Geschlechtsmerkmale kennen Sie, die einen klinischen Hinweis auf eine Schwangerschaft liefern können?

Ab dem ersten Tag der Schwangerschaft stellt sich der weibliche Organismus so um, dass Voraussetzungen für das Heranwachsen des Fetus geschaffen werden und der Körper sich auf die Geburt vorbereitet.

Die **Brust** verändert sich bereits ab dem ersten Trimenon und die Milchdrüsen bilden sich aus. Dies führ zu einem Brustspannen. Die Areola kann sich dunkel verfärben. Der **Uterus** wächst die gesamte Schwangerschaft und verdrängt die umgebenden Organe. Dies kann zu Magen-Darm-Beschwerden führen und erklärt auch den **vermehrten Harndrang.** Bei der gynäkologischen Untersuchung kann sich eine livide Verfärbung des Introitus vaginae zeigen, der untere Teil des Uterus erscheint aufgelockert und komprimierbar, was als Hegar-Zeichen bezeichnet wird. Manchmal findet sich eine leichte einseitige Vorwölbung des Uterus am Ort der Implantation, das **Piskacek-Zeichen**. Wenn man lateral der Zervix eine pulsierende Arterie tastet, nennt man dies **Osiander-Zeichen**. Diese Zeichen sind natürlich sehr ungenau und nur ein subjektiver Hinweis auf eine Schwangerschaft. Heute haben diese Zeichen nur noch wenig klinische Bedeutung.

Was misst ein Schwangerschaftstest und ab wann ist er positiv?

Bei einem Schwangerschaftstest wird das **humane Choriongonadotropin (hCG)** gemessen. Dies ist ein Hormon, welches vom vom Trophoblasten (der

Plazenta) gebildet wird. Es regt die Progesteronproduktion im Corpus luteum an und verhindert dessen Involution. Progesteron führt zum Erhalt der Schwangerschaft. Im Regelfall **verdoppelt sich die HCG-Konzentration jeden zweiten Tag,** bis die Plazenta die Progesteronbildung selbst übernimmt – dann sinkt das hCG wieder. hCG kann sowohl im Blut als auch im Urin bestimmt werden. Im Blut ist das Hormon früher, bereits nach 6–9 Tagen p. c. nachweisbar. Aus Urin ist er etwa ab Tag 14 p. c. nachweisbar, also zu dem Zeitpunkt, ab dem eigentlich die Menstruation einsetzen würde.

Bedeutet ein positiver hCG-Nachweis immer eine intrauterine Schwangerschaft?

Bei einem positivem hCG-Nachweis muss neben einer intrauterinen Schwangerschaft auch an eine **extrauterine Schwangerschaf**t gedacht werden. Selten können auch **Tumoren** hCG produzieren – sowohl bei Frauen als auch Männern (Pankreas-, Magen-, Darm- und Lebertumoren, Blasenmole, Chorionkarzinom, Ovarialtumoren...).

Wie lange dauert eine regelhafte Schwangerschaft und wie kann man den Geburtstermin berechnen?

Die Dauer einer Schwangerschaft wird in Schwangerschaftswochen (SSW) oder -monaten angegeben. Während in der Embryologie die Dauer der Schwangerschaft nach der Konzeption **(p. c.)** berechnet wird, wird die Schwangerschaftsdauer in der Geburtshilfe nach der letzten Menstruation **(p. m.)** angegeben. Eine regelhafte Schwangerschaft dauert **40 Wochen (280 Tage).**

Der Geburtstermin wird nach der **Naegele Regel** errechnet. Dazu wird der erste Tag der letzten Blutung herangezogen und mit 7 addiert. Der Monat der letzten Blutung wird um 3 Monate zurückdatiert und 1 Jahr hochgerechnet. Wenn der Zyklus von 28 Tagen abweicht, wird die Abweichung in Tagen addiert oder abgezogen.

FALLBEISPIEL

Beispiel: 28-tägiger Zyklus; 1. Tag der letzten Regel: 12.5.2023:

- Errechneter Termin: 12 (+ 7). 5 (– 3). 2023 (+ 1) = 19.2.2024
- Bei 31-tägigem Zyklus + 3 Tage: 22.2.2024

Wie ist eine Frühgeburt definiert?

Die Lebensfähigkeit wird ab 24+0 SSW gesehen (mit neuen intensivmedizinischen Maßnahmen verschiebt sich diese Grenze auch weiter nach vorne). Wird ein Kind **bis 37+0 SSW** geboren, gilt es als Frühgeburt.

TIPP

Wenn nicht anders angegeben, bedeuten die Schwangerschaftswochen immer abgeschlossene Wochen p. m. Bei der nächsten angefangenen Woche werden die Tage mit + x angegeben (z. B. 35 + 4 = 35 SSW + 4 Tage p. m., die Patientin ist also in der 36. SSW oder 35 Wochen schwanger). Das kann man sich am besten so merken: Wenn man 23 Jahre und 4 Monate alt ist, ist man im 24. Lebensjahr oder 23 Jahre alt. Das ist alles das Gleiche.

PLUS

Da die Länge eines Embryos im Regelfall innerhalb der ersten 12 SSW nicht variiert, ist die genauste Methode, das Schwangerschaftsalter zu berechnen, die Messung der Scheitel-Steiß-Länge im Rahmen des Ersttrimesterscreenings.

MERKE

Am errechneten Termin kommen nur 4 % aller Kinder zur Welt, ± 4 Tage um den Termin werden 26 % und ± 10 Tage um den Termin 66 % aller Kinder geboren.

5.2.3 Vorsorgeuntersuchungen in der Schwangerschaft

Manuela Tavares de Sousa

Welche Untersuchungen führen Sie bei einer Schwangeren durch, die sich zum ersten Mal bei Ihnen vorstellt?

Bei der ersten Vorsorgeuntersuchung geht es um ein gegenseitiges **Kennenlernen,** weshalb ich sehr ausführlich eine **Anamnese zu allgemeinen und gynäkologischen Vorerkrankungen** durchführe. Dazu gehört auch, über vorangegangen Schwangerschaften und deren Ausgang zu sprechen als auch eine Sozial- und Familienanamnese. Ich würde nicht immer direkt davon ausgehen, dass die Schwangerschaft gewünscht und geplant war. Daher würde ich auch mit der Patientin klären, wie es in ihrem konkreten Fall ist, um dann

5

die entsprechenden weiteren Schritte einzuleiten. Wenn die Patientin die Schwangerschaft austragen möchte, findet eine **Erstberatung zu Ernährung und Mundhygiene** statt und ich händige **Informationen zu pränataldiagnostischer Beratung** aus.

Bei diesem ersten Termin geht es auch um die Feststellung einer intrauterinen Schwangerschaft und die **Berechnung des errechneten Termins (ET).** Ich führe daher einen Ultraschall durch und schaue, ob die SSL des Embryos der errechneten SSW entspricht. Gegebenenfalls passe ich den ET an.

Routinemäßig wird eine **körperliche Untersuchung** bei jeder Vorsorge durchgeführt. Es wird das Körpergewicht und Blutdruck gemessen. Eine **gynäkologische Untersuchung** beurteilt die Lage der Gebärmutter und kontrolliert den Muttermund. Eine **Krebsvorsorge** wird angeboten und, falls erwünscht, direkt bei der ersten Untersuchung durchgeführt.

5

An **Laboruntersuchungen** wird eine Blutuntersuchung zur Bestimmung der Blutgruppe, des Rhesusfaktors und ein erster AK-Suchtest durchgeführt. Es wird ebenso eine Anämie ausgeschlossen (durch Hämoglobin-Bestimmung) sowie eine Lues-Serologie durchgeführt. Zusätzlich wird bei Einverständnis der Patientin ein HIV-Test durchgeführt. Außerdem wird der **Urin** auf Proteine, Zucker und Nitrit untersucht.

TIPP

Bei rhesus-negativen Schwangeren wird in der 20. SSW aus mütterlichem Blut der fetale Rhesusfaktor bestimmt (sog. nichtinvasiver Pränataltest des Rhesusfaktors), sodass bei einem rhesus-negativen Fetus keine (unnötige) Immunisierung mehr erfolgen muss.

Welche Untersuchungen werden bei den weiteren Vorsorgeuntersuchungen noch durchgeführt?

Alle Untersuchungen in der Schwangerschaft werden im Mutterpass eingetragen. Dieser wird meist beim zweiten Termin mitgegeben, wenn bereits erste Ergebnisse der Blutuntersuchungen des ersten Termins vorliegen.

Im Rahmen der Schwangerenvorsorge werden im Verlauf der Schwangerschaft **immer eine Blutdruckmessung und Urintestungen** durchgeführt. Es wird immer der **Höhenstand der Gebärmutter geprüft und die Lage des Kindes** getastet. Darüber hinaus wird ein oraler **Glukosetoleranztest (oGTT)** zur Erkennung eines Schwangerschaftsdiabetes mit 24–28 SSW durchgeführt. In dieser Zeit erfolgt auch der zweite Antikörper-Suchtest. Etwa mit 34–36 SSW wird eine **Hepatitis-Serologie** durchgeführt. Bei einer rhesus-negativen Patientin wird im maternalen Blut der **fetale Rhesusfaktor** bestimmt – bei rhesus-positivem Kind wird mit 28–30 SSW eine Immunisierung durchgeführt.

Eine Aufzeichnung der kindlichen Herztöne (K(C)ardiotokogramm = **CTG)** wird häufig ab der 30 SSW durchgeführt (➤ Kap. 4.2.8).

In welchen Zeitabständen wird die Schwangerenvorsorge durchgeführt?

In der Regel findet die Schwangerenvorsoge entsprechend der Mutterschafts-Richtlinie **alle 4 Wochen bis zur 32. SSW** statt. Danach wird **alle 2 Wochen** bis zum errechneten Termin (ET) eine Vorsorge angeboten und ab dem ET dann **alle 2–3 Tage.**

Wie beraten Sie die Schwangere bezüglich der Ernährung? Wieviel Alkohol darf sie konsumieren?

Insbesondere in der Schwangerschaft sollte auf eine gesunde Ernährung geachtet werden. Ich würde die Patientin am Anfang ihrer Schwangerschaft vor allem auf die **Listeriose- und Toxoplasmose-Infektion** in der Schwangerschaft hinweisen. Das sind zwei Infektionen, die sich über die Ernährung übertragen. Die Patientin sollte auf alle Rohmilchkäse Sorten verzichten sowie auf rohes oder nicht durchgegartes Fleisch. Salate und alle Gemüse- und Obstsorten, die aus der Erde kommen, sollten besonders gut gereinigt werden. Ich spreche der Patientin Zuversicht zu, dass sie nur für eine kurze Zeit auf diese Nahrungsmittel achten sollte und dass sie es bestimmt schafft, möglichst viel davon zu beachten. Zeitgleich versuche ich natürlich immer, ihr keine Angst zu machen und sie zu bestärken. Sollte sie **kleine Katzen** im Haushalt haben, würde ich ihr abraten, das Katzenklo zu säubern.

Das Risiko einer geistigen Retardierung wird durch Alkohol gefördert und eine untere Promillegrenze, die zu keiner Schädigung führt, ist nicht bekannt. Bezüglich Alkohol gibt es daher eine **0,0 %-Regel**. Die Schwangere sollte immer darauf achten, dass ihre Getränke mit 0,0 % Alkohol beschriftet sind, da auch sogenannte alkoholfreie Getränke Alkohol enthalten können.

Wie beraten Sie die Schwangere bezüglich Sport?

Sportliche Tätigkeiten in der Schwangerschaft tun gut, halten die Schwangere fit und beeinflussen den Verlauf von Schwangerschaft und Geburt positiv. Daher würde ich mit ihr besprechen, dass sie sich regelmäßig (idealerweise **3× pro Woche 30–45 min**) sportlich betätigt. Am besten sind Sportarten ohne hohe Verletzungsgefahr, z. B. Gymnastik, Schwimmen und Krafttraining.

Wie gehen Sie damit um, wenn die Patientin angibt, dass sie raucht?

Nikotin in der Schwangerschaft kann zu einem zu verminderten fetalen Wachstum führen. Ich würde der Patientin gut zusprechen, dass sie die gesamte Schwangerschaft über das Rauchen einstellt. Zeitgleich würde ich sie für jede nicht gerauchte Zigarette loben, statt ihr ein schlechtes Gewissen zu machen.

Wie viele Ultraschalluntersuchungen werden angeboten und was wird bei den einzelnen Untersuchungen beurteilt?

In jedem Trimenon wird eine Ultraschalluntersuchung angeboten. Die Schwangeren können aber auch darauf verzichten, denn es gilt immer das Recht auf Nichtwissen. Ich würde ihr dies ausführlich erläutern. Die Kosten für drei Untersuchungen tragen die Krankenkassen.

In der **8+0 bis 11+6 SSW** wird kontrolliert, ob die Schwangerschaft innerhalb des Uterus liegt und ob eine Herzaktion vorliegt. Es wird festgehalten, dass nur ein Embryo nachweisbar ist (oder ob Mehrlinge vorliegen) und dass dieser keine Auffälligkeiten zeigt. Grob gesprochen stellen wir bei diesem Ultraschall fest, ob ein Kind (nicht mehrere) in der Gebärmutter (nicht außerhalb) mit einer Herzaktion (lebend) ohne Auffälligkeiten ist. Der Entbindungstermin wird angepasst.

PLUS

Die Berechnung der Chromosomenstörungen Trisomie 13, 18 und 21 gehört nicht regelhaft in die Vorsorge. Es wird als sog. **Ersttrimesterscreening** angeboten und zählt zur Pränataldiagnostik.

Bei der zweiten Untersuchung in der **18+0 bis 21+6. SSW,** auch als „großer Ultraschall" bezeichnet, wird die Entwicklung des Fetus beurteilt und fetale Auffälligkeiten sollen erkannt werden. Nach den Mutterschaftsrichtlinien gibt es dafür zwei verschiedene Möglichkeiten (Ultraschall 2a oder 2b). Bei dem Ultraschall 2a handelt es sich um ein Basisscreening ohne systematische Untersuchung der fetalen Morphometrie. Es wird beurteilt, ob eine Einlingsschwangerschaft mit einer Herzaktion vorliegt. Mittels Biometrie wird eine zeitgerechte Entwicklung dokumentiert und die Plazentalokalisation als auch die Fruchtwassermenge erfasst. Die erweiterte Ultraschalluntersuchung 2b umfasst darüber hinaus eine systematische Beurteilung einzelner Organsysteme (Kopf, Hals und Rücken, Thorax und Rumpf). Formell ist für diese 2b-Ultraschalluntersuchung eine Fachwissensprüfung abzulegen und eine Genehmigung der Abrechnung dieser Leistung zu erbringen. Beide Untersuchungen zielen darauf ab, Entwicklungsstörungen des fetalen Wachstums oder Organe zu erkennen, um dann weiterführende Untersuchung zu ermöglichen.

In der **28+0 bis 31+6 SSW** umfasst die Sonografie eine Überprüfung der regelhaften Entwicklung und der Wachstumsdynamik (Biometrie), des Plazentasitzes und der Fruchtwassermenge. Außerdem wird ein Schätzgewicht erhoben.

TIPP

Die Ultraschalluntersuchungen in der Schwangerschaft werden mit 10, 20 und 30 SSW durchgeführt.

Eben hatten Sie die biometrische Beurteilung genannt. Was bedeutet der Begriff und welche Messungen werden durchgeführt?

Die Biometrie ist die Vermessung eines Fetus zur Schätzung seines Gewichts. Das fetale Schätzgewicht wird anhand verschiedener Parameter ermittelt. Die häufigsten Messformeln beinhalten vier Messungen: **BPD** (biparietaler Durchmesser), und **KU** (Kopfumfang), **AU** (Abdomenumfang) und **FL** (Femurlänge) (➤ Abb. 5.12).

5

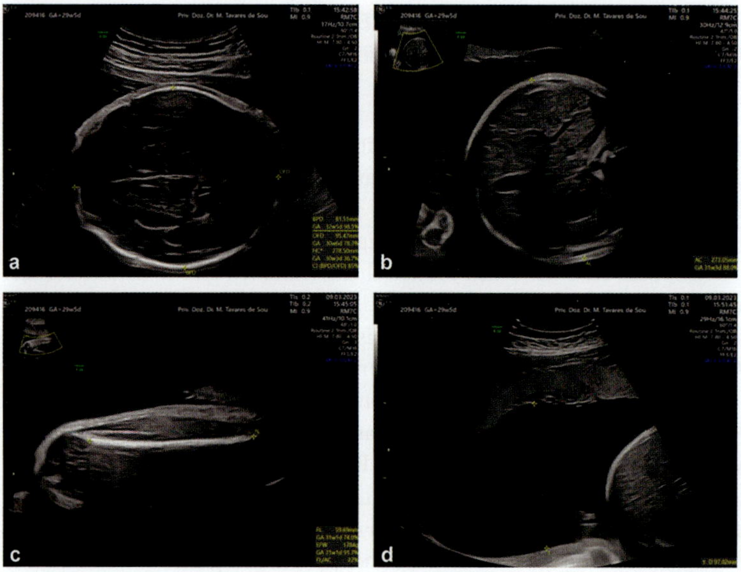

Abb. 5.12 Fetometrie:
a) Darstellung des Kopfes auf transthalamischer Ebene zur Messung des Kopfumfanges (KU) über den biparietalen Durchmesser (BPD) und den frontooccipitalen Durchmesser. b) Darstellung des Abdomens zur Messung des Abdomenumfangs (AU). Der Magen ist flüssigkeitsgefüllt und als Blase im Abdomen dargestellt. c) Darstellung des Oberschenkels zur Messung der Femurlänge (FL). d) Darstellung des tiefsten vertikalen Fruchtwasserdepots KU. [P802]

5

Welche Untersuchung wird durchgeführt, wenn bei der Biometrie der Verdacht einer fetalen Entwicklungsverzögerung vorliegt?

Wenn der Verdacht auf eine **intrauterine Wachstumsrestriktion (intrauterine growth restriction = IUGR)** vorliegt, wird die Doppler-Sonografie eingesetzt. Dies ist eine Darstellung kindlicher und mütterlicher Gefäße mit Messung einzelner Widerstandsindizes.

Bei einer fetalen Wachstumsrestriktion verändert sich zuerst die Durchblutung in der **Nabelschnurarterie.** Hier zeigt sich durch einen erhöhten Widerstand im plazentaren Gefäßbett ein diastolischer Nullfluss oder sogar ein reverser Fluss der A. umbilicalis. In einem nächsten Schritt der Kreislaufumstellung kann es zu einem verminderten Widerstand der **A. cerebri media** kommen. Dies wird als „Brain Sparing Effect" beschrieben, was eine Umverteilung zugunsten des Gehirns bei fetaler Gefährdung beschreibt. In einem letzten Schritt kommt es zu einer Widerstandserhöhung des **Ductus venosus.** Dies ist ein Umgehungskreislauf in der fetalen Leber. Diese Vene mündet direkt in den rechten Vorhof. Bei einer verminderten Kontraktilität des Herzens erhöht sich damit der Widerstand dieses Gefäßes. Dies ist ein sehr schlechtes Zeichen und deutet auf einen zeitnahen intrauterinen Fruchttod hin.

Im Rahmen eines Screenings kann eine Widerstandserhöhung der beiden **Aa. uterinae** gefunden. Dies erhöht das Risiko für das Auftreten einer frühen Präeklampsie auf 15–20 % (statt 2–3 %).

Wie unterscheiden Sie IUGR zu SGA?

Erst einmal ist in beiden Situationen der **Fetus zu klein,** also unter der 10. Perzentile. Während bei der **SGA-Situation** (*small for gestational age* = SGA) keine weiteren Auffälligkeiten sind, so findet sich bei der **IUGR-Situation** (*intrauterin growth restriction* = IUGR) zusätzlich noch ein abflachendes fetales Wachstum und/oder auffällige Dopplerparameter.

Gibt es auch die Situation eines zu schweren Kindes?

Sie sprechen hier von einer **LGA-Situation (large for gestational age).** Dabei ist der Fetus oberhalb der 90. Perzentile.

5.2.4 Infektionen in der Schwangerschaft

Manuela Tavares de Sousa

FALLBEISPIEL

Frau K stellt sich in der zweiten Schwangerschaft bei Ihnen vor. Sie hat ein 3-jähriges Kind, welches tagsüber in der Kindergartenbetreuung ist.

Welche Empfehlung sprechen Sie aus?

PLUS

Die CMV-Antikörperbestimmung ist leider keine Krankenkassenleistung – die Kosten belaufen sich auf unter 30 Euro.

Vor allem Kinder zwischen dem 2. und 4. Lebensjahr können Langzeitausscheidende von **Cytomegalievirus** sein. Die Infektion mit CMV in der Schwangerschaft verläuft oft asymptomatisch, kann aber in der Frühschwangerschaft zu einer Übertragung auf den Embryo führen. In Deutschland sind etwa **50 % CMV-naiv** – haben also noch keine Infektion durchgemacht. Ich würde daher empfehlen, dass wir bei Kinderwunsch oder unmittelbar in der Frühschwangerschaft den CMV-Status erheben.

Was empfehlen Sie, wenn die Schwangere noch nie CMV hatte?

Das größte Risiko für langfristige Schädigung des Embryos liegt bei einer **Transmission im ersten Trimenon** vor. Daher empfehle ich der Patientin, dass sie **sehr hygienisch** mit jeglichen Körperflüssigkeiten umgeht. Konkret würde ich ihr empfehlen, ihr älteres Kind nicht auf den Mund zu küssen, nicht das gleiche Besteck oder Glas zu verwenden, die Windeln, wenn notwendig, nur mit Handschuhen zu wechseln und gut die Hände zu waschen. Da auch über Samenflüssigkeit CMV übertragbar ist, sollte bei Geschlechtsverkehr im ersten Trimester auch nicht auf ein Kondom verzichtet werden.

MERKE

3.000–4.000 Kinder werden jährlich in Deutschland mit einer konnatalen CMV-Infektion geboren. Damit ist CMV die häufigste konnatale Infektion und die häufigste Ursache einer Hörminderung im Kindesalter. Auch andere neurologische Auffälligkeiten können auf CMV zurückzuführen sein.

Gibt es eine Therapie in der Schwangerschaft?

Zur Behandlung der CMV-Infektion in der Schwangerschaft gibt es teilweise kontroverse wissenschaftliche Daten und aktuell keine dafür zugelassene Therapie. Im Rahmen eines **individuellen Heilversuches** können Immunglobuline oder Virustatika angeboten werden. Am besten ist, dass die Infektion gar nicht erst auftritt, was über hygienische Maßnahmen wirklich gut erreicht werden kann.

Kennen Sie andere Infektionen in der Schwangerschaft, die über Veränderungen des Alltags verhindert werden können?

Sie sprechen hier wahrscheinlich die über die Ernährung und den Umgang mit kleinen Katzen übertragbaren Infektion Listeriose und Toxoplasmose an. Diese können bei einer Transmission im ersten Trimenon zu schwerwiegenden kindlichen Erkrankungen führen. Daher würde ich im ersten Kontakt mit einer Schwangeren sehr ausführliches über das **Essverhalten** besprechen und Hinweise auf digitale Listen bezüglich Essensrestriktion in der Schwangerschaft geben.

5.2.5 Pränataldiagnostik

Manuela Tavares de Sousa

Welche Erkrankungen können im Rahmen der Pränataldiagnostik abgeklärt werden?

Zur Pränataldiagnostik wird die erweiterte Ultraschalluntersuchung, die Blutentnahme für biochemische Parameter als auch für den nichtinvasiven Pränataltest (NIPT) gezählt.

Organische Erkrankungen sind unabhängig vom mütterlichen Alter zu sehen und treten in **2–5 %** der Fälle auf – hier sind die Herzfehler als häufigste angeborene Fehlbildung zu nennen. Diese können durch Ultraschall in einem Großteil der Fälle pränatal detektiert werden.

Die **Trisomie 13, 18 und 21** häufen sich mit zunehmendem mütterlichem Alter, sodass die Inzidenz hier sehr individuell ist. Für die Berechnung der genetischen Erkrankungen wird die Nackentransparenzmessung mit biochemischen Markern (PAPP-A und HCG) angeboten. Zusätzlich gibt es die Möglichkeit der **NIPT.**

Was ist eine Nackentransparenzmessung und wann führen Sie diese durch?

Zusätzlich zu der beschriebenen ersten Ultraschalluntersuchungen im Rahmen der Vorsorge kann eine **Nackentransparenzmessung** im Rahmen eines erweiterten Ersttrimesterscreening durchgeführt werden (➤ Abb. 5.13). Das ist keine Krankenkassenleistung und wird selbst bezahlt (sog. individuelle Gesundheitsleistung [IGEL]). Die Untersuchung

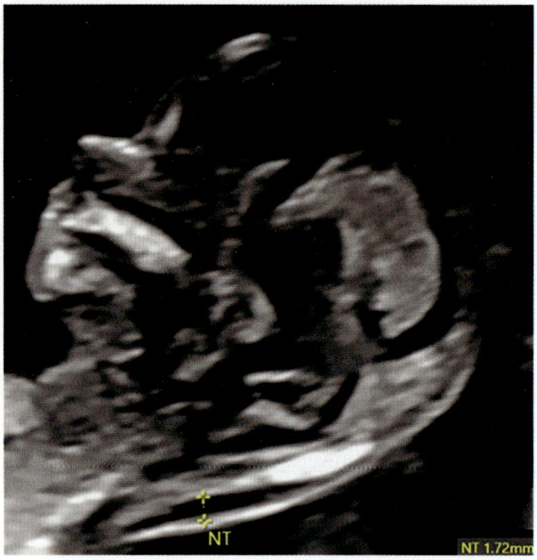

Abb. 5.13 Nackentransparenzmessung [P802]

würde ich zwischen der SSW 11 + 0 und 13 + 6 durchführen.

Die Nackentransparenz ist eine Lymphflüssigkeitsansammlung im Nackenbereich des Fetus und ist bei allen Feten nachweisbar. Allerdings kommt es bei genetischen und/oder syndromalen Erkrankungen als auch bei organischen Fehlbildungen (am häufigsten Herzfehler) zu einem gestörten Lymphabfluss und damit vermehrter Flüssigkeit im Nackenbereich – dies wird als breite Nackentransparenz bezeichnet. Anhand der Messung dieser lässt sich individuell das Risiko für das Vorliegen einer Trisomie 13, 18 oder 21 im Vergleich zum Hintergrundrisiko anhand des mütterlichen Alters vergleichen. Je breiter die NT, desto höher das Risiko für eine mögliche Erkrankung des Fetus.

PLUS

Vor jeder Untersuchung sollte abgeklärt werden, welche Informationen mit der Untersuchung erzielt werden können und ob diese auch erfahren werden wollen. Es besteht ein **Recht auf Nichtwissen,** welches sehr ausführlich besprochen werden sollte. Bei diesem ausführlichen Gespräch sollte auch abgewogen werden, ob mögliche Informationen den Verlauf der Schwangerschaft ändern (sprich: Änderung des Geburtsorts bei kindlichem Herzfehler, Vorbereitung auf ein Kind mit Behinderung, Schwangerschaftsabbruch). Hier ist eine gute Aufklärung vor jeder Untersuchung sehr wichtig.

Gibt es noch andere sonografische Marker während des ETS und wie hoch ist die Detektionsrate für die Trisomien im Rahmen des ETS?

Zusätzlich zu der Nackentransparenz können auch das **Nasenbein** und die Flüsse in der **Trikuspidalklappe und dem Ductus venosus** per Ultraschall dargestellt werden. Diese Parameter sind bei genetischen Grunderkrankungen häufiger auffällig.

Die Detektionsrate für die Trisomien ist etwa 90 % mit einer falsch positiven Rate von 5 %.

Sie haben vorhin auch die nichtinvasiven Pränataltestung angesprochen. Was ist das für eine Untersuchung?

Seit Sommer 2022 wird der **nichtinvasive Pränataltest (NIPT)** in Deutschland von den Krankenkassen übernommen. Es handelt sich um eine Untersuchung auf plazentare DNA-Fragmente aus mütterlichem Blut und untersucht werden in der Regel die Chromosomen 13, 18 und 21. Damit kann ohne das zusätzliche Risiko einer Punktion eine Abschätzung des Auftreten von genetischen Erkrankungen erfolgen. Es handelt sich hier nur um ein Screeningtest. Die Diagnose kann nur mittels Punktion geklärt werden.

FALLBEISPIEL

Bei einer Patientin zeigt sich im Rahmen eines Ersttrimesterscreenings ein Herzfehler. Nach einer humangenetischen Beratung möchte die Schwangere eine genetische Abklärung durchführen lassen.

Welche invasiven Untersuchungen kennen Sie denn?

Eine genetische Untersuchung kann aus Fruchtwasser **(Amniozentese)** oder aus Plazenta **(Chorionzottenbiopsie)** erfolgen. Dabei werden Zellen gewonnen, die in Kultur gebracht und anschließend auf Chromosomenstörungen untersucht werden. Der Schnelltest auf Trisomie 13, 18 und 21 kann am gleichen Tag bereits vorliegen und der Endbefund des Karyogramms folgt innerhalb von 14 Tagen. Aus den angezüchteten Zellen kann darüber hinaus je nach Fragestellung auch eine Diagnostik mittels Panel, Exom oder Array durchgeführt werden.

Wie wird eine Amniozentese durchgeführt? Auf welche Symptome sollte die Patientin achten?

Ab der 15. SSW wird über die Bauchdecke unter Ultraschallkontrolle die Fruchthöhle punktiert und etwa **16 ml Fruchtwasser** werden entnommen. Nach älterer Literatur ist in etwa einem von 400 Eingriffen mit einem Abort zu rechnen. Nach neuem Kenntnisstand ist das Hintergrundrisiko für einen Abort nicht erhöht. Sie klären die Patientin auf, dass sie auf Blutungen, Fruchtwasserabgang oder das Auftreten von Fieber achten soll.

Welche Methode kommt zur invasiven Diagnostik infrage, wenn die Patientin bereits früher in der Schwangerschaft eine genetische Untersuchung wünscht?

Die Chorionzottenbiospie (= *chorionic villus sampling*, CVS) kann bereits ab der 10. SSW durchgeführt werden. Dabei wird **plazentares Gewebe** transzervikal oder transabdominal unter Ultraschallkontrolle entnommen. Beim transabdominalen Weg, der in Deutschland eher üblich ist, muss dafür die Plazenta an der Uterusvorderwand liegen. Die Fruchthöhle darf nicht punktiert werden in diesen frühen SSW, da es zu erhöhten Abortraten und Entwicklung von Klumpfüßen gekommen ist. Zeitgleich sind möglicherweise noch zu wenig fetale Zellen im Fruchtwasser, sodass eine Untersuchung oft ohne Ergebnis sein könnte. Die grundsätzliche Abortrate bei einer CVS liegt ähnlich hoch wie bei der Amniozentese und zeigt nach neuer Literatur kein erhöhtes Risiko. Wie bei der Amniozentese klären Sie über Blutungen, FW-Abgang und Fieber auf. Die Beurteilung kann erschwert werden, wenn nicht kindliche, sondern plazentare Zellen untersucht werden und es dadurch zu einem Plazentamosaik als Ergebnis kommt.

MERKE

Bei rhesus-negativen Schwangeren kann es zu einer **Rh-Sensibilisierung** kommen. Deshalb wird bei jeder rhesus-negativen Schwangeren eine Immunisierung im Rahmen einer invasiven Diagnostik durchgeführt (sog. Anti-D-Prophylaxe).

TIPP

Der nichtinvasive Pränataltest (NIPT) wird nicht bei einem auffälligen Ultraschall durchgeführt. Hier sollte immer eine invasive Diagnostik angeboten werden.

Bis zu welcher Schwangerschaftswoche darf in Deutschland ein Schwangerschaftsabbruch durchgeführt werden?

Ein Schwangerschaftsabbruch ist in Deutschland nach §218 Strafgesetzbuch für alle Beteiligten strafbar, ist aber unter bestimmten Voraussetzungen **straffrei** durchführbar. Es gibt da ganz grob gesprochen zwei Möglichkeiten:

Eine Interruptio (IR) darf nach der **Beratungsregelung ohne medizinische Indikation bis 13+6 SSW (p. m.)** durchgeführt werden. Hierzu stellt sich die Schwangere in einer staatlich anerkannten Beratungsstelle vor und nach 3 Tagen kann die IR durchgeführt werden.

Besteht eine **medizinische Indikation** für eine IR, ist der Eingriff nicht rechtswidrig. Eine medizinische Indikation bezieht sich immer auf die schwangere Person und nicht auf den Fetus. Voraussetzung für diese Indikation ist, dass ein/e Ärzt*in einschätzt, dass eine schwere Gefahr für das seelische oder körperliche Wohlbefinden für die Schwangere vorliegt, die nur durch Durchführung einer IR abwendbar ist. Hier gibt es keine zeitliche Einschränkung, bis zu welcher SSW eine IR in Deutschland durchgeführt werden darf. Es ist also während der gesamten Schwangerschaft möglich, solange die Geburt noch nicht begonnen hat.

5.2.6 Abort

Manuela Tavares de Sousa

FALLBEISPIEL

Eine Patientin stellt sich zum ersten Ultraschall bei Ihnen vor. Sie freut sich sehr, dass sie endlich schwanger ist. Bei dem Ultraschall stellen sie fest, dass sie zwar embryonale Strukturen erkennen (SSL entsprechend einer 7. SSW), aber sie können keine Herzaktion darstellen.

Was ist Ihre Diagnose?

Bereits ab dem 22. Tag, also der 5. SSW, beginnt das Herz zu schlagen. Im Ultraschall ist die **Herzaktion spätestens ab der 6 SSW** zu sehen. Wenn die Scheitelsteißlänge der 7. SSW entspricht, aber keine Herzaktion vorliegt, handelt es sich um eine **Missed Abortion**. Dabei hat die Schwangere keine Symptome, aber der Embryo hat sich nicht weiterentwickelt.

5

Wie teilen Sie der Schwangeren die Diagnose mit?
Besonders Menschen, die eine Schwangerschaft geplant und sich sehr gefreut haben, trifft die Diagnose eines Aborts schwer. Vor allem wenn die Situation völlig asymptomatisch ist, wie in diesem Fall, trifft es die Schwangere wie aus dem Nichts.

Sicherlich gibt es viele Möglichkeiten, diese schlechten Nachrichten zu überbringen. Ich würde hier in diesem Fall auf die Trias **Zeit-Raum-Nähe** eingehen.

Ich nehme mir **Zeit,** alles ausführlich zu erläutern und die Fragen zu klären. Dabei vermittele ich immer, dass die Schwangere keine Schuld trifft. Ich biete ihr den **Raum** an, ihren Gefühle freien Lauf zu lassen. Ich biete ihr auch an, dass sie sich noch weiterhin vor Ort aufhalten kann, bis sie abgeholt wird oder sich gut fühlt, die Praxis zu verlassen.

Ich frage, ob ich ihre Hand halten darf und sage nichts. Ich lasse einfach **Nähe** zu und wenn sich die Möglichkeit ergibt, bekunde ich mein Mitgefühl für diese Situation.

Wie geht es weiter für diese Patientin?
Wenn ein Abort vorliegt, gibt es im Grunde drei Möglichkeiten:

- **Abwarten.** Der Körper wird irgendwann die Schwangerschaft abstoßen. Es werden Wehen einsetzen und der Muttermund wird sich öffnen. Eine Missed Abortion geht dann in einen Abortus incipiens über. Schließlich wird der gesamte Uterus entleert sein (Abortus completus).
- **Medikamentöse Einleitung des Aborts.** Da ein Abwarten für einige Schwangere unkalkulierbar erscheint, kann medikamentös die Wehentätigkeit unterstützt werden. Dabei hat sich die Kombination aus Mifepriston mit Prostaglandinen bewährt. Zusätzlich kann zu besseren Symptomkontrolle ein Schmerzmittel und ein Antiemetikum eingenommen werden.
- **Saugcurettage.** Ein operativer Eingriff kann nach einem Zervixpriming mit Prostaglandinen geplant und ambulant durchgeführt werden.

Ich würde mit der Patientin ihre Optionen besprechen und sie unterstützen, eine selbstbestimmte Entscheidung zu treffen.

TIPP
Auch mit und nach einem Abort hat eine Schwangere die Möglichkeit, sich zusätzlich von einer Hebamme betreuen zu lassen.

Unterscheidet sich das Vorgehen zwischen einem Spontanabort und einem Schwangerschaftsabbruch?
Bei beiden Situationen kann sowohl medikamentös als auch operativ das Ende der Schwangerschaft eingeleitet werden. Die operative Technik unterscheidet sich zwischen beiden Situationen nicht. Die emotionale Komponente kann aber unterschiedlich sein, sodass ich hier sehr sensibel mit beiden Situationen umgehe.

MERKE
Bei jedem Abort nach dem maternalen Rhesusfaktor schauen und eine Rhesusprophylaxe ab 9+0 SSW durchführen.

PLUS
Seit 2023 gibt es nun eine Leitlinie zum Schwangerschaftsabbruch in Deutschland.

5.2.7 Rhesusinkompatibilität

Manuela Tavares de Sousa

FALLBEISPIEL
Eine Schwangere stellt sich bei Ihnen vor. Die Blutgruppenbestimmung zeigt folgende Blutgruppe: A negativ.

Was bezeichnet A negativ und worauf sollten Sie achten?
Auf der Oberflächenmembran der Erythrozyten befinden sich verschiedene Merkmale, die auch als **Blutgruppeneigenschaften** bezeichnet werden.

A bezieht sich auf das **AB0-System**. Die Schwangere hat damit Antikörper gegen das B-Antigen. Diese Antikörper sind **Immunglobuline Typ M (IgM)** und so groß, dass sie nicht plazentagängig sind. Bei einer Transfusion ist darauf zu achten, dass nur A oder 0 transfundiert werden kann.

Rhesus-negativ bezieht sich auf das **Rhesus-System**. Anders als bei dem AB0-System liegen nicht grundsätzlich Antikörper im Serum vor, sondern diese werden erst nach Kontakt gebildet. Da es sich um **IgG** handelt und diese plazentagängig sind, kann es in der Schwangerschaft zur Ausbildung dieser Antikörper kommen.

Welche Blutgruppenkonstellation ist in der Schwangerschaft damit besonders von einem Risiko betroffen?

Da nur die IgG plazentagängig sind, spielt vor allem der Rhesusfaktor in der Schwangerschaft eine Rolle. Dabei geht es immer um die Konstellation einer **rhesus-negativen Schwangeren (dd) mit einem Rhesus-positiven Kind.** Der Rhesusfaktor wird dominant vererbt. Daher kann bei einem Rhesus-positiven Kindsvater (DD oder Dd) das D dominant vererbt werden.

Was ist der Unterschied zwischen Rhesusinkompatibilität und Rhesus-Sensibilisierung?

Wenn eine Schwangere Rhesus-positiv ist und der Fetus rhesus-negativ, sprechen wir von einer **Rhesusinkompatibilität**. In dieser Situation kann es zur Ausbildung von Antikörpern kommen. Das nennt sich dann **Rhesus-Sensibilisierung**. Da diese Antikörper fortan im Blut zu finden sind, geht es in der Vorsorge darum, diese Situation präventiv zu verhindern.

Wie kann die Antikörperbildung präventiv verhindert werden?

Seit den 1990er-Jahren wird die Rhesusprophylaxe in der Schwangerschaft und nach der Geburt durchgeführt. Die Rhesus-positive Schwangere erhält in der 28–30 SSW und nach der Geburt innerhalb von 72 h Anti-D-Immunglobuline. Dafür wird die **Rhesus-Sensibilisierung von 99 auf 0,8 % gesenkt.**

TIPP

Wenn der Kindsvater rhesus-negativ ist und die Schwangere ebenso, kann theoretisch auf eine Rhesusprophylaxe verzichtet werden. Ebenso kann nach Bestimmung der kindlichen Blutgruppe postnatal auf die postnatale Gabe verzichtet werden, wenn das Kind rhesus-negativ ist.

Welche Komplikationen können bei einer Rhesus-Sensiblisierung auftreten?

Wenn es zur Ausbildung von Antikörpern aus dem Rhesussystem kommt, können diese IgG-Antikörper über die Plazenta zum Fetus übergehen. Es kann dann zu einer **fetalen Anämie** führen. Um dies frühzeitig zu erkennen und ggf. über eine Chordozentese mit einer Bluttransfusion zu behandeln, wird dann regelmäßig der **Blutfluss in der A. cerebri media** per Dopplersonografie gemessen. Bei einer fetalen Anämie erhöht sich die fetale Blutflussgeschwindigkeit. Es kann im schlimmsten Fall zu einem Hydrops und intrauterinen Fruchttod kommen, der vermeidbar gewesen wäre.

PLUS

In Deutschland sind 15 % aller Schwangeren rhesus-negativ. In etwa 40 % ist auch der Fetus rhesus-negativ und eine Immunisierung ist nicht notwendig. Daher sollte bei jeder Schwangeren in der 20. SSW eine fetale Rhesus-Bestimmung aus mütterlichem Blut vorgenommen werden.

Warum gilt es, die Rhesusprophylaxe möglichst nicht unnötig zu geben?

Grundsätzlich gilt „primum non nocere". Wir möchten immer, vor allem in der Schwangerschaft, unnötige Gaben von Substanzen vermeiden. Immunglobuline sind **humane Blutprodukte aus Plasma.** Es besteht damit ein Restrisiko für eine Übertragung von Infektionskrankheiten. Typische Nebenwirkungen von Immunglobulinen wie Tachykardie und Hypotonie bis hin zum anaphylaktischen Schock können in 1:10.000 Gaben auftreten. Daher ist der Verzicht der Gabe bei rhesus-negativem Fetus ein großer Fortschritt der letzten Jahre.

MERKE

Immer wenn ein fetomaternaler Blutaustausch angenommen werden kann (bei jeder Blutung, bei invasiven Eingriffen oder bei einer äußeren Wendung bei Beckenendlage), wird eine Rhesusprophylaxe durchgeführt.

5.2.8 Diabetes in der Schwangerschaft

Manuela Tavares de Sousa

FALLBEISPIEL

Sie führen den Suchtest auf Diabetes durch. Der Test zeigt einen Wert von 140 mg/dl.

Was ist der beschriebene Suchtest?

In Deutschland ist nach Mutterschaftsrichtlinien ein **50 g oraler Glukosetoleranztest** vorgesehen. Die Schwangere kann zwischen **24+0 und 27+6 SSW** jederzeit unabhängig von der Tageszeit und Nahrungsaufnahme 50 g Zucker in Form einer Trinklösung zu sich nehmen. Nach 1 h wird der Blutzucker gemessen und sollten unter **135 mg/dl** liegen. In diesem Fall ist der Suchtest auffällig und ich würde einen Bestätigungstest empfehlen.

Wie sieht der Bestätigungstest aus?

In knapp einem Drittel der Fälle fällt der Suchtest falsch positiv aus. Daher wird ein **75 g oGTT** nach einem auffälligen Suchtest empfohlen. Zu diesem Test sollte die Schwangere nüchtern sein. Zunächst wird ein Nüchternblutzucker abgenommen. Nach Trinken der Zuckerlösung wird nach einer und nach 2 h erneut der Blutzucker mittels venöser Blutentnahme bestimmt. Die Normwerte liegen bei **< 92/, < 180 und 153 mg/dl.**

MERKE

Ich habe einen Merkspruch entwickelt, sodass ich die Werte nicht vergesse. Vielleicht hilft der dir auch: Nüchtern: 9. Februar (92), nach 1 h: 2× 90 (180)- aus dem Nüchternblutzucker 2 und das multipliziert mit 90. Nach 2 h: 15. März = 153.

Wie gehen Sie vor, wenn der Bestätigungstest auffällig ist?

Sobald einer der drei Werte auffällig ist, wird die Diagnose eines **Gestationsdiabetes** gestellt. Ich würde mir als Erstes sehr viel Zeit nehmen, um die Diagnose zu erläutert und alle Ängste zu nehmen. Ich würde hervorheben, wie gut es ist, dass wir den Diabetes erkannt haben, um jetzt aktiv zu werden. Dies wird die Prognose deutlich verbessern.

Ich würde das **sportliche Verhalten** der Schwangeren erfragen und ihr raten, spätestens jetzt mit Sport zu beginnen. Es reichen bereits leichte Spaziergänge und diese könnten in die tägliche Routine eingebaut werden. Eine **Ernährungsberatung** wird in einem Diabeteszentrum geplant. Ziel sind normnahe Blutzuckerwerte ohne die Gefahr einer Ketose oder Hypoglykämie (nüchtern unter 95 und nach 1 h postprandial 140 mg/dl).

Ab wann ist Insulin notwendig?

Wenn die Zielwerte in über 50 % der Fälle nicht erreicht werden, kann eine Indikation für eine Insulintherapie gestellt werden.

PLUS

Die Schwangerschaft ist wie eine Glaskugel in die Zukunft. Nach 10 Jahren haben etwa 10 % der Betroffenen einen Diabetes. Daher sind auch die weitere Betreuung und regelmäßige Vorstellung in der hausärztlichen Praxis außerhalb der Schwangerschaft notwendig.

Welche fetalen Risiken kennen Sie bei einem Gestationsdiabetes?

Bei einem schlecht eingestellten Diabetes in der Schwangerschaft kann es zur Entwicklung einer **Makrosomie oder LGA-Situation** (*large for gestational age*) kommen. Dabei ist das Kindsgewicht über 4.000 g oder über der 90. Perzentile. Diese Kinder zeigen oft einen großen Bauchumfang und daher wird im Verlauf der Schwangerschaft ein Bauchumfang unter der 75. Perzentile angestrebt und der Insulinbedarf daran angepasst.

Welche Risiken treten bei einem LGA-Fetus auf?

Innerhalb der Schwangerschaft kann es bei einem sehr schlecht eingestellten Diabetes zu einem **intrauterinen Fruchttod** kommen. Bei der Geburt kann es sein, dass der Kopf unkompliziert geboren wird, der (große) Körper aber nicht richtig folgt. Dies nennt sich **Schulterdystokie**. Dies ist ein extremer Notfall im Kreißsaal, da der Fetus versterben kann durch einen venöse Stauung in die Kopf-Hals-Region. Es kann auch eine Claviculafraktur auftreten oder eine Plexusläsion (➤ Abb. 5.14).

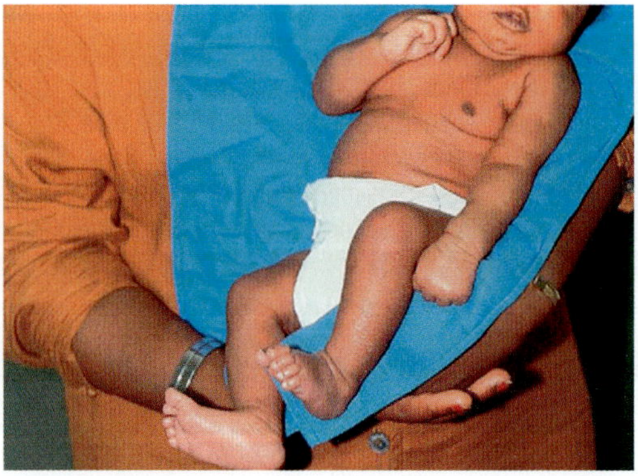

Abb. 5.14 Obere Plexuslähmung Erb-Duchenne links [E655]

Was tun Sie, wenn Sie im Kreißsaal bei einer Schulterdystokie wären?

Ich würde als Erstes **Hilfe holen.** Die erfahrenste Person sollte anwesend sein. Sollte ein Wehentropf laufen, würde ich diesen abschalten. Zunächst erfolgt das **McRoberts-Manöver** durch maximales Strecken und Beugen der Beine. Parallel wird **suprasymphysär Druck** ausgeübt. Wenn weiterhin keine **Lösung der Schulter** vorliegt, wird mit spezifischen Handgriffen die Schulter aus der Kreuzbeinhöhle (Wood) oder an der Symphyse (Rubin) gelöst (➤ Abb. 5.15).

Wenn es mir hoffentlich in erfahrenen Jahren gelingt, würde ich parallel immer die **werdenden Eltern im Blick** haben. Ich würde immer erläutern, was und warum welches Manöver durchgeführt wird. Auch die Partner*innen werden in meine Gedanken mit aufgenommen und aufgeklärt. In jedem Fall biete ich ein **Nachgespräch** an, um mit den Eltern den Notfall zu besprechen.

MERKE

H-E-L-P-E für die Schulterdystokie: **H**ilfe holen, **E**pisiotomie abwägen und dokumentieren, **L**egs (Beine) bewegen als McRoberts Manöver, **P**ressure (Druck) suprasymphysär, **E**nter-Hand Manualhilfe zur Lösung der Schultern.

Gibt es auch maternale Komplikationen bei einer Schulterdystokie?

Es kann zu höhergradigen Dammverletzungen oder Blutungen kommen. Die Dammverletzungen werden in Grad 1–4 aufgeteilt (➤ Tab. 5.4).

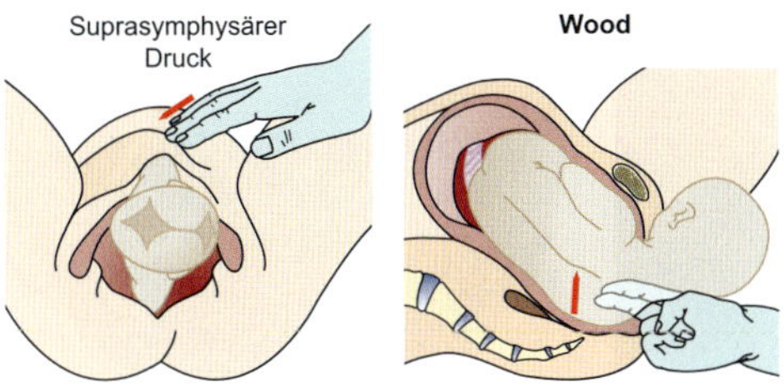

Abb. 5.15 Suprasymphysärer Druck und Wood-Manöver [L141]

Tab. 5.4 Einteilung der spontanen Dammrisse

Dammriss 1. Grades	Verletzungen der perianalen Haut, des subkutanen Fettgewebes und des Scheidenepithels
Dammriss 2. Grades	Verletzungen bis in die Faszie und Muskulatur des Perineums bis zum Sphincter ani externus
Dammriss 3. Grades	Verletzung des Perineums mit Einriss der Mm. sphincter ani externus und internus 3a: Externus > 50 % erhalten 3b: Externus < 50 % erhalten 3c: Internus verletzt
Dammriss 4. Grades	Beteiligung der Mukosa des Rektums

5.2.9 Plazentationsstörungen

Manuela Tavares de Sousa

Kommen wir jetzt von den Blutungen unter der Geburt zu Blutungen innerhalb der Schwangerschaft. Welche Verdachtsdiagnosen stellen Sie, wenn eine Schwangere vaginale Blutungen hat?

Die Blutungen in der Schwangerschaft würde ich immer im Kontext zur SSW betrachten. In den frühen Wochen kann es ein Hinweis auf einen **Abort** sein. Ich würde daher immer die Herzaktion des Fetus per Ultraschall überprüfen.

Wenn keine Wehentätigkeit vorliegt, würde ich an eine **Placenta praevia** denken (➤ Abb. 5.16). Dabei ist der Muttermund von Plazenta überdeckt und es kann hier zu schmerzlosen Blutungen kommen.

Welche Differenzialdiagnosen können sie bei Wehentätigkeit in Erwägung ziehen?

Bei Wehentätigkeit und Muttermundseröffnung kann es zu einer sog. **Eröffnungsblutung** kommen. Dies ist sehr häufig und ohne pathologischen Hintergrund. Wenn die Fruchtblase parallel zur Blutung aufgetreten ist, denke ich an **Vasa liberia et praevia.** Das sind Gefäße, die in der Eihaut statt auf der Plazenta und auch über dem inneren Muttermund verlaufen (➤ Abb. 5.17). Bei einem Blasensprung kann es zu einer Ruptur der Gefäße kommen, was

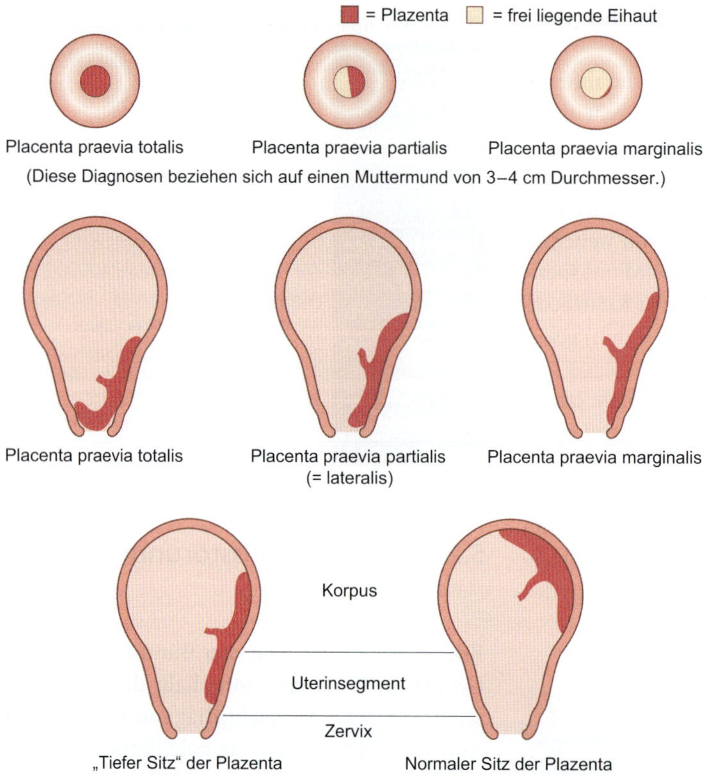

Abb. 5.16 Die verschiedenen Formen der Placenta praevia [L234]

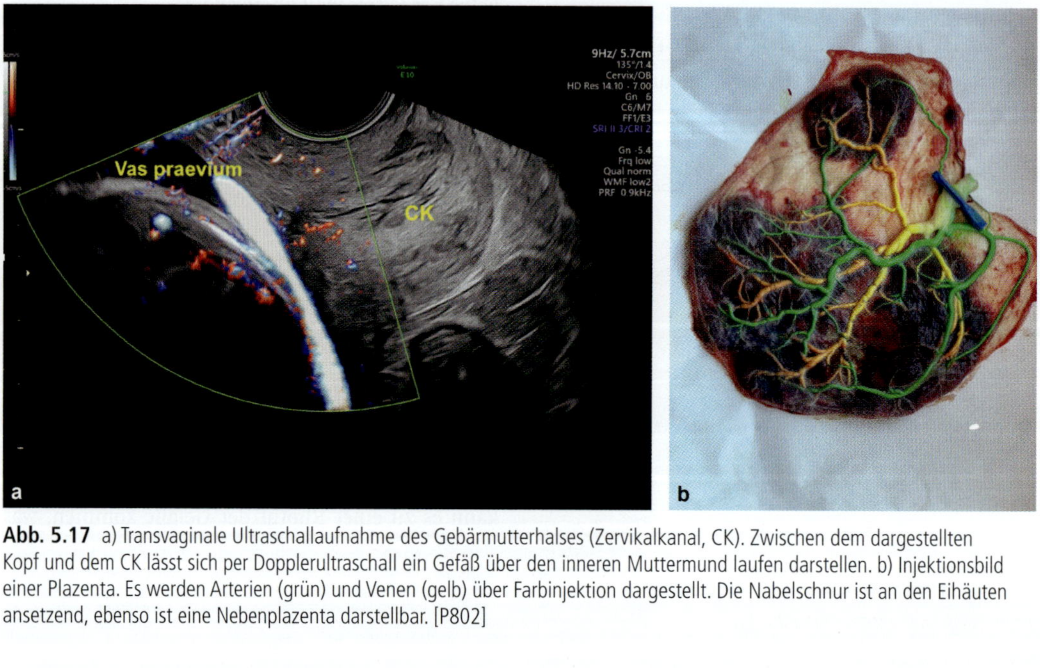

Abb. 5.17 a) Transvaginale Ultraschallaufnahme des Gebärmutterhalses (Zervikalkanal, CK). Zwischen dem dargestellten Kopf und dem CK lässt sich per Dopplerultraschall ein Gefäß über den inneren Muttermund laufen darstellen. b) Injektionsbild einer Plazenta. Es werden Arterien (grün) und Venen (gelb) über Farbinjektion dargestellt. Die Nabelschnur ist an den Eihäuten ansetzend, ebenso ist eine Nebenplazenta darstellbar. [P802]

eine schmerzfreie Blutung verursacht. Da es kindliches Blut ist, kommt es zu einem akuten kindlichen Volumenverlust und im äußerst Fall auch Versterben des Kindes. Dies kann sich über eine Bradykardie ankündigen und ist ein absoluter Notfall mit Notwendigkeit eines Notsectio.

FALLBEISPIEL

Eine Schwangere mit einem Muttermund von 6 cm und regelmäßigen Wehen klagt plötzlich über starke Schmerzen. Die Herztöne fallen ab. Es handelt sich um ihr zweites Kind und das erste wurde per Sectio geboren.

An was denken Sie?

Bei Wehentätigkeit und starken Schmerzen nach einem Kaiserschnitt denke ich an eine **Uterusruptur**. Das kommt selten, aber immerhin in 0,8 % vor. Dabei reißt die Uterusnarbe auf und führt zu einem akuten Schmerz mit Abfallen der Herztöne. Es besteht die Indikation zu einer Notsectio.

Welche Symptome erwarten Sie bei einer vorzeitigen Plazentalösung?

In dieser Situation würde ich keine Wehen erwarten, aber ebenso **sehr starke abdominale Schmerzen, einen brettharten Bauch.** Die Plazentalösung betrifft oft Schwangere im Rahmen einer Präeklampsie und daher würde ich auch eine arterielle Hypertonie erwarten oder ein zu kleines Kind. Da bei einer kompletten Ablösung kein Blutaustausch zwischen Mutter und Kind mehr möglich ist, würde ich auch hier die Notsectio empfehlen.

PLUS

Blut ist per Ultraschall in der akuten Phase nur schwer darstellbar. Die Plazentalösung zeigt sich als steinharter Bauch mit sehr starken Schmerzen. Oft zeigt sich bereits eine fetale Bradykardie. Eine Sectio ist dann indiziert.

5.2.10 Geburt

Manuela Tavares de Sousa

FALLBEISPIEL

Frau M. kommt am errechneten Termin mit regelmäßiger Wehentätigkeit zu Ihnen in den Kreißsaal. Sie wollen feststellen, wie das Kind liegt.

Welche Handgriffe führen Sie durch? Beschreiben Sie die Leopold-Handgriffe.

Die **Leopold-Handgriffe** sind klassische Handgriffe der Geburtshilfe, um die kindliche Lage und Stellung des Fetus und den Höhenstand festzustellen (➤ Abb. 5.18):

- **Erster Leopold-Handgriff:** erfolgt mit beiden Händen und tastet den Fundusstand. Damit lassen sich Rückschlüsse auf die Schwangerschaftswoche ziehen.
- **Zweiter Leopold-Handgriff:** Der Untersuchende gleitet ich über die Seiten des Uterus, um festzustellen, wo sich der kindlichen Rücken befindet.
- **Dritter Leopold-Handgriff:** tastet nach dem sog. vorangehenden Teil. Dabei kann der Steiß nur in großen, der Kopf aber in kleinen Bewegungen geschoben werden.
- **Vierter Leopold-Handgriff:** tastet nach dem Höhenstand des vorangehenden Teils zum knöchernen Becken der Schwangeren.

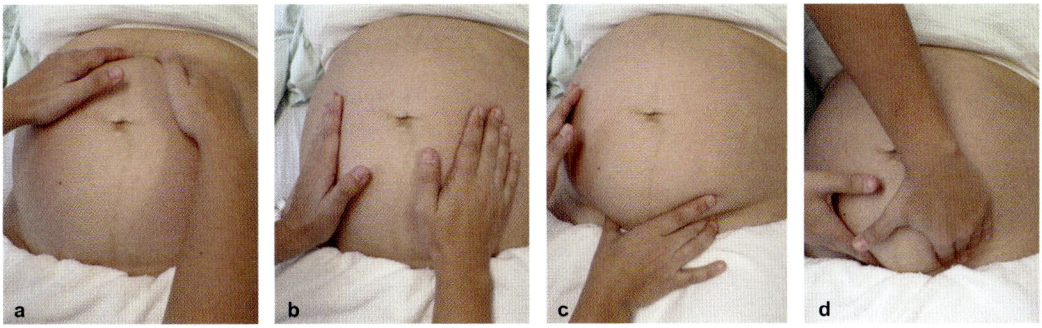

Abb. 5.18 Die Leopold-Handgriffe [O700]

TIPP

Der **Zangenmeister-Handgriff,** manchmal auch als fünfter Leopold-Handgriff bezeichnet, kann nur unter der Geburt bei vollständig eröffnetem Muttermund durchgeführt werden. Mit diesem Handgriff wird ein mögliches Missverhältnis zwischen Kopf und Becken ausgeschlossen oder bestätigt.

PLUS

Der Fundus steht mit 36 SSW am Rippenbogen und damit am höchsten während der gesamten Schwangerschaft. Danach kommt es durch das Tiefertreten des Kopfes zu einem Absenken des Bauches. Wenn ich den Fundus unterhalb des Rippenbogens taste, frage ich daher immer, ob er bereits zuvor höher stand: Dann weiß ich, dass wir uns in den letzten 4 Wochen der Schwangerschaft befinden.

Was unterscheidet die Stellung von der Haltung und der Einstellung?

Die **Stellung** des Kindes zeigt, wie der kindliche Rücken zur Uterusinnenwand liegt. In den meisten Fällen befindet sich der Rücken links (I. Stellung).

MERKE

Rücken **r**echts: zweimal „R" → II. Stellung.
Rücken links: einmal „R" → I. Stellung.

Bei der Haltung und Einstellung handelt es sich um die Positionen des kindlichen Kopfes. Dabei bezieht sich die **Haltung** auf die Position des Kopfes zum kindlichen Körper. Der Kopf kann flektiert sein, neutral oder deflektiert. Die **Einstellung** bezieht sich auf die Position des Kopfes zum knöchernen Geburtskanal. Wenn die kleine Fontanelle in Führung ist, handelt es sich um einen Hinterhauptseinstellung.

PLUS

Oft wird statt korrekterweise Einstellung nur **Lage** gesagt. Wenn wir sehr genau sprechen wollten, müssten wir statt Hinterhauptslage Hinterhauptseinstellung sagen. Die Lage bezieht sich nämlich nur auf die Längsachse des Kindes zur Längsachse des Uterus (zum Beispiel Längslage oder Querlage).

Sie tasten mit den dritten Leopold-Handgriff den Steiß. Was tun Sie jetzt?

Ich würde denken, dass es sich um eine **Beckenendlage** handelt. Da die Patientin bereits am errechneten Termin ist und sie regelmäßige Wehentätigkeit hat, würde ich unmittelbar eine Ultraschalluntersuchung durchführen, um die Lage des Kindes zu bestätigen.

Welche Haltungen in Beckenendlage kennen Sie?

Es kann sein, dass der Steiß führt und keine Füße. Dann sprechen wir von einer **Steißlage**. Es kann ein Fuß oder es können beide Füße im knöchernen Becken liegen. Dann handelt es sich um eine (un) vollkommene **Steißfußlage**. Sehr selten sind die Füße gestreckt und führen ohne Steiß (Fußlage) oder es führen gar die Knie **(Knielage).**

Was empfehlen Sie?

Eine Beckenendlage (BEL) kann **vaginal entbunden** werden. Dazu müssen nicht nur kindliche Voraussetzungen vorliegen (proportioniertes Wachstum des Fetus, Kopfbreite idealerweise unter 10 cm, Schätzgewicht unter 3.800 g, keine Frühgeburt), sondern auch mütterliche Faktoren werden in der Abwägung des Geburtsmodus hinzugezogen. Sollte ich in einer Klinik arbeiten, in der diese Art Geburt angeboten wird, würde ich unmittelbar die Oberärztin hinzuziehen. Gemeinsam würden wir eine ausführliche Aufklärung der Vor- und Nachteile eines vaginalen versus einer **Kaiserschnittentbindung** durchführen.

Die **äußere Wendung** in Schädellage ist am Termin unter Wehen nicht sehr erfolgsversprechend. Dies würden wir miteinander klären. Abschließend kann die Patientin ihre Fragen stellen.

TIPP

Fuß- und Knielage sind Sectioindikationen.

Welche Komplikationen der vaginalen Geburt aus Beckenendlage kennen Sie?

Bei der Geburt aus BEL tritt zuerst der Steiß und dann der Körper und letztlich der fetale Kopf durch den Geburtskanal. Es besteht daher die Gefahr, dass die **Nabelschnur komprimiert** wird, wenn der Kopf des Kindes ins Becken tritt. Die APGAR -Werte und die Nabelschnur-pH-Werte sind bei Kindern aus BEL schlechter, allerdings zeigen sich daraus **keine**

langfristigen Komplikationen. Kinder werden aber etwas häufiger (3–4 %) auf die Kinderstation verlegt. Es kann bei einer notwendigen Armlösung zu Frakturen kommen oder Plexus-brachialis-Läsionen. Dies kann zu **Lähmungserscheinungen** führen.

Sie sprechen von einer Armlösung. Was meinen Sie damit?

Bei der vaginalen BEL-Geburt werden einige spezifische Handgriffe durchgeführt. Nach Geburt des Steißes wird über die **Manualhilfe nach Bracht** der Rumpf um die Symphyse bewegt (➤ Abb. 5.19a). Dieser Handgriff fällt oft weg, wenn die Schwangere im Vierfüßlerstand entbindet, dann folgt der Rumpf der Schwerkraft folgend um die Symphyse. Wenn die Arme oder der Kopf nicht spontan folgen, werden weitere Handgriffe für die Lösung der Arme und/oder des Kopfes notwendig. Bei den **Armlösung** wird oft erst der hintere Arm aus der Kreuzbeinhöhle und dann der vordere Arm hinter der Symphyse gelöst, dabei wird das Kind um die Achse gedreht. Im Anschluss ist meist zur Kopflösung auch der **Veith-Smellie**-Handgriff notwendig (➤ Abb. 5.19b). Dabei wird mit der rechten Hand der Kopf flektiert, in dem der Zeigefinger den Unterkiefer des Kindes beugt. Die linke Hand befindet stabilisierend um die Schultern.

5.2.11 Einleitung der Geburt

Manuela Tavares de Sousa

FALLBEISPIEL

Frau T. stellt sich 7 Tage nach dem errechneten Termin bei Ihnen vor.

Gibt es etwas zu beachten?

Beim Überschreiten des Entbindungstermins spielt die Plazentafunktion eine entscheidende Rolle. Es kommt physiologisch zu Verkalkungen und Infarktarealen der Plazenta, die bei einem Zuviel davon in eine Plazentainsuffizienz führen können. **Dies steigert die perinatale Morbidität und Mortalität.** Das Geburtsgewicht nimmt mit zunehmendem Schwangerschaftsalter zu und kann auch zu Komplikationen führen.

Was ist ihre Empfehlung?

Ich würde ein **individuelles und risikoadaptiertes Vorgehen** empfehlen. Konkret hieße das, dass ich schaue, ob der Fetus zeitgerecht gewachsen und die Fruchtwassermenge in der Norm ist. Das CTG sollte unauffällig sein. Die Urin- und Blutdruckuntersuchung der Schwangeren sollten keine Auffälligkeiten zeigen. Auf Wunsch der Schwangeren ist ein weiteres Abwarten bis 10 Tage über den ET möglich. Dann wird eine Einleitung empfohlen und ab 14 Tage dringend indiziert.

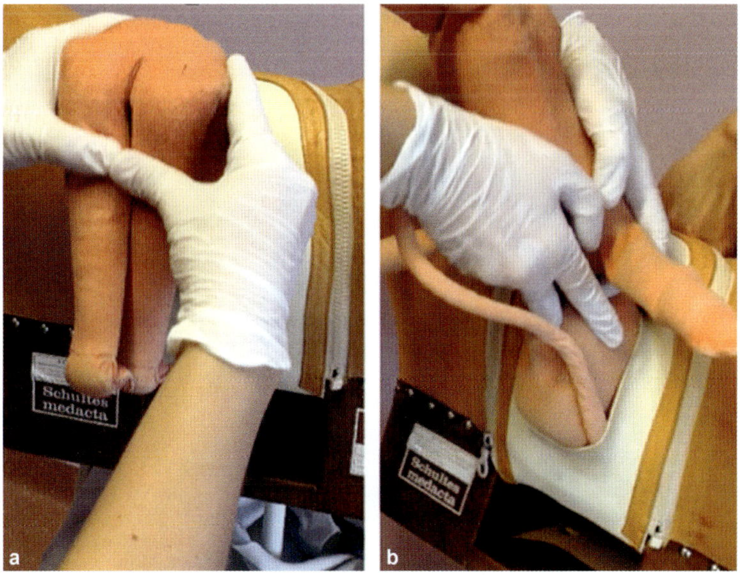

Abb. 5.19 Manualhilfe nach Bracht (a), Kopflösung nach Veit-Smellie (b) [O700]

Tab. 5.5 Bishop Score [F875-003]

Befunde	0 Punkte	1 Punkt	2 Punkte	3 Punkte
Portiostand	Sakral	Mediosakral	Zentriert, in der Führungslinie	
Portiolänge	2 cm	1 cm	0,5 cm	Verstrichen
Portiokonsistenz	Derb	Mittel	Weich	
Muttermundweite	Geschlossen	1 cm	2 cm	3 cm
Leitstelle des VT	2 cm über der Interspinalebene	1 cm über der Interspinalebene	1–2 cm unter der Interspinalebene	

PLUS

Sollten relevante mütterliche oder fetale Risiken vorliegen, wird eine Einleitung ab 39+0 SSW großzügig empfohlen.

Wie wird eine Einleitung durchgeführt?

Jede Geburtseinleitung sollte gegenüber den Risiken einer uterinen Überstimulation streng abgewogen werden, zugleich sollten die Wünsche der Schwangeren Berücksichtigung finden.

In jeder Klinik werden etwas **unterschiedliche Methoden** eingesetzt. Grundlegend wird versucht, durch eine direkte oder indirekte **Erhöhung der Prostaglandine die Zervix zu reifen** und den Muttermund zu öffnen.

Zu den mechanischen Methoden gehört die Eipollösung, der Ballonkatheter und auch Quellstifte, die zervikal liegen. Medikamentös werden unterschiedliche Prostaglandinderivate in Form von Tablette, Zäpfchen oder Gel oral oder vaginal eingesetzt.

TIPP

Jede Klinik nutzt unterschiedliche Methoden der Einleitung. Es ist wichtig, eine Übersicht zu haben. Vielleicht hilft es auch, die Methodik in der Klinik Ihres/r Prüfer*in zu kennen.

Wie entscheiden Sie über die Einleitungsmethodik?

Ich unterstütze eine selbstbestimmte Entscheidung der Schwangeren, daher würde ich ausführlich über alle Möglichkeiten und Alternativen aufklären. Die weitere konkrete Entscheidung über eine Methodik wird von der **Zervixreife** abhängig gemacht (➤ Tab. 5.5). Daher würde ich immer eine vaginale Untersuchung vor Aufklärung und Entscheidungsfindung anbieten.

Register